U0239109

◎中共山东省委党校(山东行政学院)科研支撑项目成果

临床常见病的中西医结合治疗

刘昕烨　朱鹏飞　著

山东大学出版社
SHANDONG UNIVERSITY PRESS
·济南·

图书在版编目(CIP)数据

临床常见病的中西医结合治疗 / 刘昕烨,朱鹏飞著
. — 济南：山东大学出版社，2022.12
ISBN 978-7-5607-7694-1

Ⅰ．①临… Ⅱ．①刘… ②朱… Ⅲ．①常见病－中西医结合疗法 Ⅳ．①R45

中国版本图书馆 CIP 数据核字(2022)第 247311 号

策划编辑　唐　棣
责任编辑　唐　棣
封面设计　王秋忆

临床常见病的中西医结合治疗
LINCHUANG CHANGJIANBING DE ZHONGXIYI
JIEHE ZHILIAO

出版发行	山东大学出版社
社　　址	山东省济南市山大南路 20 号
邮政编码	250100
发行热线	(0531)88363008
经　　销	新华书店
印　　刷	济南巨丰印刷有限公司
规　　格	720 毫米×1000 毫米　1/16
	15.75 印张　287 千字
版　　次	2022 年 12 月第 1 版
印　　次	2022 年 12 月第 1 次印刷
定　　价	68.00 元

前　言

随着社会的发展、医学的进步，人们对于疾病的认识逐渐深入，使得中西医结合临床诊疗技术发展迅速。中西医诊疗技术涉及广泛，内容丰富，这就需要中西医临床医师以中医理论为指导，以中西医结合治疗为手段，以谦虚恭谨的态度和踏实务实的作风，更好地服务于广大人民群众。

《临床常见病的中西医结合治疗》是一本结合了西医诊疗优势和中医辨证治疗特点的专科类书籍。全书内容简明扼要，方便实用，指导性强。书中主要介绍了肥厚型心肌病、糖尿病、急性缺血性脑卒中、急性肾损伤、颅脑损伤、骨折、肩锁关节损伤的中西医结合治疗。本书在编撰过程中，将临床医师的诊疗思维、渊博的医学知识及丰富的临床经验融汇合一，深入浅出，力求实用并尽可能地满足广大医务人员的临床需要。

本书旨在体现中西医结合诊治水平，展现中西医结合诊治特色，发挥行之有效的中西医结合诊疗实用性。书中个别外文单词或字母缩写暂无正式中文译名，为避免讹误，未翻译为中文。由于编写时间有限，书中若存在疏漏或不足之处，还望广大读者不吝指正，以期再版时修订完善。

刘昕烨

2022 年 8 月

目　录

第一章 肥厚型心肌病

第一节 肥厚型心肌病概述

肥厚型心肌病（HCM）是一类遗传性疾病，影响心脏肌节蛋白代谢，导致患者在后负荷不升高情况下心肌肥厚和重新排列，最终心力衰竭甚至猝死。55％的肥厚型心肌病病例呈家族聚集性，大多数呈常染色体显性遗传，美国心脏病学会/欧洲心脏病学会（ACC/ESC）2003 年报道的成人患病率为1/500；中国医学科学院阜外医院在 2001 年调查了 8080 名成年人，肥厚型心肌病患病率约 0.08％，估算全国肥厚型心肌病患者有 100 多万人。肥厚型心肌病属中医胸痹、心悸、喘症、晕厥范畴。

一、病因病机

（一）中医病因病机

胸痹心痛是由于正气亏虚，饮食、情志、寒邪等所引起的以痰浊、瘀血、气滞、寒凝痹阻心脉，以膻中或左胸部发作性憋闷、疼痛为主要临床表现的一种病症。轻者偶发短暂轻微的胸部沉闷或隐痛，或为发作性膻中或左胸含糊不清的不适感；重者疼痛剧烈，或呈压榨样绞痛。患者常伴有心悸、气短、呼吸不畅，甚至喘促、惊恐不安、面色苍白、冷汗自出等。本病多由劳累、饱餐、寒冷及情绪激动而诱发，亦可无明显诱因或安静时发病；是以胸部闷痛，甚则胸痛彻背，气短喘息不得卧为主症的一种疾病。其病因多与寒邪内侵，饮食不当，情志波动，年老体虚等有关。

（二）西医病因机制

家族性 HCM 为常染色体显性遗传病。现已发现超过 27 个基因的 600 多种突变与 HCM 有关，其中大多数突变被证实发生在编码心肌肌节蛋白的基因上，主要是编码心脏肌球蛋白结合蛋白 C 的基因（*MYBPC3*，OMIM ♯

1

600958)和编码 β-肌球蛋白重链的基因（*MYH7*,OMIM♯16076）。目前,普遍认为基因突变增加了心肌纤维对钙离子（Ca^{2+}）的敏感性,但其进一步导致心肌肥厚的具体机制尚不明确。错义突变是最常见的突变类型,其产生的突变蛋白对于正常的心肌功能有显著的干扰作用和负性影响。然而,*MYBPC3* 的突变大多数是无义突变或移框突变,导致细胞产生的某一特定蛋白的总体水平不足以维持正常的生理功能。

HCM 的临床表型变异较大,不同致病基因之间,同一致病基因的不同突变位点之间的临床表型可能存在很大差异。编码 β-肌球蛋白重链的基因（*MYH7*）是最早被发现也是最常见的肥厚型心肌病致病基因。既往研究表明,携带 *MYH7* 突变的 HCM 患者发病年龄较小,临床表型较严重,认为 *MYH7* 的恶性效应和心源性猝死（SCD）的发生率有关,但随后的临床研究结果并不支持这一结论。目前通常认为,基因型和临床表型,即左心室的肥厚程度和 SCD 的发生率之间并没有明确的联系。这些研究同时揭示,即使是同一家族携带者的同一基因突变也会产生不同的临床表型,提示了影响 HCM 显性表达的调节基因的存在。

此外,HCM 患者磷酸肌苷与三磷酸腺苷（ATP）比值的降低,提示其心肌细胞能量储备的下降。ATP 的有效利用障碍将导致心肌细胞需要更多的能量来完成相同的收缩功能,其长期结果也可能导致心肌细胞的肥厚。

二、诊断

(一)临床表现

肥厚型心肌病可发生于各年龄,患者多数无明显临床症状,预期寿命正常。这些患者只是在健康体检或家系筛查时经超声心动图检查而诊断。在少数肥厚型心肌病患者,可出现下列症状和体征:

1.症状

典型症状如胸闷、气短、心悸、胸痛、黑矇、晕厥等,患者活动和休息时均可出现,以劳累和情绪激动时更易发作,休息后缓解。患者出现严重并发症如心律失常、心力衰竭时则表现出相应的症状。少数患者可以发生感染性心内膜炎而出现相应的症状如发热、心悸、气短等。有的患者首发表现即为猝死。

2.体征

在梗阻性肥厚型心肌病患者,心脏听诊可在心前区闻及收缩期喷射性杂音;合并房颤时,出现心音强弱不等、心律绝对不齐和脉搏短绌等表现;合并心力衰竭时可以出现肺部湿性啰音、胸腔积液、颈静脉充盈、肝脏肿大、腹腔积液、下肢水肿等体征。

（二）实验室及辅助检查

对于肥厚型心肌病患者，应进行下列检查，以进一步判断肥厚型心肌病的类型及其并发症，如心律失常、收缩或舒张期心功能不全、其他器官损害等。

1.心电图

在肥厚型心肌病患者，仅有极少数的心电图是正常的。多数患者的心电图表现异常，可显示各种心律失常、病理性 Q 波、ST-T 异常。心尖肥厚型心肌病常有特征性的心电图改变：$V_2 \sim V_6$ 导联 T 波深倒，ST 段下移，而且在短期内没有动态变化。

2.超声心动图

超声心动图是诊断肥厚型心肌病的主要影像学检查，可以明确肥厚心肌的部位和程度，评价是否有左室流出道梗阻或心室中部梗阻，了解是否有左心室收缩或舒张功能不全，是否合并二尖瓣结构和功能异常，是否在合并感染性心内膜炎时发现赘生物等。但对于心尖肥厚型心肌病，由于肥厚心肌局限于心尖部，以及经胸超声检查时的声窗限制，可能造成漏诊。

3.X 线胸片

X 线胸片对肥厚型心肌病没有诊断价值，但在肥厚型心肌病合并心力衰竭或肺部感染时，有助于病情判断。

4.磁共振成像

磁共振成像是评价和诊断肥厚型心肌病的重要影像学方法，能对心肌肥厚的部位和程度做出准确的评价。

5.动态心电图

动态心电图对于发现和监测各种心律失常有重要价值，特别是对于评价患者的猝死危险有重要意义。

6.各种化验检查

化验检查包括生化全项、血常规、尿常规、甲状腺功能等。对合并心力衰竭等重症的患者，应进行血气分析、血浆 B 型利钠肽/N 末端 B 型利钠肽原（BNP/NT-proBNP）浓度、浆膜腔积液化验等检查。

（三）鉴别诊断

首先明确是否有心肌肥厚，主要依据超声心动图等影像学检查，通常以最大室壁厚度≥15 mm 为成年人心肌肥厚的诊断标准，室壁厚度在 13～14 mm 时为临界增厚，若有肥厚型心肌病的家族史，则仍可诊断为肥厚型心肌病。

在做出肥厚型心肌病诊断之前,需明确是否有以下可造成心肌肥厚的心脏病和全身性疾病,并注意排除运动员心脏等生理情况。

1.高血压

此类患者有明确的高血压病史,其室壁增厚多为对称性的均匀增厚。肥厚型心肌病也可以合并高血压,此时以非对称性的室间隔或心尖部心肌肥厚为特点,遗传学检测有助于进一步确定诊断。患者对降压治疗的反应也有助于鉴别诊断,若良好控制血压半年后,室壁厚度能减轻,则支持是高血压造成的心肌肥厚。

2.主动脉瓣狭窄

本病有典型的体征,即心脏听诊可闻及明确的收缩期吹风样杂音,以胸骨右缘第 2 肋间为著,向颈部传导;超声心动图可以明确主动脉瓣病变。其室壁增厚的特点为对称性的均匀增厚。

3.有心肌肥厚表现的其他疾病

此类疾病如线粒体病、法布里(Fabry)病、糖原累积病、心肌淀粉样变等。这些疾病临床罕见,而且常合并心脏以外器官系统的异常,如神经肌肉病变、肝脏病变等。

对于已明确诊断的肥厚型心肌病患者,应进行家系调查,对其一级亲属进行心电图和超声心动图检查,及早发现尚未出现临床症状的肥厚型心肌病患者。有条件者可进行遗传学检查以明确致病基因。

第二节　肥厚型心肌病的中医治疗

一、中医辨证治疗

(一)寒凝心脉证

临床表现:卒然心痛如绞,心痛彻背,喘不得卧,多因气候骤冷或骤感风寒而发病或加重,伴形寒,甚则手足不温,冷汗自出,胸闷气短,心悸,面色苍白,苔薄白,脉沉紧或沉细。

治法:辛温散寒,宣通心阳。

方药:枳实薤白桂枝汤(《金匮要略》)加减。

枳实 12 g,厚朴 12 g,薤白 9 g,桂枝 6 g,瓜蒌 12 g,细辛 3 g,大枣 6 g。

方解:桂枝上以宣通心胸之阳,下以温化中下二焦之阴气,既通阳又降逆。降逆则阴寒之气不致上逆,通阳则阴寒之气不致内结。薤白辛温通阳散结气;细辛温散寒邪;枳实、川厚朴开痹散结,下气除满。瓜蒌苦寒润滑,开胸涤痰。大枣养脾和营。

加减:

(1)若寒重者,可酌加干姜9 g,附子(先煎)6 g以助通阳散寒之力。

(2)气滞重者,可加重厚朴、枳实用量以助理气行滞之力;痰浊重者,可酌加半夏9 g,茯苓9 g以助消痰之力。

(二)痰浊闭阻证

临床表现:胸闷重而心痛微,痰多气短,形体肥胖,遇阴雨天易发作或加重,伴有倦怠乏力,纳呆便溏,咯吐痰涎,舌体胖大且有齿痕,苔浊腻或白滑,脉滑。

治法:通阳泄浊,豁痰宣痹。

方药:瓜蒌薤白半夏汤(《金匮要略》)加减。

瓜蒌12 g,薤白9 g,半夏9 g,白酒10 mL,丹参12 g。

方解:瓜蒌理气宽胸,涤痰散结,为治胸痹心痛之要药。薤白温通滑利,通阳散结,行气止痛。半夏燥湿化痰,降逆止呕,消痞散结。白酒行气活血,增强薤白行气通阳之功。

加减:

(1)冠心病者加丹参9 g,三七粉(冲服)6 g。

(2)乳腺增生者加浙贝母9 g,乳香9 g,没药9 g。

(3)咳喘者加紫菀12 g,款冬花12 g。

(4)慢性胆囊炎者加枳壳12 g,大腹皮9 g,葛根12 g,丹参12 g。

(三)瘀血痹阻证

临床表现:心胸疼痛,如刺如绞,痛有定处,入夜为甚,甚则心痛彻背,背痛彻心,或痛引肩背,伴有胸闷,日久不愈,可因暴怒、劳累而加重,舌质紫黯,有瘀斑,苔薄,脉弦涩。

治法:活血化瘀,通脉止痛。

方药:桃仁红花煎(《陈素庵妇科补解》)加减。

红花12 g,当归9 g,桃仁12 g,香附9 g,延胡索9 g,赤芍9 g,川芎9 g,丹参9 g,生地黄9 g,青皮6 g。

方解:桃仁、红花活血化瘀。丹参去旧血以生新血。赤芍、川芎增强君药活血化瘀之力。佐以延胡索、香附、青皮理气通脉止痛;生地黄、当归养血活血。

加减:

(1)气滞血瘀者,加柴胡9 g,枳壳9 g。

(2)兼见气虚者,加黄芪9g,党参9g。

(3)兼血虚者,加枸杞子9g,熟地黄9g。

(4)兼阴虚者,加麦冬9g,玉竹9g。

(四)心阳不足证

临床表现:心悸,自汗,神倦嗜卧,心胸憋闷疼痛,形寒肢冷,手足不温,气息微弱,或有浮肿,下肢为甚,面色苍白,舌质胖嫩,边有齿痕,苔淡白而润,脉细微,沉迟或虚大。

治法:益气温阳。

方药:保元汤(《博爱心鉴》)加减。

人参12g,黄芪15g,肉桂5g,甘草5g,生姜2片,大枣6g,巴戟天9g。

方解:人参大补元气,固护原有之气。重用黄芪,以增强人参益气之功。配伍少量肉桂,引火归元,使气得生;巴戟天温补阳气。甘草调和诸药为使,且可配合人参健脾益气,一药两用。

加减:

(1)心胸疼痛者,加郁金9g,川芎9g,丹参9g活血定痛。

(2)形寒肢冷,阳虚较重者,加附子(先煎)9g,仙灵脾9g温补阳气。

(五)心阴不足证

临床表现:心悸,失眠,烦躁,潮热盗汗,或口舌生疮,面色潮红,唇红,手足心热,虚烦不安,盗汗,口干,舌质光红少津,脉细数。

治法:滋阴养心。

方药:天王补心丹(《校注妇人良方》)加减。

人参9g,茯苓12g,玄参10g,丹参9g,桔梗6g,远志9g,当归10g,麦冬9g,天冬9g,柏子仁6g,酸枣仁6g,生地黄9g,大枣6g,五味子6g。

方解:方中重用甘寒之生地黄,入心能养血,入肾能滋阴,故能滋阴养血,壮水以制虚火,为君药。天冬、麦冬滋阴清热;酸枣仁、柏子仁养心安神;当归补血润燥;五味子收敛心气,引神入舍,共助生地黄滋阴补血,并养心安神,俱为臣药。玄参滋阴降火;茯苓、远志养心安神;人参补气以生血,并能安神益智;丹参清心活血,合补血药使补而不滞,则心血易生。桔梗为舟楫,载药上行以使药力缓留于上部心经。

加减:

(1)虚热不甚者,去玄参、天冬、麦冬。

(2)火热偏盛者,去当归、远志,加黄连9g,木通9g,淡竹叶9g以清心泻火。

（3）遗精者,可酌加金樱子 9 g,煅牡蛎(先煎)18 g 以固肾涩精。

二、中成药治疗

（一）银杏叶胶囊(口服液、片)

药物组成:银杏叶。

功能主治:活血化瘀通络。用于瘀血阻络引起的胸痹心痛、中风、半身不遂、舌强语謇,冠心病稳定型心绞痛、脑梗死见上述证候者。

临床应用:由瘀血闭阻心脉所致肥厚型心肌病。症见胸部疼痛,痛处不移,入夜更甚,心悸不宁,舌黯红,脉沉细涩。

用法用量:①胶囊剂:口服,一次 2 粒(每粒含总黄酮醇苷 9.6 mg)、一次 1 粒(每粒含总黄酮醇苷 19.2 mg),一日 3 次;或遵医嘱。②口服液:口服,一次 10 mL,一日 3 次;或遵医嘱。一个疗程 4 周。③片剂:口服。一次 2 片(每片含总黄酮醇苷 9.6 mg)、一次 1 片(每粒含总黄酮醇苷 19.2 mg),一日 3 次;或遵医嘱。

（二）生脉饮(胶囊)

药物组成:红参、麦冬、五味子。

功能主治:益气复脉,养阴生津。用于气阴两亏,心悸气短,脉微自汗。

临床应用:由气阴两虚所致肥厚型心肌病。症见胸痛胸闷,心悸气短,头晕乏力,舌微红,脉微细。

用法用量:生脉饮:口服。一次 10 mL,一日 3 次。胶囊剂:口服。一次 3 粒,一日 3 次。

（三）山玫胶囊

药物组成:山楂叶、刺玫果。

功能主治:益气化瘀。用于冠心病、脑动脉硬化气滞血瘀证,症见胸痛、痛有定处、胸闷憋气,或眩晕、心悸、气短、乏力、舌质紫黯。

临床应用:由气虚血瘀所致肥厚型心肌病。症见胸痛隐隐,或痛有定处,遇劳加重,心悸气短,倦怠乏力或少气懒言,舌质紫黯或有瘀点,脉虚缓。

用法用量:口服。一次 3 粒,一日 3 次;或遵医嘱。

（四）血栓心脉宁胶囊

药物组成:人参茎叶总皂苷、人工牛黄、冰片、蟾酥、川芎、水蛭、丹参、人工麝香、毛冬青、槐花。

功能主治:益气活血,开窍止痛。用于气虚血瘀所致的中风、胸痹,症见头晕目眩、半身不遂、胸闷心痛、心悸气短;缺血性中风恢复期、冠心病心绞痛见上述证候者。

临床应用:由气虚血瘀、心脉痹阻所致肥厚型心肌病。症见胸闷,疼痛隐隐,头晕目眩,乏力,动则气短,苔薄舌紫,脉细涩。

用法用量:口服。一次 4 粒,一日 3 次。

（五）麝香保心丸

药物组成:人工麝香、人参提取物、肉桂、苏合香、蟾酥、人工牛黄、冰片。

功能主治:芳香温通,益气强心。用于气滞血瘀所致的胸痹,症见心前区疼痛,固定不移;心肌缺血所致的心绞痛、心肌梗死见上述证候者。

临床应用:由气滞血瘀、脉络闭塞所致肥厚型心肌病。症见胸痹、胸闷,心前区疼痛,痛处固定不移,舌质黯红或紫,脉弦涩。

用法用量:口服。一次 1～2 丸,一日 3 次;或症状发作时服用。

第三节　肥厚型心肌病的西医治疗

一、一般治疗

（一）限制体力劳动和运动量

这是对所有肥厚型心肌病患者的基本要求,不论肥厚型心肌病的类型及是否有临床症状。由于肥厚心肌的病理改变,使得患者易于在运动时发生心肌缺血、心律失常。在梗阻性肥厚型心肌病,运动还可诱发和加重左室流出道梗阻,诱发心衰甚至猝死。因此,这些患者应避免参加竞技性体育运动和重体力劳动,但可以参加一些轻度的有氧运动。

（二）控制其他心血管危险因素

患者需要控制如高血压、糖尿病和高血脂等心血管危险因素。合并高血压者要注意降压药物的选择,在梗阻性肥厚型心肌病患者要慎用扩张血管药。

二、药物治疗

药物治疗是肥厚型心肌病的基础治疗,多数患者经药物治疗可缓解或减轻心绞痛、心悸、气短等症状。

（一）β受体阻滞剂

β受体阻滞剂通过降低交感神经活性,产生负性肌力、负性心率和抗快速心律失常作用,有助于降低心肌耗氧量,降低心室壁张力,改善舒张功能,减轻左室流出道梗阻,减少快速心律失常的发生及控制心动过速的心率。在收缩功能降低的患者,β受体阻滞剂能降低总死亡率、猝死率和再住院率,改善患者的预后,因此是肥厚型心肌病的基本治疗药物。

(1)β受体阻滞剂适用于所有有症状如心绞痛或气短的肥厚型心肌病患者,无论左室流出道有无梗阻和收缩功能是否降低。

(2)β受体阻滞剂避免用于有低血压、窦性心动过缓、严重房室传导阻滞和支气管哮喘的患者。

(3)用药时应依据心率和血压调整剂量。

(二)非二氢吡啶类钙拮抗剂

该类药物如维拉帕米和地尔硫草,具有类似于β受体阻滞剂的负性肌力和减慢心率作用,可改善舒张功能,预防和减轻心肌缺血。

(1)此类药物适用于所有有症状如心绞痛或气短的肥厚型心肌病。当β受体阻滞剂效果不佳或因禁忌证而不能应用时,可用维拉帕米或地尔硫草。

(2)因其减慢心率和房室传导的作用,应避免用于有窦性心动过缓和严重房室传导阻滞者;因其扩张血管作用,应避免用于低血压者和梗阻性肥厚型心肌病左室流出道压力阶差很高者;因其负性肌力作用,在合并收缩性心力衰竭患者禁用。

(3)用药时应依据心率和血压调整剂量。

(三)丙吡胺

丙吡胺具有负性肌力作用,在梗阻性肥厚型心肌病应用β受体阻滞剂或(和)维拉帕米不能有效控制胸痛、气短等症状时,可与β受体阻滞剂或维拉帕米联合应用以增加疗效。因其可能增加房颤时的房室传导,不能单独应用于合并房颤的患者。

(四)血管紧张素转换酶抑制剂或血管紧张素Ⅱ受体拮抗剂

这两类药物在非梗阻性肥厚型心肌病可用,特别是在发生收缩功能降低的心力衰竭时,血管紧张素转换酶抑制剂或血管紧张素Ⅱ受体拮抗剂有改善预后的作用,但对于梗阻性肥厚型心肌病有可能加重左室流出道梗阻而应禁用。

(五)应避免使用的药物

在梗阻性肥厚型心肌病患者,下列药物有可能加重左室流出道梗阻而应避免应用:二氢吡啶类钙拮抗剂硝苯地平,血管紧张素转换酶抑制剂,血管紧张素受体拮抗剂地高辛,β受体激动剂多巴胺、多巴酚丁胺、肾上腺素等。

三、非药物治疗

（一）外科手术和介入治疗

外科手术和介入治疗可用于梗阻性肥厚型心肌病患者。此时,肥厚的室间隔是造成左室流出道狭窄的根本原因,在此基础上合并二尖瓣向前运动而加重了左室流出道梗阻。这种机械性梗阻可导致严重的血流动力学障碍:一方面,左心室血液不能顺利进入体循环,造成心脑供血不足而发生心绞痛、晕厥甚至猝死;另一方面,左心室收缩期后负荷增加,心功能受损而发生心力衰竭。为纠正这一血流动力学异常,目前已经发展出外科手术和介入治疗两种非药物治疗方法,在药物治疗无效的患者,均可有效减小室间隔的厚度从而缓解左室流出道梗阻。外科手术方法是切除肥厚的室间隔心肌,同时对并存的异常二尖瓣进行修复或置换,能比较彻底地缓解左室流出道梗阻,目前是难治性梗阻性肥厚型心肌病的标准治疗方法;在合并二尖瓣病变、感染性心内膜炎或冠状动脉病变需要手术治疗的患者更为合适,对年轻患者和室间隔显著肥厚(如室间隔厚度大于 30 mm)者为首选治疗方法。其经典术式已应用于临床 50 年,在经验丰富和技术成熟的治疗中心,单纯心肌切除术的死亡率低于 1/10000。长期随访的结果表明,成功手术后的患者的长期生存率与正常人接近。但外科手术创伤较大,一些患者不能接受,对于高龄和合并其他慢性疾病如呼吸系统疾病者,手术风险增加。因此,近 20 年来又成功发展出梗阻性肥厚型心肌病的介入治疗方法,称为经皮室间隔肥厚心肌消融术(PTSMA),也称酒精室间隔消融术。该方法是通过冠状动脉造影技术确定供应肥厚室间隔心肌的冠状动脉分支血管——间隔支,再选择性地对确定的间隔支注入无水酒精,人为造成肥厚室间隔心肌的缺血、坏死,使肥厚的室间隔变薄,从而缓解左室流出道梗阻。PTSMA 具有创伤小,易于为患者接受的特点,对于外科手术风险大的患者可选择此治疗方法;对于适合外科手术但患者不能接受手术治疗者可选择 PTSMA,同样可以达到解除左室流出道梗阻的效果。但 PTSMA 也有其自身的局限性,即手术的效果除依赖于术者的经验和技术外,还取决于靶血管的解剖结构和有无交通支等情况;室间隔严重肥厚者,如室间隔厚度大于 30 mm 者,PTSMA 的效果也较差。不论是外科心肌切除手术还是 PTSMA,均应首先经药物治疗以缓解心绞痛和气短等症状,在药物治疗不能控制症状时才选择非药物治疗。

（二）起搏器

曾经有在 HOCM 患者应用双腔起搏器治疗而成功缓解左室流出道梗

阻的报道。其原理是通过起搏右室心尖部而改变心室的起搏顺序,使室间隔延迟收缩,同时因心室收缩不同步而收缩力降低,从而减轻左室流出道梗阻。虽然在某些临床试验中,双腔起搏可以明显改善症状和降低压差,但在随机临床试验中,其疗效却值得怀疑,仅有不到 40% 的患者受益,甚至在有些临床对照研究中提示起搏器植入治疗导致的症状缓解仅仅是安慰剂效应,而非真正的改变疾病状态。目前,一般认为此方法仅能用于那些不适用其他治疗方法且心动过缓的患者。

第二章 糖尿病

第一节 糖尿病概述

糖尿病是一种复杂的慢性疾病,涉及遗传、环境等多种因素。目前国际上采用 WHO(1999 年)的糖尿病病因学分型体系,将其主要分为 1 型糖尿病(T1DM)、2 型糖尿病(T2DM)、妊娠糖尿病(GDM)和其他特殊类型糖尿病。不同类型的糖尿病病因不大相同,如 1 型糖尿病及 2 型糖尿病之间存在异质性,其病因、临床表现及诊治措施有很大差异。因此,糖尿病的分类对于治疗十分重要。有大量证据表明,通过一系列有效的早期干预措施,良好地控制血糖,可以明显改善糖尿病患者的预后。

中医称糖尿病为"消渴",其意思是:口渴引起多饮多尿,并伴有消瘦。这一概念最早在《黄帝内经》中被提出。在《素问·奇病论》中记载为:"有病口甘者……此五气之溢也,名曰脾瘅。夫五味入口,藏于胃,脾为之行其精气,津液在脾,故令人口甘也;此肥美之所发也,此人必数食甘美而多肥也,肥者令人内热,甘者令人中满,故其气上溢,转为消渴。"该文已明确提出,糖尿病患者前期常吃甘美而肥腻的食物,口中发甜。而最早提到甜尿症状的是隋唐名医甄权撰写的《古今录验方》。其中写道,消渴病有三:一,渴而饮水多,小便数,无脂,似麸片甜者,皆是消渴病也。二,吃食多,不甚渴,小便少,似有油而数者,此是消中病也。三,渴饮水不能多,但腿肿,脚先瘦小,阴痿弱,数小便者,此是肾消病也,特忌房劳。

在我国,随着人口老龄化形势日益加剧,人们生活方式急剧变化,糖尿病逐渐从 20 世纪的少见病变成如今的一种常见病,其患病率也从 0.67% 飙升至 10.4%。但是相应地,日新月异的科学技术也在逐步扩充我们对糖尿病的认识,促进了诊疗方式及手段的进一步发展。现在,持续血糖监测、无创血糖监测等新技术的出现使血糖监测手段更为丰富,以更为人性化的方式服务百姓。

在治疗药物方面,经典降糖药如磺脲类、双胍类和人胰岛素等降糖药仍占主导地位,新的降糖药如胰高血糖素样肽-1(GLP-1)受体激动剂、二肽基肽酶-4(DPP-4)抑制剂、钠-葡萄糖共转运蛋白2(SGLT2)抑制剂、多种胰岛素类似物等不良反应较少的药物也陆续进入临床应用,胰岛素注射方式也从以前单一的胰岛素笔注射发展到胰岛素泵长期治疗,更是出现了胰岛移植术,有希望能从根本上治愈糖尿病。

一、胰岛细胞的功能

在对胰岛功能及形态的进一步研究中,人们发现胰岛内除胰岛β细胞外,还含有几种截然不同的细胞类型;除了胰岛素以外,胰岛还能产生和分泌多种功能不同的激素。胰岛不仅仅是一个由大约1000个内分泌细胞组成的细胞团,更是一个有着高度密集的微血管系统和丰富的自主神经支配的,以及富含整合蛋白和核纤层蛋白等细胞外基质的、结构和功能极其复杂的微器官。

目前已经知道,胰岛由五种内分泌细胞组成:α细胞、β细胞、δ细胞、PP细胞和ε细胞。α细胞分泌胰高血糖素,占胰岛细胞总数的20%~25%;β细胞分泌胰岛素,占胰岛细胞总数的60%~75%。胰岛素和胰高血糖素通过密集的胰岛内部血管网络直接释放到血液循环中,在调节血糖水平中起着重要作用。δ细胞分泌生长激素抑制素,占胰岛细胞总数的5%;还有PP细胞分泌胰多肽,但数量极少。β细胞聚集在胰岛中心,周围被α细胞、δ细胞和PP细胞环绕。

(一)α细胞

α细胞最主要的功能是在低血糖的刺激下合成和分泌胰高血糖素,胰高血糖素通过环磷酸腺苷依赖的蛋白激酶(cAMP-PK)系统,激活肝细胞的磷酸化酶,加速糖原分解,来提供机体所需的能量。胰岛素抑制胰高血糖素的合成和释放,而胰高血糖素刺激β细胞分泌胰岛素。通过观察早期小鼠胰腺发育过程中的内分泌细胞发现,胰高血糖素阳性细胞是最早出现的内分泌细胞。胰高血糖素原是胰高血糖素和胰高血糖素样肽(GLP-1)的前体。完全分化的α细胞合成胰高血糖素,而GLP-1是未分化的α细胞的产物。GLP-1是一种调控细胞生长和生存的因子,可以促进神经原素3的表达,促进未分化的前体α细胞的增殖。近年来,越来越多的研究关注α细胞在β细胞的增殖中所发挥的作用。α细胞有潜在的去分化、增殖能力:在胰岛的胚胎发育过程中,α细胞可直接作为祖细胞而发挥作用;而在成年时,病理状态下也可以去分化后再分化为β细胞。

(二)β细胞

胰岛中β细胞的功能是合成和分泌胰岛素。胰岛素是机体内唯一降低血糖的激素,同时促进糖原、脂肪、蛋白质合成。机体进食后,血液中的血糖含量升高,刺激正常的β细胞产生胰岛素原。胰岛素原在内质网和高尔基体中被加工、剪切形成胰岛素,再经囊泡运输,以自分泌、旁分泌及内分泌方式,作用于β细胞、α细胞、肝脏细胞、骨骼肌细胞、脂肪细胞上的胰岛素受体,启动胰岛素受体底物-磷脂酰肌醇3激酶(IRS-PI3K)代谢途径,使这些细胞对糖的分解和合成脂质、糖原、蛋白质的能力加强。

2型糖尿病是一种由肝脏、脂肪和肌肉等周边器官对胰岛素抵抗所引起的疾病。最近的基因连锁和组织学分析研究表明,T2DM患者胰岛中的β细胞明显少于健康人。1型糖尿病患者大约占糖尿病患者总人数的10%。T1DM是一种自身免疫病,有选择地破坏β细胞,导致胰岛素绝对缺乏,需要注射胰岛素进行治疗。研究者通常用链脲佐菌素(STZ)或四氧嘧啶选择性破坏小鼠胰岛β细胞,模拟T1DM的发生发展。β细胞的增殖率在年轻的啮齿动物中较高,但随着年龄的增长迅速降低。另外,研究者发现β细胞遭到破坏后有缓慢再生的能力,成年动物的胰岛增生可由怀孕或肥胖导致。溯源跟踪研究表明,产生胰岛素的新生β细胞是从胰岛α细胞或δ细胞分化而来,而这种分化能力取决于小鼠的年龄。

(三)δ细胞

分泌生长激素抑制素的δ细胞占胰腺胰岛细胞总数的5%。δ细胞有复杂的形态,可与胰岛中的其他细胞相互作用。血糖水平影响δ细胞膜上的ATP-1T通道开放。在低水平的血糖环境中,ATP-K$^+$通道开放。当血糖升高时,δ细胞ATP-K$^+$通道关闭,这种关闭引起细胞膜去极化和电活动,增加生长激素的分泌,并以旁分泌或自分泌方式抑制胰岛素、胰高血糖素和生长激素抑制素的分泌。δ细胞分泌的生长激素抑制素能激活生长激素抑制素受体,抑制G蛋白耦合,抑制α细胞和β细胞的电活动及胞外分泌功能。

(四)PP细胞和ε细胞

PP细胞在胰腺整体细胞数中含量极少,但是在胰头部分含量较高,是一种在胰腺细胞发育过程中成熟最慢的细胞。其主要的功能是分泌一些胰多肽,可促进胃酸和胃蛋白酶原的分泌,抑制胆汁和胰蛋白酶的分泌。ε细胞是一种表达生长激素释放肽(Ghrelin)的新型胰岛细胞。Ghrelin在胎儿及成人胰腺组织中表达。成人Ghrelin阳性细胞一般呈单个分布于胰岛周边,并且不与胰高血糖素、胰岛素、生长激素抑制素这几种已知的经典胰岛内分泌激素共表达。ε细胞分泌的Ghrelin可能通过旁分泌或内分泌的方式对其他类型胰岛细胞发挥调节作用。ε细胞可能在胚胎期的胰岛发育和分化中也发挥重要的作用,然而确切的生理学和病理生理学原理尚待进一步研究。

二、病因病机

(一)病因

1.禀赋不足,五脏虚弱

患者先天禀赋不足,五脏虚弱,精气不足,或母体妊娠失于濡养,胎儿发育不良,或生后喂养不当,影响小儿正常的生长发育;或成年体虚,正气不足;或偏食偏废,脏腑失养;或感受时邪疫毒,耗伤元气,导致脏腑阴阳失调;或因外伤手术耗伤气血,脏腑失养而诱发糖尿病。

2.饮食不节,过食肥甘

糖尿病的发生与变化,与饮食因素有密切关系。饮食不节,过饥过饱,或饮食过寒过热,或饮食有所偏嗜偏废,长期过食膏粱厚味、辛辣醇酒,易发消渴。此外,过食或废食酸、苦、甘、辛、咸五味,也易诱发糖尿病。

饮食不节,长期偏嗜偏废,或过食肥甘、醇酒厚味、辛燥刺激食物:一方面,损伤脾胃,导致运化失司,胃中积热,消谷耗液,损耗阴津,脏腑经络皆失濡养发为糖尿病;另一方面,由于脏腑生热,营血被灼,络脉瘀阻,蕴毒成脓,也可并发痈疽、疮疖等症。

3.情志失调,郁火伤阴

情志是指人的喜、怒、忧、思、悲、恐、惊七情。长期过度的精神刺激,情志不舒,如郁怒伤肝,致肝失疏泄,气郁化火,上灼肺胃阴津,下灼肾阴;思虑过度,心气郁结,郁而化火,心火亢盛,损耗心脾精血,灼伤胃肾阴液,均可导致消渴病的发生。由于情志失调直接影响五脏的功能,使五脏精气活动失常,导致体内阴阳的偏盛偏衰,从而诱发或加重糖尿病。

4.劳逸失度,肾精亏损

劳,就是指劳倦。过度劳累,耗伤脾气,脾气虚则运化失司,不能补充先天之精;或素体阴虚,复因房事不节,劳欲过度,损伤阴精,导致虚火内生,则"火因水竭而病烈,水因火烈而易干",从而发为消渴。

过度安逸,致脾失健运,不能为胃行其津液,则易化燥生热,胃中燥热偏亢,继而引起一系列的消渴症状。

5.外感六淫毒邪,伤津耗液

外感六淫,四时风雨,奇邪疫毒,从皮毛而入腠理,或入而复出,或留而不去,旁及脏腑,化燥伤津,可发消渴病。四时疫毒流传蔓延,也可发生种种疾病。若身体素质太差,或失于摄养,致卫外作用暂时失调,当有外邪侵袭,特别是那些具有传染性的时邪疫疠时,就能乘虚而入,发生疾病。

6.滥服补药,化燥伤津

长期服用温燥壮阳之剂,可导致燥热伤阴,继发消渴病。

（二）病机

消渴病的病变主要涉及肺、脾、肾三脏。肺主气,为水之上源,敷布津液。燥热伤肺,肺不能输布津液,则见口渴多饮,尿频量多。

胃为水谷之海,主腐熟水谷,脾为后天之本,主运化。饮食不节或劳倦过度,忧思日久,损伤脾土;或禀赋不足,导致脾失健运,水谷不化,精微日少,导致多食多饮而消瘦,小便无节。胰腺分泌胰岛素的功能与脾有关;脾气健旺则胰腺分泌胰岛素正常,脾虚则胰腺分泌胰岛素不足导致血糖升高。

肾为先天之本,主藏精而寓阴阳。肾阴亏损则虚火内生,上燔心肺则烦渴多饮,中灼脾胃则胃热消谷,肾之开阖失司,固摄无权,则水谷精微直趋下泄而为小便,故尿多味甜。若阴损及阳,肾阳亏虚,水精不布则口干欲饮,下焦不摄则尿浊而甜。

此外,情志失调,肝气郁结,郁久化火,或灼阴津,则肝阴亏虚,阴亏阳亢,不仅上灼胃液,下耗肾阴,而且肝之疏泄太过,甚至闭藏失司,使火炎于上,则肺胃燥热,渴饮善饥;津液下汇,水谷精微直趋下焦,则尿多为甘,三多之症随之而起,亦可发为消渴。

三、糖尿病的诊断

（一）糖尿病的基本分类

由于病因及发病机制的差异,糖尿病可简单分为以下四个大类:

1.1 型糖尿病（T1DM）

由于自身免疫性导致 β 细胞破坏,T1DM 通常的结局是胰岛素绝对缺乏。

2.2 型糖尿病（T2DM）

T2DM 是由于持续的胰岛素抵抗导致 β 细胞分泌的胰岛素逐渐减少,常发生于肥胖患者。

3.妊娠糖尿病（GDM）

在第二或第三阶段妊娠期内诊断为糖尿病并且不能明确糖尿病早于妊娠发生。

4.其他原因引起的特定类型糖尿病

其他类型糖尿病包括单基因糖尿病综合征[如新生儿糖尿病和青年人的成年发病型糖尿病（MODY）]、胰腺外分泌腺性疾病（如囊性纤维化）、药物或化学物品所致的糖尿病（如糖皮质激素类药物、HIV 的治疗药物以及器官移植后）。

（二）糖尿病的诊断

本书采用 2020 年中国 2 型糖尿病防治指南的诊断标准（见表 2-1）。空腹血浆葡萄糖或 75 g 口服葡萄糖耐量试验（OGIT）后的 2 h 血糖值可单独用于流行病学调查或人群筛查。但中国资料显示仅查空腹血糖，糖尿病的漏诊率较高，理想的调查是同时检查空腹血糖及 OGTT 后 2 h 血糖值，OGTT 其他时间点的血糖不作为诊断标准。建议已达到糖调节受损的人群应行 OGTT 检查，以降低糖尿病的漏诊率。

表 2-1　糖尿病的诊断标准

诊断标准	静脉血浆葡萄糖或 HbA1c 水平
典型糖尿病症状（多饮、多尿、多食、体重下降）加上随机血糖检测	≥11.1 mmol/L
或加上空腹血糖检测	≥7.0 mmol/L
或加上 OGIT 葡萄糖负荷后 2 h 血糖检测	≥11.1 mmol/L
或加上 HbA1c	≥6.5%
无糖尿病典型症状者，需改日复查确认	

注：HbA1c 为糖化血红蛋白。空腹状态指至少 8 h 没有能量摄入；随机血糖指不考虑上次用餐时间，一天中任意时间的血糖，不能用来诊断空腹血糖受损或糖耐量异常。

美国糖尿病学会（ADA）于 2020 年对糖尿病的诊断标准进行了新的修订，制订了 ADA（2020 年）新诊断标准，其要点如下：

（1）建议使用空腹血糖诊断糖尿病。

（2）空腹血糖（FPG）受损的诊断标准下限从 6.1 mmol/L 下调至 5.6 mmol/L。

（3）对新诊断的糖尿病患者，建议在初始测试后做一个确认测试。

（4）建议 HbA1c 作为诊断糖尿病的额外标准。原因是缺少国际化的参照标准，以及身体其他状况的混淆（例如妊娠、尿毒症、血红蛋白病、输血和溶血性贫血等）。HbA1c 依然被建议用作观察治疗效果的一个指标。

（5）FPG 和餐后 2 小时血糖（2hPG）都可以用来诊断，但是 FPG 具有易于使用的优点（无须等待，耐受性强），结果可重复性强，可靠性高，费用低。目前还没有足够的证据表明哪种测试更优。测试结果为非正常 FPG 后，建议采用 2hPG。

（6）目前还不清楚，治疗无症状的 2hPG 增多或改变空腹血糖标准和糖耐量降低的标准是否会减少心脏病的病死率。

第二节　糖尿病的中医治疗

糖尿病多因禀赋异常、过食肥甘、多坐少动以及精神因素而成，病机为五脏功能失调，辨证当明确五脏定位、阴阳气血虚实等，辨证求因，审证审因论治，有利于提高临床疗效。

一、辨证论治

（一）心火亢盛证

临床表现：烦热渴饮，心中烦怒，夜寐不安，面红赤，溲多而色黄，大便偏干，舌尖红绛，舌苔薄黄，或口舌易生疮疡，脉弦洪有力或细数。

治则：清心泻火。

方药：泻心汤（《金匮要略》）、增液汤（《温病条辨》）加减：黄芩 10 g，黄连、酒大黄各 6 g，玄参、生地黄、麦冬、天花粉各 30 g。

方解：方中黄芩清上焦浮游之热；黄连入心经，长于清心泻火；大黄苦寒通便，清泄下焦实热，酒制后借用酒上行之性，可泻上焦之实热，清泻心火；火盛必伤阴津，玄参清心解毒、滋阴降火"止烦渴"；生地黄清热养阴、生津止渴；麦冬养心安神、清心除烦、补阴解渴；天花粉，《神农本草经》言其"治消渴"，《伤寒论》小柴胡汤方后注渴者加瓜蒌根，可知天花粉善于止渴，且可用于清心经郁热，如《类证治裁》芩连清心汤以本品与芩连同用。诸药合用，清心泻火、生津除烦渴。

加减：烦躁失眠明显者，可加珍珠母、生牡蛎、首乌藤清心肝之火、镇静安神；口舌生疮，可加竹叶、炒栀子清心治疮。

（二）气滞痰阻证

临床表现：情志抑郁易生闷气，多食不知饱，形体肥胖，腹型肥胖，或见脘痞腹胀，胸闷喜太息，大便排泄不畅，舌质淡红，苔白腻或厚腻，脉弦滑。妇女可见乳房作胀疼痛，月经不调，甚则闭经。

治则:理气化痰。

方药:柴胡疏肝散(《景岳全书》)、越鞠丸(《丹溪心法》)加减:北柴胡、炒枳壳、川芎、炒苍术、炒栀子、焦神曲、荷叶、茯苓各 10 g,法半夏、橘红各 6 g,炒香附 20 g。

方解:本方为调畅气机的柴胡疏肝散与主治气、血、痰、湿、火、食六郁之越鞠丸、六郁汤方加减。方中柴胡味苦性平,入肝胆经,升发阳气,疏肝解郁,《神农本草经》言其"主心腹肠胃结气,饮食积聚,寒热邪气,推陈致新";枳壳、香附行气开郁,治气郁胸闷脘痞腹胀;川芎活血行气;栀子清热泻火;苍术辛热雄壮,固胃强脾,疏泄阳明之湿;神曲消食健脾,更化酒食陈腐之积;荷叶芳香行气,理肺疏肝,升发清阳,消痰祛湿;半夏、橘红、茯苓化痰湿。诸药合用,共奏行气开郁,化痰祛湿之功。

加减:痰郁化热,口苦、舌苔黄腻加黄连、全瓜蒌(《伤寒论》小陷胸汤之意);脘腹胀闷甚加枳实。

(三)肝火上炎证

临床表现:多食易饥,口干渴多喜冷饮,头晕胀痛,面红目赤,口苦咽干,急躁易怒,不眠或噩梦纷纭,便秘尿黄,耳鸣如潮,舌红苔黄,脉弦滑或数。

治则:清肝泻火。

方药:龙胆泻肝汤(《医宗金鉴》)、增液汤(《温病条辨》)加减:知母、柴胡各 10 g,龙胆草、黄芩各 6 g,生地黄、玄参、麦冬各 30 g。

方解:方中龙胆草大苦大寒,泻肝胆实火;黄连、知母泻火清热,协助龙胆草泻肝胆实火;由于肝胆性喜条达,火邪内郁而肝气不舒,故用柴胡疏畅肝胆之气;热盛伤阴,故用生地黄、玄参、麦冬养阴生津,泻中有补,疏中有养,使泻火之药不致苦燥伤阴,以使祛邪而不伤正。

加减:大便干燥者,加大黄泻下焦实热;多食易饥明显者,加黄连清泻阴阳火热;烦渴多饮者,加生石膏、石斛除烦渴;失眠明显者,加酸枣仁、茯神养心安神。

(四)肝阳上亢证

肝阳上亢证,是指肝肾阴虚,不能制阳,致使肝阳偏亢所表现的证候。患者多因情志过极或肝肾阴虚,致使阴不制阳,水不涵木而发病。

临床表现:口渴多饮,能食易饥,眩晕耳鸣,头目胀痛,急躁易怒,腰膝酸软,头重脚轻,舌红少苔,脉细弦、尺沉无力。

治则:滋阴潜阳。

方药:大定风珠(《温病条辨》)加减:生地黄、玄参、麦冬、生牡蛎各 30 g,

火麻仁、钩藤各 15 g,天麻、夏枯草、白芍、桑叶各 10 g。

方解:方中生地黄、玄参、白芍、麦冬、麻仁滋补肾阴;天麻、钩藤、牡蛎平肝潜阳;阳有余则化为火,夏枯草、桑叶清肝经邪热。

加减:口干渴明显者,加葛根、天花粉、知母生津止渴;多食易饥者,加黄连、山栀子清胃火;大便干燥者,加熟大黄;眼干涩者,加草决明、菊花明目;腰膝酸软者,加杜仲、续断补肾壮腰。

(五)脾气虚证

脾气虚证,是指脾气不足,运化失健所表现的证候。

临床表现:口干渴,饥而欲食,时有腹胀,饭后尤甚,大便多溏薄,肢体倦怠,少气懒言,面色萎黄或㿠白,形体消瘦或虚胖,舌体胖大有齿痕,脉缓弱。

治则:健脾益气。

方药:白术散(《小儿药证直诀》)加减:人参 6 g(或太子参 30 g,黄芪 30 g),炒白术、茯苓各 10 g,葛根 20 g,木香、砂仁各 3 g,山药 30 g。

方解:方药用人参(太子参、黄芪)益气扶正;白术、茯苓、山药健脾扶后天之本;葛根升清阳,使津液上行以解渴;木香、砂仁芳香疏通,既宽中快气,又促使运化。故张隐庵用其治"更有脾不能为胃行其津液而为消渴者"。张璐称之"三消久而小便不臭,反作甜气,此脾气下脱,为病最重,(钱氏)七味白术散最棒"。

加减:口干渴、舌少津者,加黄连 3 g,天花粉 10 g,清虚热止渴;食多反瘦或纳呆者,加炒鸡内金、炒谷芽、焦神曲消食运脾以化精微、开胃和中;大便溏泄者,加炒苍术、薏苡仁利湿;腹胀者,加姜厚朴 6 g 理气除胀。

(六)湿热蕴脾证

临床表现:口干黏腻,饮水量多,纳食多或纳食不香而脘腹痞闷,晨起呕恶,便溏不爽,尿黄,肢体困重,或皮肤疖肿,舌红苔黄腻,脉濡或滑。

治则:清热利湿,健脾和胃。

方药:连朴饮(《霍乱论》)加减:姜厚朴、黄连、炒苍术、炒山栀子、姜半夏、砂仁各 6 g,茵陈 15 g。

方解:方中厚朴、苍术芳香化浊,苦降开泄气机;黄连、栀子、茵陈清热利湿;半夏、砂仁健脾和胃。

加减:口干渴者加天花粉止渴;纳呆者加炒鸡内金、炒谷芽开胃;皮肤疖肿加野菊花、紫花地丁清热解毒;腹部胀满加炒莱菔子、焦槟榔;疲倦乏力明显者,加生黄芪 12 g 益气扶正。

（七）脾胃阴虚证

临床表现：口燥咽干喜饮，大便干结，食而多饥，形体消瘦，或脘痞不舒，或干呕见逆，舌红少津，脉细数。

治则：滋阴健脾和胃。

方药：玉泉丸（《仁斋直指方》）加减：生地黄、天花粉、北沙参、麦冬各30 g，葛根、炒鸡内金、太子参各 15 g。

方解：方中用生地黄滋肾阴以养五脏之阴；天花粉善于滋生阴液，清热止渴；葛根善能鼓舞脾胃清气上行，以输布津液；沙参、麦冬功专养肺胃之阴，生津润燥，皆为治疗消渴之良品；太子参益气健脾养阴；鸡内金开胃消食积，防上药滋腻碍胃。

加减：神疲乏力，气短懒言，气阴两虚者加生黄芪、炙黄精益气；口渴明显者加知母、乌梅清热生津止渴；善食多饥者加黄连清胃火；大便偏干者加火麻仁润肠通便。

（八）胃热证

临床表现：渴喜冷饮，消谷善饥，或牙龈肿痛口臭，大便秘结，小便短赤，舌红苔黄，脉滑数。

治则：清胃泻火。

方药：玉女煎（《景岳全书》）、增液汤（《温病条辨》）加减：知母 15 g，生地黄、生石膏、麦冬、玄参各 30 g，黄连、竹叶各 6 g。

方解：方中石膏、黄连、知母清胃火之有余；火有余则伤津，用生地黄、玄参、麦冬滋阴液之不足；竹叶引热下行。

加减：火盛者加栀子、地骨皮清热泻火；大便干结者加火麻仁、熟大黄通便；多汗多渴者加五味子生津止汗；津伤气耗，疲劳乏力者加人参（或太子参）、黄芪益气扶正。

（九）肾失闭藏

临床表现：口干咽燥，渴饮较多，小便频数，伴腰膝酸软，眩晕耳鸣，失眠多梦，形体消瘦，五心烦热，盗汗，舌红少津，尺脉沉细数。

治则：滋阴补肾。

方药：知柏地黄汤（《景岳全书》）加减：黄柏 6 g，生地黄 30 g，山茱萸、山药各 15 g，茯苓、牡丹皮、知母、地骨皮各 10 g。

方解：方中黄柏、知母清相火之有余；生地黄、山茱萸、山药滋阴液之不足；茯苓渗脾湿，引热下行；牡丹皮、地骨皮清退虚热。

加减：渴饮明显者加天花粉、麦冬生津止渴；小便偏多，尤其是夜尿多明显者可加肉桂、金樱子补肾固精;潮热盗汗者加醋鳖甲、五味子、牡蛎滋阴止汗;失眠多梦者加炒酸枣仁、柏子仁养心安神;疲劳乏力者加人参(或太子参)、黄芪益气扶正;患者不耐寒热,舌象呈现嫩红或舌淡红而润,系肾阴阳两虚,可遵医圣张仲景提出"消渴,小便反多,以饮一斗,小便一斗,肾气丸主之",改用肾气丸治之。

(十)燥热伤肺

临床表现:口干舌燥,烦渴多饮,且喜冷饮,小便频数,饮一溲一,舌红苔黄燥,脉洪滑数。

治则:清热生津止渴。

方药:白虎加人参汤(《伤寒论》)、玉泉丸(《仁斋直指方》)加减:石膏15 g,知母10 g,麦冬、葛根、生地黄、太子参、天花粉各30 g,醋五味子6 g。

方解:《金匮要略》云"渴欲饮水,口干舌燥者,白虎加人参汤主之",方中石膏、知母大寒之药,善清泻肺热;生地黄滋阴养阴,润燥生津;天花粉专入肺胃,清肺热滋阴液;葛根善鼓舞胃中清气上行以输布津液;麦冬功专养肺胃之阴,生津润燥;五味子长于保肺气,滋肾水,敛阴生津;壮火食气,加太子参益气生津。诸药合用,清热生津而止渴。

加减:渴饮明显者,加乌梅生津止渴;小便偏多者,可加山茱萸补肾固精;疲劳乏力者,用人参加黄芪益气扶正。

二、糖尿病拔罐方法

(一)单纯拔罐法(Ⅰ)

1.穴位选配

肺俞、脾俞、三焦俞、肾俞、足三里、三阴交、太溪等穴。

2.拔罐方法

采用闪火法将罐吸拔在穴位上,留罐10分钟,每日1次。

(二)单纯拔罐法(Ⅱ)

1.穴位选配

肾俞、肺俞、胃俞、大肠俞、阳池等穴。

2.拔罐方法

用闪火法将罐吸拔在穴位上,留罐15~20分钟。每次选一侧穴位,每日1次,10次为一个调养周期。

三、糖尿病艾灸方法

（一）有效穴位

1.穴位选配

足三里、中脘、气海、关元、肺俞、肾俞、膈俞、大椎、肝俞、脊中、命门、脾俞、身柱、华盖、梁门、行间、中极等穴。

2.随证加减

上消证，加灸内关、鱼际、少府等穴；中消证，加灸脾俞、大都等穴；下消证，加灸涌泉、然谷等穴。

（二）艾灸方法

糖尿病患者用直径为 1.3～1.5 cm、高为 1.8～2.5 cm、重约 0.6 g 的艾炷，直径为 2 cm、厚为 3～4 mm 的鲜姜片，以上述主穴轮流进行隔姜灸，配穴随证加减。每穴灸 10～15 壮，隔日灸 1 次，15 次为一个调养周期，一般连用 2 个调养周期。

第三节　糖尿病的西医治疗

一、糖尿病的胰岛素和药物治疗

（一）胰岛素时代的开启

1889 年，约瑟夫·冯·梅林（Joseph von Mering）和奥斯卡·明科夫斯基（Oskar Minkowski）将犬的胰腺去除后，发现犬出现了糖尿病的所有症状和体征，从而发现了胰腺在糖尿病发病中的核心作用。

1910 年，英国生理学家爱德华·阿尔伯特·夏普-谢弗（Edward Albert Sharpey-Schafer，1850～1935 年）提出糖尿病是由于缺乏胰腺在正常状态下分泌的一种物质所导致，他将这种物质命名为 insula。

1921 年，在多伦多大学生理学麦克劳德（Macleod）教授实验室，班廷（Banting）与贝斯特（Best）（Macleod 的助手）从结扎外分泌管的犬胰腺中提取出了胰岛素，并证实该物质可降低实验性糖尿病犬的血糖水平。1923 年，Banting 和 Macleod 共同获得诺贝尔生理学或医学奖。两人又分别将奖金分给参与整个提取过程并做出巨大贡献的助手 Best 及对胰岛素纯化做出贡献的科利普（Collip）。

1922 年，奥古斯特·克罗（August Krogh，哥本哈根大学教授，1920 年诺贝尔生理学或医学奖获得者)访问多伦多大学,拜访了 Macleod、Banting 和 Best,并获得多伦多大学授权,将胰岛素引入斯堪的纳维亚半岛,将胰岛素用于治疗糖尿病患者——Krogh 自己的妻子。

1923 年底,August Krogh 与汉斯·克里斯蒂安·哈格多恩(Hans Christian Hagedorn)一起,建立了非营利性的诺德(Nordisk)胰岛素实验室,该实验室即后来的诺和诺德公司的前身,开始批量生产牛胰岛素并应用于糖尿病治疗。

早期分离胰岛素的困难极多,由于对这种降糖物质的化学性质完全不了解,提取方案五花八门且不可靠。同时,由于不了解低血糖对于神经系统的损害(低血糖惊厥),常常归咎于胰岛素提取物的"毒性反应";此外,发热和感染也是注射提取物后的常见反应。

直到 Banting 和 Macleod 在 Best 以及经验丰富的化学家 Collip 协助下,才成功提取了符合所有用药条件的活性胰岛素。至此,糖尿病的治疗开启了一个全新的篇章——胰岛素时代。胰岛素的应用带来了三个方面的作用:

(1)延长了 1 型糖尿病患者的寿命。由于避免了糖尿病昏迷导致的死亡以及改善了并发症的治疗方法等诸多因素的作用,糖尿病患者的生存时间显著延长。

(2)开启了激素对能量代谢调控机制的研究。激素对糖代谢的调节也得到阐明,对肝脏、脂肪和肌肉组织在未经控制的糖尿病中的作用等方面也取得了诸多成果。对整个内分泌网络的阐释,尤其是垂体-肾上腺轴重要性的发现,为内分泌学研究开启了新的篇章。

(3)开启了对糖尿病并发症的认识。胰岛素的应用使研究者与医生认识到,糖尿病的临床症状,很大程度上是长期血糖增高,损坏大血管、微血管,损伤并危及心、脑、肾、周围神经、眼睛、足等造成的。

(二)胰岛素治疗发展史

1922 年,胰岛素首次用于糖尿病患者伦纳德·汤普森(Leonard Thompson,多伦多)。

1923 年,"等电点"方法促进从动物来源制造大量高效能的胰岛素,足以满足商业供应(礼来公司)。

1925 年,确定了第一个国际胰岛素单位(1 U=0.125 mg 标准品),L40 和 U80 开始应用。1926 年,结晶无定形胰岛素用于增加胰岛素的稳定性[阿贝尔(Abel)]。

1936 年,将锌加入鱼精蛋白胰岛素(PZI),延长激素的作用时间[斯克夫特(Scoft)、费舍尔(Fisher)等]。

1939年,开发出作用时间短于PZI的球蛋白胰岛素。

1950年,通过控制鱼精蛋白的含量制备出中性鱼精蛋白胰岛素(诺德公司)。

1951年,将锌胰岛素缓冲液醋酸化制备中效胰岛素Lente[诺和诺德公司,哈拉斯·莫勒(Hallas Moller)]。

1955年,发现胰岛素的结构[桑格(Sanger)及其研究组]。

1960年,胰岛素的放射免疫测定方法确立[伯森(Berson)和伊多夫(Ydow)]。

1967年,发现胰岛素原[施泰纳(Steiner)]。

1971年,发现胰岛素受体[罗斯(Roth)、卡特雷卡斯(Cuatrecasus)及其研究组]。

1972年,U100胰岛素问世,并能提供更好的注射准确性。

1973年,小剂量静脉胰岛素取代大剂量皮下胰岛素治疗酸中毒[阿尔贝蒂(Alberti)及其研究组]。1976年,C肽用于临床检测[鲁宾斯坦(Rubenstein)等]。

1977年,胰岛素基因被克隆[乌尔里希(Ullrich)、里特(Riitter)、古德曼(Goodman)等]。

1978年,纯化的"单峰"猪胰岛素(礼来公司)用于临床。

1978年,开环胰岛素泵用于临床[皮卡(Pickup)及其研究组]。

1981年,发现胰岛素受体激酶活性[卡姆(Kahm)及其研究组]。

1982年,重组人胰岛素用于临床(礼来公司)。

1923年以来,为糖尿病患者制造充足胰岛素的努力从未间断过,为此不断进行着胰岛素纯化和标准化工艺的改进。1926年,10 U/mL、20 U/mL、40 U/mL浓度的晶体胰岛素已在全世界应用于临床。经过了几十年的努力,终于实现了胰岛素纯化的最初目标:避免胰高血糖素等物质的污染。1936年以后,鱼精蛋白和锌被用于延长胰岛素的作用时间。20世纪70年代,自我监测血糖(SMBG)成为糖尿病治疗的标准措施。分子生物学技术为制造更好的胰岛素提供可能。通过该技术可以制造人胰岛素或改变吸收特性的胰岛素类似物。这些新的胰岛素种类,以及制造更细小无痛的针头等技术的进步极大地方便了患者每天多次注射胰岛素,从而达到更好的血糖控制目标。胰岛素泵给药系统也得到了实现。在胰岛素制剂及给药方式等方面的进步使人目不暇接。

当新诊断的糖尿病患者出现严重的高血糖并引起酮症或非干预性体重

减轻时，应联合使用胰岛素和（或）其他降糖药物。使用降糖药物后，血糖仍无法下降至标准范围内的患者应尽快使用胰岛素治疗。一旦胰岛素治疗开始，及时给予准确剂量十分关键。基础胰岛素和餐后胰岛素应该根据患者自我检测的血糖水平及时调整。

（三）T1DM 的治疗

糖尿病是一种长期的慢性疾病，将会导致许多主要的并发症，是终末期肾脏病、下肢截肢的常见病因，并且在心血管系统内也将导致一系列的恶性事件，如缺血性心脏病、卒中、外周血管疾病等。由糖尿病导致的视力下降甚至失明常常出现在长病程患者中，极大地影响患者的生活质量及寿命。如若血糖控制不好，患者往往会发生微血管病变（视网膜病变、肾病、神经病变）和大血管病变（冠状动脉、脑血管和外周血管疾病）等并发症。因此，糖尿病的治疗应该以防止出现急性代谢并发症为近期目标。更为重要的是，应该以通过良好的代谢控制来预防慢性并发症，提高患者生活质量和延长寿命为远期目标。为了达到这一长远目标，应建立规范并且完善的糖尿病教育和管理体系。

T1DM 占全球糖尿病病例的 5%～10%，且发病率在不断增加，但是目前尚无完全治愈 T1DM 的有效措施。T1DM 患者在发病初期就需要胰岛素治疗，且需终生注射胰岛素替代体内缺乏的胰岛素来控制血糖。大多数的T1DM 患者应接受大剂量胰岛素注射或持续皮下胰岛素注射治疗。患者应接受与其糖类摄入、餐前血糖水平和预期的社会活动水平相匹配的个性化的胰岛素注射剂量。

1.胰岛素的输送

（1）胰岛素笔注射：在相当长的时间段内，常规胰岛素治疗包括每日一次或两次注射胰岛素，每日检测尿液或毛细血管血糖。在"糖尿病控制与合并症试验"发布之后，T1DM 的治疗模式转变为基于频繁血糖监测的强化胰岛素治疗和使用胰岛素笔或胰岛素泵灵活地每日多次给药。

胰岛素笔的药筒中含有胰岛素，并包含一个可更换的精细针头。胰岛素笔作为一种方便、易用的注射装置于 1981 年投入使用，并被广泛地用作多日注射（MDI）治疗的一部分。随着科学的进步，胰岛素笔也在不断发展，如具有记忆功能的笔或跟踪既往剂量的笔帽。在 2016 年，内置蓝牙连接的智能笔在美国得到了监管批准。这些智能笔使用者能够跟踪剂量并自动通过蓝牙将数据传输到智能手机上的糖尿病管理应用程序，并自动上传云数据，从而与医疗保健专业人员共享数据。然而，关于智能笔是否优于传统笔的研究还未见报道。

（2）胰岛素泵：胰岛素泵以预先编程的速率，通常每一小时或半小时（这个速率是可调节的）将短效或快速作用的胰岛素输送到皮下组织，而用户进餐时可将丸剂自主放入特氟隆或钢质导管提高胰岛素水平。胰岛素泵的出现可追溯到20世纪70年代，20年后，得益于泵技术的改进和可靠性的提高，胰岛素泵的治疗才被广泛应用。私人保险和公共医疗保健系统的覆盖，进一步扩大了胰岛素泵的利用范围。

在传统泵或系留泵中，胰岛素储存器和经皮放置的套管通过18英寸（1英寸＝2.54 cm）至42英寸长的管连接。贴片泵采用模块化设计，包含一个非常短的胰岛素输液器，通常嵌入泵外壳内或泵的底部。不同于系留泵通常塞入口袋或携带在泵袋中，贴片泵直接连接到用户的皮肤。2017年发表的一项回顾性观察性研究显示，使用贴片泵的患者与使用传统系留泵的患者相比，HbA1c水平没有任何差异。

2. 血糖的监测

（1）毛细血管血糖测量：最广泛使用的血糖监测方法是使用手持式便携式血糖仪与血糖测试条和刺血针结合测量毛细血管血糖水平。毛细血管测试应该以优化糖尿病控制所需的频率进行，通常每天6～10次，尽管实际数量应该个体化。毛细血管血液检查的频率与改善HbA1c水平和降低急性血糖异常率成正相关。类似于胰岛素泵上的推注计算器，毛细血管血糖监测用集成专用的测量工具及复合试剂来计算胰岛素剂量。过去10年内的随机对照试验显示，与对照组相比，使用推注计算器的患者达到HbA1c正常目标的人数显著增加，低血糖发生率明显降低。

毛细血管血糖监测亦有其缺点，因为血液是间歇性采样的，即使经常进行，也只能提供血糖浓度的瞬时值。因此，一段时间内的高血糖和低血糖可能会被忽略，而不被纳入治疗决策。

（2）连续血糖监测：连续血糖监测（CGM）的出现是血糖监测领域的重要标志。目前使用的CGM装置应用酶尖端电极或荧光技术，以1～5分钟的间隔测量皮下间质血糖浓度。无论是独立设备还是集成至胰岛素泵或手机中的应用程序，都可实时显示传输间质血糖读数（实时CGM）或按需扫描（瞬时监测血糖）或简单收集数据进行回顾性读数和分析。

在过去的10年里，CGM已经成为T1DM的护理标准。2017年德国奥地利糖尿病患者调查（DPV）登记处和T1DM交换（Exchange）登记处的数据显示，所有注册参与者的总CGM使用率（DPV：$n=20938$；T1DM Exchange：$n=8186$）分别为18.4%（DPV）和21.7%（T1DM Exchange）；然而，在低血糖范围内测量时以及当血糖水平迅速变化时，该方式准确度较低。该技术已达到建议的参考值(MARD<10%),足以使患者可自我调节胰岛素剂量而不需要毛细血管血糖测量的验证。CGM 系统已被批准在美国和欧盟用于非辅助医疗。当 Libre 系统(雅培公司设计的一种连续血糖监测系统)测出低血糖或临床症状不匹配乌布(Ubre)传感器读数时,建议使用 CGM 系统。

CGM 系统提供的数据克服了传统血糖指标如 HbA1c(缺乏关于低血糖或高血糖频率和模式的信息)和毛细血管血糖测量的局限性(血液仅间歇采样,因此只能提供血糖水平的快照)。事实上,2017 年发表的一份共识报告确定了基于 CGM 的血糖控制措施,并强调了 CGM 技术在现代糖尿病护理中的重要性。

早期使用的 CGM 系统对 T1DM 的儿童和年轻人的效果并不理想,但近 10 年发表的数据表明:CGM 的使用与 HbA1c 水平的改善,轻度至中度低血糖发生率的降低和血糖水平变异性的降低密切相关,强烈支持 CGM 应作为 MDI 治疗的一部分。

(3)闪光(Flash)血糖监测:传统的 CGM 需由用户自行将传感器插入皮下,或由医疗保健专业人员植入皮下,通过传感器监测皮下间质的血糖浓度。2014 年,雅培开发了无须刺破皮肤的 Free Style Libre Flash 血糖监测系统。该系统的传感器有 2 周的寿命,工厂校准,具有令人满意的精度,整体平均绝对相对差(MARD)为 11%~14%。因其具有体积小、重量轻的特点,能够方便地评估血糖水平。随机对照临床研究(RCT)显示,在血糖控制良好的成人 T1DM 患者中,与平均每天进行 15 次扫描的血糖自我监测相比较,Flash 监测降低了低血糖的发生率,降低了血糖水平的变异性,改善了目标范围内的血糖水平。

胰岛素泵系统和 MDI 治疗的使用者使用 Libre 系统的益处是相同的。如果在低血糖控制方面进行严格的比较,CGM 系统比哈希(Hash)血糖监测系统更有效地缩短了低血糖所持续的时间。在儿科人群中,目前尚无证据显示 Flash 血糖监测的有效性。将观测数据与 Flash 血糖监测装置结合起来进行频繁的扫描可以改善血糖监测结果。尽管来自 RCT 的证据有限,Flash 血糖监测依然是一种比 CGM 更为实惠的选择,可被认为是糖尿病管理的进步。

3.血糖响应性胰岛素输送

在低血糖水平下或者预期低血糖将要发生时,自动暂停胰岛素输送的技术代表着血糖响应性胰岛素输送系统的诞生。闭环胰岛素输送系统更复杂,可以同时解决低血糖和高血糖的问题。

(1)基于阈值的胰岛素暂停：最早于 2009 年,美敦力公司发布了基于阈值的胰岛素暂停技术,修订版于 2013 年在美国获得批准。当血糖传感器达到预定义的阈值时,胰岛素暂停系统中断胰岛素输送。多中心随机对照和非随机研究(包括儿童和青少年)已证明,与单独使用胰岛素泵治疗或传感器增强泵治疗相比,自动胰岛素暂停系统是安全的,并且减少了总体和夜间低血糖发作的频率和持续时间。此外,基于阈值的暂停系统可以降低意识受损的患者发生中度或严重低血糖的风险。

(2)预测性低血糖胰岛素暂停：当通过计算预测到低血糖时,使用预测性低血糖胰岛素暂停技术的泵将停止胰岛素输送,该功能于 2015 年在欧洲和澳大利亚推出(Mini Med 640G,Medtronic Diabetes)。这种泵的改进版在美国被批准用于 16 岁及以上的患者(Mini Med 630G)。在包括成人、儿童和青少年在内的随机对照试验中,使用预测性低血糖胰岛素暂停技术可减少夜间和总体低血糖的发生,包括昼夜发作频率降低以及夜间事件发生率降低。这些益处的实现是以空腹过夜而早晨血糖水平轻度升高或增加中度高血糖症的时间为代价的。

(3)闭环胰岛素输送：闭环系统,也称为"人造胰腺"或"自动胰岛素输送系统"。该系统使用实时血液葡萄糖传感器,通过加载有更加精细的预测控制算法的微型计算机,自动且持续地控制胰岛素输送的速率,在皮肤下释放速效胰岛素。

用于学术和商业闭环系统的控制算法包括比例积分导数(PID)控制器、模型预测控制器(MPC)、基于模糊逻辑的控制器,或用于胰岛素和胰高血糖素共同输送的 MPC 和 PID 的组合控制器。

目前最新的系统包括双激素给药系统,可以提供胰岛素之外的第二种激素,常包括胰高血糖素样肽(GLP-1)或肠促胰素等。系统控制算法也多采用混合方法,可通过信息输入,处理手动推注给药及膳食改变事件,以精确预测使用者的血糖水平,精确控制激素输注的时间及速率。

根据两项 RCT 的荟萃分析比较人造胰腺系统与对照疗法(无论是传统的泵疗法还是传感器增强泵疗法),在门诊患者中,闭环疗法与传感器报告的血糖水平在接近正常范围内的时间百分比增加相关,并降低高血糖,同时适度降低糖化血红蛋白水平。这些研究结果支持这项技术从研究进展到应用于主流临床实践。

血糖监测设备已经从不精确的笨重设备发展到与智能手机相连且由工厂校准的连续血糖传感设备。胰岛素制剂和胰岛素输送装置(包括胰岛素泵和血糖响应性胰岛素输送装置)的进展,提供了更有效的胰岛素给药途径。此外,软件工具现在可以系统地追踪和管理复杂的葡萄糖和胰岛素传递数据。连续血糖监测系统最近已被证明能显著降低 T1DM 患者的严重低血糖风险,给 T1DM 患者带来福音。该系统可显著减少低血糖症状的出现,同时不提升 HbA1c 水平。

现今的科学技术对 T1DM 患者的护理和管理引发了巨大的变革,葡萄糖传感和胰岛素输送等技术的出现减轻了糖尿病患者的自我护理及家庭护理的负担。在研究领域里,以混合人造胰腺系统形式的算法来驱动血糖响应性胰岛素输送的临床应用已经取得了里程碑式的胜利。

美敦力公司开发的人造胰腺系统 Mini Med 670G 于 2016 年 7 月获得 FDA 批准,成为世界上第一个获得监管当局上市许可的混合闭环胰岛素输注系统。

在未来的十年中,具有附加数据管理功能的先进闭环系统将成为所有年龄组 T1DM 患者的护理标准,而生物人工胰腺和智能胰岛素策略还需要相当长的时间才能证明其安全性和有效性。

(四)T2DM 的治疗

1.基础治疗

糖尿病的医学营养治疗和运动治疗是控制 T2DM 高血糖的基本措施,是糖尿病患者综合管理中的重要一环。最佳的糖尿病治疗应该涉及日常行为、饮食、生活方式和药物干预。临床上鼓励所有患者参与糖尿病自我管理教育和支持,进行自我血糖监测。根据不同患者的情况个性化地设计医疗营养治疗方案,合理、均衡地分配各类营养物质,最好由注册营养师提供体育活动计划,成年患者建议每周至少要进行 150 分钟适度强度的有氧运动,减少久坐;并进行每周不少于两次的抗阻力训练。

2.药物治疗

药物的选择应该遵循以患者为中心的原则。所选方案应该综合考虑疗效、费用、潜在的不良反应(包括对于体重、并发症和低血糖的风险),并将患者的偏好纳入考虑范围内。

糖尿病的药物治疗应在饮食和运动不能纠正过高的血糖后运用,其机制大多与促使血糖升高的两个主要病理生理改变相关——胰岛素抵抗(IR)和胰岛素分泌不足。为了多联用药的科学性,基于各类药物作用效果的不同,降糖药分为口服降糖药及其他类型药物。而口服降糖药物中,根据其作用机制不同主要为两类:促泌剂和其他类型。促泌剂是以促进胰岛素分泌为主要作用的药物,常见药物有磺脲类、格列奈类。而其他类型的机制则更为复杂多样,通过作用于不同的靶位点来达到降低血糖的目的,其中主要有双胍类、噻唑烷二酮类等。

　　新诊断的超重或肥胖患者应该从饮食及生活方式的改变开始,并建议至少减掉 5% 的体重。如果生活方式的改变不足以维持或达到正常的血糖目标,首选将二甲双胍纳入治疗方案。二甲双胍作为首选的初始药理剂,具备长期建立的有效性和安全性的证据基础并具有最佳性价比,在降低心血管事件和死亡风险方面有独特的优点。大量数据表明,二甲双胍可以继续用于肾功能下降及肾小球滤过率(GFR)为 $30\sim45$ mL/min 的糖尿病患者的治疗,但是剂量应该减少。

　　当采用单一的非胰岛素类药物的最大耐受剂量治疗 3 个月后,如若 HbA1c 仍不能达到或维持正常的目标,此时应该及时添加第二种药剂。联合用药应考虑二甲双胍和以下六种治疗方案中的一种:磺脲类药物、噻唑烷二酮类(TZD)、二肽基肽酶-4(DPP-4)抑制剂、钠-葡萄糖共转运蛋白 2(SGLT2)抑制剂、胰高血糖素样肽-1(GLP-1)受体激动剂或基础胰岛素。用药原则以遵循患者疾病、药物特点以及患者的喜好为重点。饮食不规律或者服用双胍类药物后发现晚餐后低血糖患者可以换用快速作用的促泌剂(格列奈类)。在某些特殊情况下,可以使用一些其他药物,如 α-葡萄糖苷酶抑制剂、溴隐亭、考来雄仑等。当 HbA1c 水平等于或大于 9% 时,可以采用初始双方案联合治疗来实现血糖控制。如果患者无禁忌证且能够耐受,二甲双胍是 T2DM 患者起始治疗的首选药物。研究显示长期使用二甲双胍可能会导致维生素 B_{12} 缺乏。因此,在采用二甲双胍治疗的患者中,尤其是伴有贫血或周围神经病变的患者,应该考虑定期监测维生素 B_{12} 的水平。如有维生素 B_{12} 缺乏的现象,应及时进行补充。但是,对于新诊断的 T2DM 患者,如有明显高血糖症状或 HbA1c 水平≥10% 或血糖≥16.7 mmol/L,应立即考虑开始胰岛素注射治疗(用或不用其他药物)。而对于 HbA1c≥9% 的初诊 T2DM 患者,可以考虑起始两药联合治疗。对于不合并动脉粥样硬化性心血管疾病的患者,如果单药治疗或两药联合治疗在 3 个月内没有达到或维持 HbA1c 目标,可以根据药物特性和患者自身因素加用另外一种降糖药物。T2DM 是长期进展性疾病,临床上面对不同的患者应不断重新评估药物治疗方案,并根据需要进行调整,同时考虑患者因素和方案的复杂性。对于没有达到血糖目标的 T2DM 患者,不应推迟药物强化治疗。如果患者无禁忌证,且可以耐受,应继续联合使用二甲双胍与其他药物(包括胰岛素)。

　　新发病的 T2DM 患者如有明显的高血糖症状,发生酮症或酮症酸中毒而就医,可首选胰岛素治疗。待其血糖得到良好控制、症状得到显著缓解后,再根据病情确定后续的治疗方案。针对那些新诊断为糖尿病且分型困难的患者,特别是与 T1DM 难以鉴别时,亦可首选胰岛素治疗。待血糖得到良好控制、症状得到显著缓解并确定分型后,再根据分型和具体病情制订后续的治疗方案。T2DM 患者在控制饮食和生活方式加上口服降糖药治疗的基础上,若血糖仍未达到控制目标,即可开始口服降糖药和起始胰岛素的联合治疗。在任何糖尿病的病程中(包括新诊断的 T2DM),一旦出现无明显诱因的体重显著下降时,应该尽早使用胰岛素治疗。根据患者具体情况,可选用基础胰岛素或预混胰岛素作为起始胰岛素治疗。

(五)胰岛素治疗

胰岛素作为调控血糖浓度的最重要激素,在糖尿病的治疗中具有重要作用。不论 T1DM,还是 T2DM,正确使用胰岛素治疗,可有效地控制高血糖病情,降低糖尿病并发症的发生率。

当患者需要注射胰岛素时,胰岛素类似物是首选,因为它们起效更快,反应时间更短。吸入性胰岛素可用于餐前,但其给药范围比较局限,并且有给药禁忌证,如慢性肺部疾病,使用此类胰岛素前后都必须进行肺功能检测,这给吸入性胰岛素的临床应用带来许多不便。当胰岛素治疗开始时,是否继续口服和注射药物成为医疗工作者的一个难题。有以下几种情况时可供参考:①当患者的胰岛素注射方案更为复杂时,除了基础胰岛素的使用外,磺脲类、DPP-4 抑制剂和 GLP-1 受体激动剂通常可以停用。②噻唑烷二酮类(吡格列酮)和 SGLT2 抑制剂可以联合使用以达到改善血糖控制的目的,从而降低每日胰岛素用量。③治疗充血性心力衰竭或伴有充血性心力衰竭的患者,应慎用噻唑烷二酮类药物。

总的原则是,根据患者的病情,先为患者制订初步试用方案,逐渐调整,直至血糖控制良好。

1.胰岛素的起始治疗中基础胰岛素的使用

(1)基础胰岛素包括中效人胰岛素和长效胰岛素类似物。当仅使用基础胰岛素治疗时,保留原有各种口服降糖药物,不必停用促泌剂。

(2)使用方法:继续口服降糖药治疗,联合中效人胰岛素或长效胰岛素类似物睡前注射。根据患者空腹血糖水平调整胰岛素用量,通常每 3～5 天调整一次,根据血糖水平每次调整 1～4 U 直至空腹血糖达标。

(3)如 3 个月后空腹血糖控制理想但 HbA1c 不达标,应考虑调整胰岛素治疗方案。

基础胰岛素的起始用量为 10 U 或 0.1～0.2 U/kg(体重)。基础胰岛素通常是与二甲双胍一起使用。当基础胰岛素确定到适当的水平使空腹血糖水平降至正常,但 HbA1c 水平仍然高于靶点时,应考虑联合注射疗法来降低餐后血糖。此时可在餐前使用 GLP-1 受体激动剂或胰岛素,如 1～3 次注射短效胰岛素。每日 2 次预混胰岛素类似物(70/30 份混合物或 75/25 份混合物或 50/50 份混合物)具有不同的药效特点,是控制餐后血糖的第二选择。

2.预混胰岛素的使用

(1)预混胰岛素包括预混人胰岛素和预混胰岛素类似物。根据患者的血糖水平,可选择每日 1～2 次的注射方案。当 HbA1c 较高时,使用每日 2 次的注射方案。

(2)每日 1 次预混胰岛素:起始的胰岛素剂量一般为 0.2 U/(kg·d),晚餐前注射。根据患者空腹血糖水平调整胰岛素用量,通常每 3～5 天调整一次,根据血糖水平每次调整 1～4 U 直至空腹血糖达标。

(3)每日 2 次预混胰岛素:起始的胰岛素剂量一般为 0.2～0.4 U/(kg·d),按 1:1 的比例分配到早餐前和晚餐前。根据空腹血糖和晚餐前血糖分别调整早餐前和晚餐前的胰岛素用量,每 3～5 天调整一次,根据血糖水平每次调整的剂量为 1～4 U,直到血糖达标。

(4)T1DM 在蜜月期阶段,可短期使用预混胰岛素注射,每日 2～3 次。预混胰岛素不宜用于 T1DM 的长期血糖控制。

3.大剂量胰岛素

在胰岛素起始治疗的基础上,经过充分的剂量调整,如患者的血糖水平仍未达标或出现反复的低血糖,需进一步优化治疗方案。可以采用餐时＋基础胰岛素(每日 2～4 次)或每日 2～3 次预混胰岛素进行胰岛素强化治疗。使用方法如下:

(1)餐时大剂量＋基础胰岛素:根据睡前和餐前血糖的水平分别调整睡前和餐前胰岛素用量,每 3～5 天调整一次,根据血糖水平每次调整的剂量为 1～4 U,直至血糖达标。开始使用餐时大剂量＋基础胰岛素方案时,可在基础胰岛素的基础上采用仅在一餐前(如主餐)加用餐时胰岛素的方案。之后根据血糖的控制情况决定是否在其他餐前加用餐时胰岛素。

(2)每日 2～3 次预混胰岛素(预混人胰岛素每日 2 次,预混胰岛素类似物每日 2～3 次):根据睡前和三餐前血糖水平进行胰岛素剂量调整,每 3～5 天调整一次,直到血糖达标。研究证明,在 T2DM 患者采用餐时大剂量＋基础胰岛素(每日 4 次)与每日 3 次预混胰岛素类似物进行治疗时,降低 HbA1c 的效能、低血糖发生率、胰岛素总剂量和对体重的影响在两组间无明显差别。

二、β细胞替代治疗方案

由于供体来源和免疫排斥两方面的原因,人源胰岛移植难以大规模推广。为了应对巨大的医疗需求,寻找新的β细胞来源已成为研究者们努力的目标。2017年,我国正式启动了首批经过备案的两项基于胚胎干细胞分化细胞的临床研究,标志着我国在该方向的研究已进入正式的临床转化阶段,同时也预示着干细胞临床研究将在国家相关部门的监督、在国际各级研究机构的注视下健康发展。

本节将通过下述几个方向介绍目前最新β细胞替代治疗的研究方案:

(一)多能干细胞来源的类β细胞

人类胚胎干细胞(hESCs)培养技术的建立为诱导hESCs分化成胰岛细胞奠定了基础。hESCs是由胚胎内细胞团细胞衍生而来,具有体外无限扩增和分化成所有三胚层细胞的潜能。研究者已经证实,将hESCs分化获得的前体细胞移植到小鼠体内,这些细胞会在体内自行生长和分化成功能性β细胞,并且能治疗糖尿病。还有研究者成功地将hESCs体外诱导分化成各种组织细胞,包括胰岛细胞。目前,hESCs用于临床疾病治疗已经进入了一期和二期临床试验。

2006年,随着诱导多能干细胞(iPSCs)的问世,人们利用终末分化的成体细胞(如皮肤成纤维细胞)诱导分化成具有与hESCs功能相似的iPSCs,再进一步诱导iPSCs分化成胰岛细胞,为体外获得胰岛细胞提供了一个新的捷径。近期,研究者们都朝着将iPSCs分化成可响应葡萄糖刺激的内分泌胰岛细胞的方向在努力。很多复杂的分化方法已被使用并证明有效。但是由于分化获得的细胞仅具有胰岛细胞的部分功能特征,因此被称为"类β细胞"。目前关注度比较高的一个技术是利用三维立体培养方法来诱导获得与胰岛细胞功能及形态类似的细胞群。研究者将这些细胞群移植到患有糖尿病的小鼠模型体内,诱导该类细胞的功能进一步成熟,以此来治疗糖尿病。

利用上述两种方法在体外获得的胰岛团一般既含有β细胞,也含有其他类型的胰岛细胞,例如α细胞、δ细胞、血管细胞和成纤维样细胞,这些细胞都能很好地与β细胞协调作用。移植时若将上述不同类型的细胞一并移植入体内,将有望取得更优的预后。总体而言,利用人多能干细胞在体外诱导获得β细胞,为β细胞移植治疗糖尿病提供了潜在的充足的种子细胞来源。随着干细胞技术的发展,临床利用干细胞技术治疗糖尿病有望实现。

尽管hESCs有无限增殖和分化的潜能,但与成熟胰岛细胞功能和表型的期望仍然有一段距离。与正常成熟胰腺的单个胰岛细胞相比,胚胎干细胞(ES 细胞)胰岛素生物合成功能以及对血糖的响应都远远不够。除此以外,体外诱导后部分仍未分化的 ES 细胞在体内定居,会增加肿瘤形成的可能性。因此,如何控制多潜能细胞向胰岛 β 细胞分化的机制需要进一步的探索。

另外,通过体外诱导干细胞分化的这一类胰岛素分泌细胞,要求移植后能提供和正常胰岛相当的胰岛素以满足机体需求,这对细胞分化的纯度及功能保留有一定的标准。如果此类分化胰岛细胞只能分泌较低水平的胰岛素,那么,需要移植大量的分化细胞以达到胰岛素不依赖的目的。这样,会存在以下风险:

(1)增加肿瘤形成的可能性。

(2)降低移植的成功率。

(3)加重炎症信号从而导致自身免疫反应。

此外,上述方案离规模化生产依然存在较大的距离,高昂的成本和非常高的技术要求也是研究者们亟须解决的问题。

(二)刺激自身 β 细胞的增殖

刺激 β 细胞增殖是一种简单而直观的补充 β 细胞团的方法。事实上,在动物模型中,大量的生长因子和促进有丝分裂的因素都能促进 β 细胞的增殖。例如:甲状旁腺素相关的蛋白、肝细胞生长因子、胰高血糖素样肽、类胰岛素生长因子、促胃泌素、表皮生长因子、血小板源生长因子、腺苷酸激酶抑制剂等。然而这些因素一般不能促进人 β 细胞的显著增值。人 β 细胞的大量增殖只在幼儿时期自然发生,多数人群在 1 岁左右。许多证据证明人β细胞对上述增殖刺激方法有抵抗作用。

在小鼠胰岛和人胰岛之间存在结构和分子之间的差异。例如,在小鼠胰岛中,β 细胞富集在中心,而在人的胰岛中,β 细胞是均匀分布的。人 β 细胞蛋白表达量与小鼠 β 细胞也是不同的。成年人胰岛中 β 细胞不能增殖这个问题一直困扰着研究者们,因为人 β 细胞其实具备控制细胞周期的分子元件(包括细胞周期蛋白和细胞周期性激酶等)。但如何刺激人 β 细胞的增殖,一直是该领域的科学难题。

最近,研究者们发现直接操控这些细胞周期分子元件,能够迫使人的 β 细胞增殖。在人的胰腺瘤中,细胞周期相关基因的突变也能够引起罕见的胰腺内分泌增生。但是,许多细胞周期因子似乎被隔离在人成熟 β 细胞的细胞质中,无法被诱导进入细胞核中去调控相关基因的表达。随着 β 细胞的成熟和老化,其还会产生广泛的分子和表观遗传变化。例如,*EZH2* 和

BMI1 基因的丢失，会引起细胞周期抑制蛋白如 P16INK4a 和 P18INK4c 的增加。这些与细胞成熟相关的变化虽然能够提升 β 细胞的功能，但它们可能抑制 β 细胞对增殖刺激的影响。研究者们发现，当人体发生肥胖或胰岛素抵抗时，体内胰岛素和葡萄糖水平都会升高，并直接刺激 β 细胞的增殖。但目前尚不清楚是何种关键信号推动了胰岛扩增。

最新的研究利用高通量复合屏幕识别技术发现，双重特异性酪氨酸-磷酸化的激酶 1A(DYRK1A) 的抑制剂可有效地刺激体外培养的人 β 细胞和移植到人体内的 β 细胞的增殖。此外，研究者还发现了运用钙调磷酸酶等可促进其他 β 细胞增殖。但是，将上述技术应用于临床，还需实现靶向特异性刺激胰岛 β 细胞，以确保这些刺激只会启动 β 细胞保守的细胞增殖周期，同时又不导致肿瘤形成。

（三）非 β 细胞转分化为类 β 细胞

细胞转分化是指不经过多能性阶段，将一种终末分化的成熟体细胞经重新编程转化为另一种类型的细胞，以改变细胞的功能及命运。体细胞核移植让每一个细胞重新编程为其他细胞成为可能。因此，研究者试图改变与 β 细胞分化发育相关的转录因子，以期使非 β 细胞转换成类 β 细胞。最早的研究是将小鼠肝细胞作为触发细胞，使其高表达转录因子 PDX-1，使肝细胞成功表达胰岛素基因。其他研究证实，一些不具有胰腺细胞形态、分子和功能属性的非 β 细胞，均可诱导表达胰岛素基因。

研究发现，当 β 细胞大量丢失的时候，能够触发胰腺中的 δ 细胞和 α 细胞转变成 β 细胞。尽管这个转变的分子机制尚不清楚，但研究表明，在小鼠模型中，将一个调控 α 细胞发育的调控子 Arx 基因条件性敲除，或者将一个调控细胞发育的调控子 Pax4 基因强行表达，都能使 α 细胞转变成 β 细胞。最近有研究发现，在胰岛团外围一个独特的胰岛素分泌细胞群被认为是使 α 细胞转变成 β 细胞的媒介。进一步的研究表明，γ-氨基丁酸(GABA)信号是重新编程过程中的一个重要促进因素。对小鼠使用 GABA 长期处理会导致 β 细胞团的显著增加。

应用组合筛选策略研究表明，高表达 Ngn3、Pdxl 和 Mafa 三种调控因子，能够将成年小鼠的胰腺外分泌细胞转化成类 β 细胞，使其具有胰岛素分泌功能。这种诱导获得的类细胞可长期稳定地表达胰岛素基因，具有治疗糖尿病的潜能。此外，研究者们还发现胃肠道上皮细胞、胰腺腺泡细胞也可以转换成类 β 细胞。

在体内针对患者胰腺中 α 细胞、胰腺腺泡细胞或者胃肠道上皮细胞的重新编程方法是可行的。然而，如何对用于人类治疗的重新编程方法进行优化将是一个挑战。

(四)β细胞的再分化

在各种各样的压力条件下(例如长期的高血糖和高脂血症——2型糖尿病,胰腺炎、慢性胰腺炎和胰腺癌-3C型糖尿病,或者自身免疫引起的炎症——1型糖尿病),胰岛β细胞变得功能紊乱。极限环境能够导致β细胞脱颗粒和有些与β细胞相关的基因的下调。

最近的研究表明,β细胞特性的丢失具有去分化的特点并伴随着胚胎胰岛团中典型基因表达的上调,例如 $Neurog3$ 基因。目前尚不确定去分化是否是功能紊乱β细胞的共同特点,以及人体内是否也存在去分化的过程,这一过程是否可以逆转,这些都尚需人们去发现。但我们知道,对于2型糖尿病的患者来说,给予合理的处理方法,例如控制饮食、锻炼或者胰岛素强化治疗,能够使功能紊乱的β细胞恢复。

如果药理学的手段可以使去分化的细胞再分化,这可能构成新的糖尿病治疗方法,并被视为一种不同形式的再生治疗方法,一个不涉及创建新细胞的方法。这种疗法对2型糖尿病患者有很大的益处,但只对1型糖尿病患者的早期阶段有益。

(五)异种来源的胰岛

1.利用异种动物作为胰岛来源

异种移植胰岛的研究由来已久,早在几十年前,研究者们就尝试过利用猪的胰岛探索性地进行异种移植来治疗糖尿病。然而,人类免疫系统对异种移植材料的严重免疫排斥反应,同时猪的组织器官中也存在着大量猪内源性逆转录病毒,可能会对异种移植构成实质性障碍。

最近,随着基因工程研究的发展,以猪为供者的器官移植成为可能。利用 CRISPR-Cas9 技术,研究者将猪的皮肤中已知的62种猪内源性逆转录病毒敲除掉,为利用猪源组织器官异种移植给人体奠定了基础。未来临床上使用猪的胰岛将取决于细胞封装技术的发展,利用生物材料包裹胰岛细胞,以保护供体细胞免受人类免疫反应的攻击,并且确保能够长期存活和具有功能。

2.利用嵌合动物模型种植人体胰腺

在动物身上种植人体器官来做治疗的想法似乎遥不可及。然而,干细胞技术的发展以及器官形成的关键调控因子的发现都有助于利用动物模型进行探索。例如,在大鼠中,$Pdx1$ 基因缺失会导致在胚胎发育阶段整个胰腺的缺失。利用上述特点,研究者将小鼠胚胎干细胞注入 $Pdx1$ 基因缺失的大鼠囊胚中,创建小鼠-大鼠这种嵌合动物模型,除了胰腺(胰腺来源于小鼠)外,所有器官都是小鼠和大鼠细胞的混合物。在大鼠体内生长小鼠胰腺的想法实现了。之后,研究者将这种小鼠-大鼠嵌合模型中的小鼠胰岛移植回糖尿病模型小鼠中,用于治疗它们的糖尿病。

这种异种嵌合模型的方法为未来在动物体内种植人体器官提供了可能。然而,这个想法还处于起步阶段。初步研究表明,标准的 hESCs 不能很好地融合在嵌合体动物中。因而,后续的研究可能会着眼于开发新的方法来减少物种的不相容,最小化或消除嵌合动物对人类细胞的干扰。

使用异种组织移植物进行移植能大大缓解胰岛供体来源不足的问题。然而,由于生理上的差异,胰岛功能在很大程度上受到限制,不能完全模拟人的胰岛细胞行使功能。往往存在生物安全和免疫排斥两个问题。

(六)未来展望

目前的研究解析了很多关于胰腺如何在胚胎时期发育以及当胰腺受到生理挑战或者损伤时胰腺的再生反应。这些见解现在被用来制订胰腺再生策略,包括干细胞的分化和对非 β 细胞的重新编程等。例如,在胚胎发生时期研究胰岛形成有助于完善在 3D 体系下诱导 hESCs 分化成 3D 胰岛团这个方法,使研究者能更深入地了解在出生后胰岛是如何从非成熟状态过渡到成熟状态的,这将有助于研究体外条件下功能成熟的胰岛的产生。

尽管我们在胰腺再生的理解上有很大的进步,但是关键问题依然悬而未决。例如:是否有令人信服的证据证明成人胰腺干细胞的存在? 根据功能和免疫学特质,胰腺 β 细胞有什么样的异构亚型? 关于人胰腺的自然再生和修复,具体是什么机制?

为了回答这些问题,不同模型系统需要被建立,包括啮齿动物、斑马鱼、灵长类动物以及其他有助于研究的动物模型。新技术将在推进这些研究中发挥重要作用。单细胞测序分析将为正常和病变胰岛细胞提供前所未有的异质性图谱,捕获稀有细胞中内分泌、再生或免疫抵抗相关机制中的靶点;通过活细胞成像技术,可在活体的完整胰岛细胞水平上直接看到钙波、胰岛素的释放以及免疫反应进程;人源化小鼠模型和人源化类器官的研究可以为未来替代人类胰腺提供方法;人类基因研究和 CRISPR-Cas9 技术可能会为发现与胰腺疾病和再生相关的新的因素提供新策略。

目前,来源于 hESCs 的胰岛细胞产物已经进入临床试验阶段。其他方法包括 β 细胞的增殖和重新编程,也都具备实现治疗糖尿病的可能。每种方法都有一定的优势。除了这些细胞产品的安全性和有效性外,它们如何在 1 型糖尿病患者的自身免疫环境中发挥功能,是决定这些技术能否成功的关键因素。而 1 型糖尿病的治疗,最终目标是能够获得能自然抵抗或逃避自身免疫并且干预免疫抑制的细胞产物。为了实现这一目标,免疫学家和 β 细胞生物学家之间的密切合作将是很有必要的。这将不仅为糖尿病患者带来好处,还为寻找其他自身免疫性疾病的治疗方法提供重要的线索。

三、临床胰岛移植

我国胰岛移植开展较晚,近几年才获得国家卫健委批准,于 2017 年分别颁布了《同种胰岛移植技术管理规范(2017 年版)》和《同种胰岛移植技术临床应用质量控制指标(2017 年版)》,作为临床治疗脆性糖尿病的正式治疗方法。脆性糖尿病是指那些病情极不稳定、血糖波动极大且难以控制的糖尿病,主要见于 1 型糖尿病和一些胰岛功能近乎衰竭的 2 型糖尿病患者。由于患者对外源性胰岛素完全依赖,但外源性胰岛素与生理性胰岛素分泌在药代学和调控上有很大差异,体内又缺乏辅助调节机制,所以才会出现血糖大幅度波动的现象。脆性糖尿病的诊断目前尚无统一标准。《实用内分泌学》第 2 版中提出了比较严格的标准:在连续数月保持进食量、运动量及胰岛素用量恒定的情况下,注射方式不变,仍出现以下情况:①每日空腹血糖波动 5.55 mmol/L 以上;②每日尿糖排出 3.0 g 以上;③不能预期的低血糖发作;④频繁出现尿酮体阳性;⑤一日内血糖变动幅度达 11.1 mmol/L 以上,无明确诱因[须除外绍莫吉(Somogyi)效应及黎明现象]。

(一)胰岛移植前的准备

1.移植前胰岛的培养

CMRL1066 培养基主要用于成纤维细胞和肾上皮细胞的培养,现在是人胰岛移植中应用最广的基础培养基。其他类型的基础培养基如 Ham's F10 和 M199 也可以用于临床移植胰岛的培养。

培养基中血清的添加可以为胰岛提供多种丰富的营养,对胰岛细胞的存活至关重要。虽然常用的胎牛血清也可以为体外培养的胰岛提供代谢所需的营养,但血清中可能存在的病毒和病毒蛋白会导致一些病毒和朊病毒相关疾病的传播。因此,对于移植用的胰岛培养基,人血白蛋白是最佳的选择,也是目前临床胰岛移植的标准。

一般情况下,37 ℃温箱培养是细胞培养的标准做法。然而,在 37 ℃温箱中培养的胰岛代谢旺盛,往往会导致胰岛核心细胞因缺氧而坏死;反之,低温(22 ℃)环境下培养的胰岛更好地保留了胰岛的结构和活性。基于此,现在很多胰岛移植中心均采用在胰岛移植前低温(22~24 ℃)培养胰岛移植物的方案。

胰岛可以在分离、纯化后直接移植给患者，但有些报道称这种未经培养的胰岛移植的手术效果明显不如培养后的胰岛移植，可能是因为培养后的胰岛状态更佳，而且胰岛的免疫原性也更低。据统计，在胰岛移植之前的胰岛培养的平均时间为 20 h，长达 72 h 的体外培养也能获得良好的移植效果。但是，更长时间的培养会导致胰岛 β 细胞量的严重损失。

2. 胰岛质量评估

移植前的胰岛质量评估及其标准如下：

(1) 胰岛当量（IEQ）：超过 5000 TEQ/kg。

(2) 胰岛活性检测：高于 70%。

(3) 胰岛纯度：高于 30%。

(4) 细菌、真菌镜检阴性。

(5) 内毒素：低于 5 EU/(kg·h)。

3. 胰岛包被

目前临床胰岛移植手术中的胰岛移植物是未经包被的。现有两种体外胰岛包被技术正处于临床试验中，可以实现胰岛所需营养物质和胰岛素等小分子自由跨膜的同时减少受者体内免疫系统对移植胰岛的排斥反应，将来有望被纳入胰岛移植手术的标准操作中。

半通透胰岛包裹装置可将多个胰岛包裹进同一个微泡，并种植到血管外的组织，如皮肤。这一技术目前在美国处于临床一期试验中。

Beta-O_2 独特的供氧技术可以保证微泡包裹的多个胰岛获得充足的氧供。Beta-O_2 技术在动物实验中已经取得很好的效果，在英国已经被应用于临床试验中。

（二）胰岛移植手术

1. 手术适应证——脆性糖尿病

患者筛选标准：病史超过 5 年，C 肽激发试验结果低于 0.3 ng/mL，强化胰岛素治疗，低血糖发作。

2. 手术禁忌证

(1) 体重指数（BMI）>33。

(2) 活动期感染或恶性肿瘤（皮肤鳞癌或基底细胞癌例外）。

(3) 严重心脏疾病（任一下列情况者）：6 个月内出现心肌梗死，冠脉血管造影证实有无法纠正的冠状动脉疾病，心功能实验表明心肌缺血（每年均应检查），左心室射血分数<30%。

(4) 社会心理因素：酗酒或其他药物滥用史，吸烟，依从性差，心理障碍，精神分裂，两极人格或在现有治疗中出现不稳定或无法控制的抑郁，没有能力签写同意单,不愿意接受规范的药物治疗、定期体检及实验室检查者。

（5）肝脏功能异常:肝炎,门静脉高压,胆石症,肝血管瘤,其他肝脏病理学损伤。

（6）妊娠实验阳性或不接受使用避孕药物者。

（7）肾功能异常:肌酐清除率＜60 mL/(min · 1.73 m²),肌酐＞1.5 mg/dL,尿蛋白排泄率＞300 mg/24 h。

（8）其他因素:难以控制的高血压、高血脂,未治疗的增生性视网膜病变,凝血障碍或需长时间抗凝治疗(低剂量阿司匹林除外),需要长期系统使用激素治疗。

3.手术方式

手术方式主要取决于胰岛移植的部位。人体内有多个部位可供胰岛移植,例如肝、脾、肾包膜下、脑、睾丸、胸腺和腹腔等。临床上常用作胰岛种植的部位主要是肝、肠系膜静脉。

临床上胰岛移植的主要手术方式有:经皮经肝门静脉胰岛移植和经肠系膜静脉胰岛移植。

（1）经皮经肝门静脉胰岛移植:术前给予患者Ⅳ型抗生素(通常为头孢类或者喹诺酮类),并给予镇静药使患者在移植手术中保持清醒但又处于镇静状态。放射科介入医生在患者皮肤局部麻醉后,于腋中线、腋前线 9～10 肋间隙或剑突下经皮经肝插管,选择 22 G 千叶(Chiba)针在超声或 CT 引导下穿刺。在确定 Chiba 针进入门静脉后,向其内注入造影剂,将细导丝通过 Chiba 针送入门静脉,然后再用 4～6 French 型套鞘替换 Chiba 针。注入造影剂以确定套鞘尖端已进入门静脉。测量门静脉压力,将 30 mL 造影剂以 5 mL/s 的速度向门静脉内注射并绘出曲线图形。如果门静脉压力小于 20 mmHg,无其他异常,即可开始缓慢输注胰岛细胞。但在移植时应随时监测门静脉压力,避免出现门静脉压力过高。

（2）经肠系膜静脉胰岛移植:常用于自体胰岛移植,即良性胰腺疾病患者接受胰腺切除后可以在手术室内一起完成自体胰岛回输手术,再行关腹。移植时选取患者肠系膜静脉分支,置入留置针后将胰岛悬液输注到患者门静脉内,其中胰岛悬液中应加入 35～70 U/kg 的肝素,预防自体胰岛移植后门静脉内血栓形成。移植过程需要测量门静脉压力,防止因自体胰岛移植组织量过多而造成的门静脉压力过高。胰岛输注结束后,结扎该肠系膜静脉分支,仔细止血后关腹。

4.胰岛移植用药方案

胰岛移植后的主要用药包括抗排斥反应用药、保护胰岛功能用药、预防感染用药、控制血糖和防治并发症用药等几个方面。

（1）抗排斥反应：胰岛移植患者需常规服用抗排斥反应和预防排斥反应药物。抗排斥反应用药方案包括免疫诱导治疗、免疫抑制维持用药和抗即刻炎性反应（IBMIR）用药。

1）免疫诱导治疗：①兔抗人胸腺细胞免疫球蛋白，诱导方案是：1.5 mg/（kg·d），从移植前一天开始，连续 4 天用药。②舒莱[巴利昔单抗/CD25 单抗，拮抗白细胞介素-2（IL-2）的受体 α 链，抑制 T 细胞激活]，诱导方案是：从移植当天开始，连续 5 天静脉用药，每次 20 mg。

2）免疫抑制维持用药：①雷帕霉素（大环内酯抗生素类免疫抑制剂，阻断 T 细胞活化的后期反应，抑制细胞从 G1 期进入 S 期，阻断 IL-2 与其受体的结合），在胰岛移植前 1 天或移植当天开始使用（0.2 mg/kg，口服），之后每天口服 0.1～0.5 mg/kg。血药浓度在术后的前 3 个月控制在 10～15 ng/mL，之后控制在 8～12 ng/mL。②FK506（抑制神经钙蛋白，通过干预各种有关细胞因子基因转录核因子如胞质内的活化 T 细胞核因子亚单位来抑制 T 细胞的活化），移植当天开始使用，起始剂量为 1 mg，随后调节并维持其 12 h 血药浓度在 4～6 ng/mL。③骁悉、米芙等抗代谢类免疫抑制药用于替代雷帕霉素或 FK506，500～1500 mg，一天两次（1～3 g/d）。

3）防治移植后经血液介导的 IBMIR：治疗 IBMIR 指的是胰岛移植入门静脉后，血小板迅速活化并结合到胰岛细胞表面，白细胞（特别是粒细胞）浸润胰岛细胞，活化凝血系统和补体系统，从而破坏胰岛细胞，可以造成 30%～50% 的移植胰岛早期损失。

IBMIR 主要的防治方法包括抗凝治疗和抗肿瘤坏死因子治疗。①抗凝治疗：胰岛移植时给予肝素 70 U/kg，移植后 24 h 内肝素剂量为 3 U/（kg·h）；移植后 7 天内给予预防性抗凝治疗，如使用低分子肝素；移植后常规服用肠溶阿司匹林。②抗肿瘤坏死因子治疗：英夫利西（infliximab，人鼠嵌合 TNF-α 单抗）3 mg/kg，胰岛移植前 1h 静脉给药，移植后 1 周、2 周分别静脉给药 3 mg/kg；英夫利西 3 mg/kg，胰岛移植前 1 h 静脉给药，移植后 3 天、7 天、10 天分别给依那西普（etanercept，重组 TNF 受体-抗体融合蛋白）25 mg，皮下注射；英夫利西 3 mg/kg，胰岛移植前 1 h 静脉给药，阿达木单抗（修美乐，全人源化 TNF-α 单抗）移植后 3 天、10 天，40 mg，皮下注射。

（2）保护胰岛功能：用药的目的是促进生理性胰岛素分泌，预防低血糖。主要用药是诺和力或百泌达。

（3）预防感染：胰岛移植后常规给予预防性抗细菌、抗真菌、抗病毒治疗；胰岛移植之后短期应用亚胺培南或西拉司丁钠行预防性抗细菌治疗；应用复方新诺明行预防性抗卡氏肺囊虫治疗;应用米开民行预防性抗真菌治疗;应用更昔洛韦行预防性抗巨细胞病毒或其他疱疹病毒治疗。

（4）控制血糖:移植术中,经静脉给予患者胰岛素以维持血糖正常。术后每隔 1～2 小时监测血糖,如果血糖水平下降,可以减少胰岛素的用量或给予皮下胰岛素注射。移植后,由于患者的个体差异和所移植的胰岛细胞功能的不同,患者的血糖水平差别很大。移植后,胰岛细胞血管化需要 2～4 周完成,从而发挥正常的生理学功能。

（5）防治并发症:胰岛移植后最严重的并发症是因肝脏、门静脉穿刺所引起的出血和血栓形成。出血可发生在肝实质、肝周甚至腹腔内,血栓形成主要发生在门静脉系统。

预防措施:①移植后给予外科手术止血凝胶封闭门静脉外肝脏组织针道。②胰岛移植给予肝素防止血栓形成,术后继续给予抗凝治疗。

胰岛移植另外一个常见并发症是肝脏功能的异常,表现为肝脏酶学水平的升高。资料显示,54％的患者谷草转氨酶水平升高至正常的 2.5 倍,27％的患者谷草转氨酶水平超过正常的 5 倍。但这种肝脏酶学水平的升高是一过性的,90％的患者在 4 个星期内肝脏酶学水平恢复正常。

第三章 急性缺血性脑卒中

第一节 急性缺血性脑卒中概述

中医认为,急性缺血性脑卒中应属"中风病""半身不遂""偏风"等范畴。随着中医对急性缺血性脑卒中深入认识,对其病因的认识也不断发生改变。《黄帝内经》认为,急性缺血性脑卒中应被称为"大厥""偏枯"等,其病因主要是气血逆乱;《灵枢·刺节真邪》中提出,急性缺血性脑卒中发病主要是由外部风邪入侵机体所导致的,而其内在原因是身体虚弱。元代《医经溯洄集》中提出,急性缺血性脑卒中主要是由外风邪致病的同时,脏腑阴阳之气出现失调,进而使得内风妄动所引发的一种疾病。

一、病因病机

(一)中医病因病机

现代中医学家多已对急性缺血性脑卒中的病因有了更加清晰的认识,认为其是由多种因素共同导致的复杂病变,不仅与外风、内风有关,还与痰、瘀、气、虚等因素有关;是由先天禀素不足、情志不调、作息不合理等因素导致机体肝肾亏虚,功能失调,气血阻滞,痰瘀形成,从而互结痹阻脑脉的一种病证。

(二)西医病因机制

三种机制可导致通往大脑的血流中断或减少:来自邻近闭塞血管脱落的血栓;病变部位阻塞,通常为原位血栓堵塞邻近或末梢血管;全脑低灌注。大多数缺血性脑卒中均由栓塞(25％为心源性血栓)和局部堵塞引起,少数为全脑低灌注。大血管病变通常包括这三种机制,例如:颈动脉严重狭窄(由于大动脉粥样硬化斑块)时由于急性斑块破裂和血栓形成的斑块栓子和(或)进一步狭窄和远端低灌注造成远端缺血,而低心排血量或体循环相对低血压可加剧远端低灌注。在脑血管病演变的不同时期,其中一种发病机制可能起主要作用。

1.栓塞

(1)动脉到动脉栓塞

1)颅内和颅外大血管病变:①动脉粥样硬化(最常见);②非动脉粥样硬化性:夹层或肌纤维发育不良,血管迂曲扩张,动脉炎,烟雾病,血管痉挛或血管收缩。

2)主动脉弓异常:①动脉粥样硬化斑块;②夹层或动脉瘤;③结缔组织病或感染。

(2)心源性脑栓塞

1)心律失常:心房纤颤(最常见)。

2)瓣膜病:①风湿性心脏病;②人工瓣膜;③感染性心内膜炎:感染性栓子或非细菌性栓子;④二尖瓣脱垂。

3)扩张型心肌病。

4)急性心肌梗死和心室血栓。

5)反常血栓:①卵圆孔未闭;②肺动静脉畸形。

6)心脏内部病变:赘生物,如心房黏液瘤。

2.局部闭塞

(1)小血管病

1)与多种危险因素有关:高血压、高血脂、糖尿病及吸烟等(最常见)。

2)伴有皮质下梗死和白质脑病的常染色体显性遗传性脑动脉病(CADASIL)。

3)脑血管炎。

4)淀粉样脑血管病。

(2)凝血异常

1)恶性肿瘤。

2)激素:①妊娠;②口服避孕药;③激素替代。

3)遗传性凝血功能障碍。

4)抗磷脂抗体综合征。

(3)血小板功能异常

1)肝素诱导的血小板减少症。

2)血栓性血小板减少性紫癜。

(4)高黏血症

1)镰刀细胞病。

2)高纤维蛋白原血症。

3)真性红细胞增多症。

3.低灌注

(1)全身低灌注。

(2)心功能衰竭/低心排血量。

(3)心律失常或心搏骤停。

二、急性缺血性脑卒中常见的危险因素

了解脑缺血患者应该从其周围环境开始,总结脑缺血危险因素,有些可以改变而有些不能,它们单独或联合带来脑血管特定的危险因素。传统危险因素的主要病理生理是血管内皮损伤导致。①动脉粥样硬化,表现为大动脉疾病。②脑微血管病变表现为腔隙性梗死和脑白质病。③导致心脏功能和节律异常的冠状动脉疾病,这些疾病易患因栓塞性、局部堵塞或者低灌注引起的脑缺血。

(一)急性心肌梗死(AMI)合并左心室(LV)血栓

1.伴有 LV 血栓和 AMI 的脑卒中风险

至少 12% 的缺血性脑卒中患者伴有 AMI 和 LV 血栓,如果血栓在心室顶端,伴发率可能会升至 20%。

2.AMI 合并 LV 血栓的脑卒中风险的管理

(1)缺血性脑卒中的一级预防:应用 3 个月到 1 年华法林钠,调整国际标准化比值(INR)目标为 2.0~3.0。

(2)缺血性脑卒中的二级预防:①应用 3 个月到 1 年华法林钠,调整 INR 目标为 2.0~3.0;②如果有冠脉血管疾病,需联合小剂量阿司匹林肠溶片。

(二)年龄

年龄是缺血性脑卒中最强的危险因素,不论何种种族和基因,脑血管缺血发生概率随年龄增大而增高,55 岁以后每 10 年发生率增加 1 倍。

(三)饮酒

少量饮酒在缺血性脑卒中一级和二级预防中起保护作用,但是每天饮酒换算为 70 g 纯酒精以上对身体有害。

1.饮酒有害作用的潜在机制

饮酒可导致高血压、凝血异常和心律失常。

2.饮酒有益作用的潜在机制

饮酒可增加低密度脂蛋白(LDL)/高密度脂蛋白(HDL)比值,降低血小

板聚集。

2006 年,美国心脏协会(AHA)推荐:饮酒的缺血性脑卒中或短暂性脑缺血发作(TIA)患者应把饮酒量减至每天 14~28 g 纯酒精。

(四)主动脉弓粥样硬化

超声检查可发现动脉硬化老年患者的主动脉弓粥样硬化。

1.有主动脉弓粥样硬化的缺血性脑卒中的危险因素

斑块厚度＞4 mm,2 年内脑缺血复发的概率升高;高分子量激肽原(HK)2.12(95％CI:1.04~4.32),不管抗凝或抗血小板治疗,血小板形态异常会极大增加风险。一些老年患者携带卒中编码基因,虽然口服抗血小板药物治疗,但 1 年内约有 11％复发缺血性脑卒中。

2.与主动脉弓相关的缺血性脑卒中发病机制

主动脉弓血栓栓塞会造成缺血性脑卒中。

3.与主动脉弓相关的缺血性脑卒中的治疗

(1)最好的治疗仍未知,抗血小板治疗、高血压药物、戒烟和 3-羟基-3-甲基戊二酸单酰辅酶 A(HMG-CoA)还原酶抑制药(他汀类药物)均有临床应用。

(2)建议特殊患者(如不稳定血小板或自由流动血栓)应用全身抗凝或阿司匹林肠溶片、氯吡格雷片双重抗血小板聚集治疗。

①缺乏随机药物治疗与抗血小板药物治疗对比试验。一项前瞻性实验对比双抗治疗与华法林治疗主动脉斑块厚度＞4 mm 的缺血性脑卒中患者,发现无法纳入足够的患者而得出结论。

②双重抗血小板聚集的益处被出血的风险降低(MATCH 研究)。

(3)主动脉粥样硬化、主动脉滤器或支架不是常规推荐。

(五)心房纤颤

心房纤颤是最常见的心律失常,凝聚形成的血栓主要附着在左心房和左心室。

1.易感因素

(1)心脏病:心肌缺血、心瓣膜病、心肌病。

(2)医学情况:甲状腺功能亢进症、肺栓塞、睡眠呼吸暂停、肥胖和神经急症。

(3)特发性,也称为孤立性心房颤动。

(4)家族性。

(5)围术期。

(6)与咖啡因或饮酒有关。

2.患病率

缺血性脑卒中的患病率随年龄增大而增加。

（1）≥65 岁的心房纤颤人群，缺血性脑卒中的患病率为 5％。

（2）≥80 岁的心房纤颤人群，缺血性脑卒中的患病率为 10％。

（3）美国 15％的缺血性脑卒中原因：≥80 岁的心房纤颤人群。

3.缺血性脑卒中风险

非风湿性心房纤颤的患者不用抗栓治疗。

（1）大概平均风险：每年 5％（一级预防），每年 12％（二级预防）。

（2）基于患者特征的分层：CHADS2 评分（见表 3-1）。

CHADS2-VASc 评分：女性加 1 分，血管病加 1 分，年龄≥75 岁加 2 分，比单独 CHADS2 更有效（见表 3-2）。

表 3-1　心房纤颤患者缺血性脑卒中风险的 CHADS2 评分

CHADS2 评分	心房纤颤的预兆因素	分值
C	近期充血性心力衰竭	1
H	高血压	1
A	年龄≥75 岁	1
D	糖尿病	1
S2	既往有卒中或短暂性脑缺血发作	2

表 3-2　CHADS2-VASc 评分

危险因素	分值
充血性心力衰竭/左心室功能障碍（C）	1
高血压（H）	1
年龄≥75 岁（A）	2
糖尿病（D）	1
脑卒中/TIA/血栓栓塞病史（S）	2
血管疾病（V）	1
年龄 65～74 岁（A）	1
性别（女性，Sc）	1
总分	10

（六）心肌病

心肌病诱发血栓形成，在心脏里血液停滞而形成血块，无论是否有心室功能异常均可形成血栓栓塞。

缺血性脑卒中风险与射血分数的关系如表 3-3 所示。

表 3-3　缺血性脑卒中风险与射血分数的关系

射血分数/%	心肌梗死后 5 年内缺血性脑卒中发病率/%
＜28	8.9
29～35	7.8
＞35	4.1

（七）凝血功能障碍（也称为血栓形成倾向）

由右向左异常分流静脉血栓可能引起缺血性脑卒中，比如卵圆孔未闭（PFO），妊娠、口服避孕药、肾病综合征、术后状态、卧床和恶性肿瘤的人群静脉血栓形成的风险增加。如果缺血性脑卒中为不明原因且发病在50岁以内，则需要筛选遗传凝血功能障碍，是否需要常规这样筛选仍有争论。笔者并不推荐进行常规遗传凝血功能筛查，除非提示存在临床或家族病史。少量患者有凝血途径基因异常，可导致其易患静脉血栓形成，比如原发性高凝状态，缺血性脑卒中的急性期需考虑该诊断，急性血栓形成可引起暂时性高凝状态（继发性高凝状态），可能影响实验室凝血因子水平的检测。因此，除基因检测（例如因子 V 和凝血酶原基因突变），所有的检测均应在急性缺血性脑卒中 2 个月后进行。此外，家族史或个人史阳性的患者提示有凝血异常，卒中前增加原发性高凝状态的先验概率。

总之，极少数不明原因缺血性脑卒中患者可能有原发性高凝状态（≤50 岁的缺血性脑卒中患者中高达 4%，所有缺血性脑卒中患者中将近 1%）。如果患者有原发性高凝状态，且缺血性脑卒中没有明显静脉血栓或右向左分流（例如反常栓塞引起的脑卒中），则需考虑凝血异常和动脉血栓的关系，尽管这些不能排除传统缺血性脑卒中的危险因素（见表 3-4）。

表 3-4　缺血性脑卒中患者中原发性高凝状态的患病率

条件	患病率/%	先验概率/%	
		≤50 岁	所有年龄/岁
遗传性蛋白 C、蛋白 S 和抗凝血酶 Ⅲ 缺乏症	0～21	未知	未知
遗传性纤溶缺陷(例如纤溶酶原)	0～2.7	未知	未知
活性蛋白 C 抵抗(又称因子 V 突变)	0～38	11	7
凝血酶原基因突变	1～1.25	5.7	4.5
抗磷脂抗体			
①抗心磷脂抗体	—	21	17
②狼疮抗凝物	—	8	3

(1)缺血性脑卒中患者中凝血异常的患病率增加。

(2)临床因素增加了缺血性脑卒中凝血异常的预测可能性:

1)所有患者:年龄≤50 岁,有血栓形成的家族史、静脉或动脉血栓的个人史。

2)遗传性蛋白 C、蛋白 S 和抗凝血酶 Ⅲ 缺乏症或纤溶缺陷:①非典型位置血栓(例如上肢);②妊娠或产褥期血栓形成;③华法林导致皮肤坏死(遗传性蛋白 C、蛋白 S 缺乏);④肝素抵抗(抗凝血酶 Ⅲ 缺乏症)。

3)活性蛋白 C 抵抗或凝血酶原基因突变。①脑静脉窦血栓形成;②妊娠或产褥期血栓形成。

4)抗磷脂抗体:①系统性红斑狼疮;②流产;③网状青斑(依血管直径变化形成的皮肤紫色的网状图案);④特发性血小板减少症;⑤非细菌性血栓性心内膜炎。

(3)缺血性脑卒中和凝血功能异常患者的治疗。

1)所有患者需接受一般的缺血性脑卒中危险因素的脑血管评价。

2)确诊遗传性蛋白 C、蛋白 S 和抗凝血酶 Ⅲ 缺乏症或纤溶缺陷;活性蛋白 C 抵抗、凝血酶原基因突变和不明原因的缺血性脑卒中。①如果有深静脉血栓,依据患者的具体情况决定长期还是短期口服华法林调整 INR 至 2～3,进行抗凝治疗。②如果没有深静脉血栓,抗血小板或华法林抗凝治疗且控制 INR 在 2～3。③如果抗血小板治疗期间出现血栓形成事件,给予华法林抗凝治疗且调整 INR 至 2～3。

3)确诊抗磷脂抗体和不明原因缺血性脑卒中。①抗磷脂抗体存在,但是没有抗磷脂抗体综合征(见表 3-5):抗血小板治疗。②抗磷脂抗体综合征存在:华法林抗凝治疗且调整 INR 至 2～3。

表 3-5　抗磷脂抗体综合征的诊断[也称休斯(Hughes)综合征]

诊断项目	内容
临床标准	一个或多个
血管血栓形成	任何器官的动脉、静脉或小血管血栓形成
妊娠并发症	妊娠 10 周后不明原因的胎儿死亡、先兆子痫引起的早产、子痫、胎盘功能不全或妊娠前 10 周连续出现 3 次不明原因的自然流产
实验室标准	一个或多个
免疫学检查	在 6 周内被两次及以上检测到抗心磷脂抗体 IgG 或 IgM,在 6 周内被两次及以上检测到狼疮抗凝物

三、临床表现

在脑组织梗死发生之前,如果引起脑血流量减少的病变部位得到合理治疗,脑缺血(神经系统症状体征)可以得到逆转。依据症状演变的时间(时间分类)和特定的症状部位(症状分类),不同患者的急性脑梗死可以有不同的临床表现。

有文献回顾了 2000 例以上缺血性脑卒中的患者,51％的病变部位在大脑中动脉供血区,13％在典型小血管分布区,11％在脑干,9％大于一个区域,7％在大脑后动脉血管区域,5％在大脑前动脉血管区域,4％在小脑。

(一)临时分型

脑缺血按时间分型在目前已经过时,然而,了解症状演变的时间模式有助于推测脑缺血的发生机制,更重要的是有助于阻止即将发生和继续进展的缺血、继发性脑损伤和脑缺血的系列并发症。如果一个患者局灶的神经损害症状得到缓解,这种损害一般是缺血性的,例如 TIA,患者应被紧急评估,而不能因为其只是 TIA 而被忽视。这种患者有很高的卒中风险。一旦TIA 的病因被认定,潜在的病因被治疗,这种患者是能被挽救的。

MRI 检查对脑梗死有比较高的敏感性,临床上能够较容易诊断 TIA 和急性缺血性脑卒中,事实上许多 TIA 患者即使在神经功能缺损症状完全缓解的背景下,扩期加权成像(DWI)影像上仍有梗死的证据。归根结底,这种结果混淆了缓解的和持续性损害的患者,如果以缺血为本质,应该被同等对待。反之,临床上关于 TIA 和急性缺血性脑卒中的表述已经被建议改为:急性缺血性脑血管综合征。

1.短暂性脑缺血发作(TIA)

急性起病的局灶性血管源性神经功能缺损,通常持续数分钟,能够完全缓解。

(1)最初 1975 年的概念:缺血导致的脑功能损害能够完全缓解,持续不超过 24 小时,而后来的研究结果显示大多数 TIA 患者持续时间不超过 1 小时。

(2)新的基于组织影像学的概念:短暂的脑、脊髓、视网膜缺血,没有影像学梗死证据。

(3)症状的出现主要因为栓塞、局部血栓形成或低灌注,缓解是因为自发的血栓溶解或系统性的血压增高,通过侧支循环或严重狭窄的动脉血管使脑灌注改善。

(4)短暂性神经功能缺损的不同病因:脑缺血、偏头痛、癫痫、发作后瘫痪、转换障碍。

(5)短暂性全面遗忘(TGA)有时也被分类为 TIA,尽管其病因仍有争议。

2.频发性 TIA

(1)以往源于脑缺血的短暂性局灶性神经功能缺损再次发作,通常再发间隔数小时、数天,有时隔数周。

(2)症状发生和缓解的可能机制:①邻近不稳定斑块(大血管)的再次栓塞到自发溶解;②因近端血管严重狭窄引起的血流动力学不足导致的再次发作;③小的穿支血管局部血栓形成与自发溶解导致的再次发作(见腔隙性综合征部分)。

3.可逆性缺血性神经功能障碍(RIND)

RIND 是指因缺血导致的短暂性局灶神经功能缺损超过 24 小时,但 3 周内完全恢复。此术语不再用于当前的临床实践。

4.进展性卒中

进展性卒中是指局灶性神经功能缺损进展在急性期超过数小时或数天,没有恢复到发病前的基线或没有早期恢复。进展性卒中发生在接近 30% 的脑缺血患者。

5.完全性卒中

完全性卒中是指大的、持续性的神经功能缺损在急性期无缓解。这种神经缺损可能随着时间和神经突触的重构修复以及其他的神经修复机制而减轻。

（二）症状分型

患者神经系统症状、体征的集中表现提示了中枢神经系统损害的解剖和血管定位。脑的血液供应通常被看成是固定模式的。因此，血管病变可引起明确类型的神经功能缺损。局灶性神经功能缺损伴有特定的体征［例如颈动脉杂音或霍纳（Horner）综合征］可以证实血管病变部位。

脑部大血管症状大部分与动脉狭窄血栓栓塞性疾病相关，主要循环的远端分支堵塞可能参与并导致了晚期分水岭梗死，而深部穿支血管受累引起了小血管（腔隙性）综合征。

1.颈内动脉（ICA）狭窄

（1）概述：①如果威利斯（Willis）环完整，ICA 将分出以下类型：大脑前动脉（ACA）狭窄、大脑中动脉（MCA）狭窄、脉络膜前动脉狭窄。②Willis 环供应大脑半球的大部分血供。③颅外和颅内部分的闭塞都是可能的。④近开口或颅内段闭塞可以是无症状的，这取决于侧支循环情况和闭塞的速度。⑤闭塞的临床表现可以是 TIA（可能反复发作），阶梯式进展，进行性进展或者突发、固定的神经缺损。

（2）临床 ICA 综合征：①短暂性单眼一过性失明（又称一过性黑矇）。②肢体抖动 TIA（又称肢体抖动综合征）。③临床表现多变：MCA 综合征；ACA-MCA 分水岭综合征；完全 MCA 和 ACA 相叠加的完全 ICA 综合征。

（3）与 ICA 缺血综合征相关联的表现：①抽搐：很可能是皮层灰质受累（例如远端或完全大脑中动脉综合征），所有血管供血区因缺血导致抽搐的比率接近 5%。②颈动脉杂音：60 岁以上有收缩期高血压、无既往卒中史人群的 6.4% 有颈动脉杂音，通常以动脉狭窄为标志；69% 的颈动脉杂音与颈内动脉狭窄相关；杂音的出现可以反映颅外动脉的湍流；杂音的缺失将不能排除诊断，例如，完全闭塞是没有杂音的。③霍纳综合征：与颈内动脉结构性损伤影响了围绕其传导的交感神经传导相关；颈内动脉夹层或纤维肌营养不良可以有霍纳征。

2.脉络膜前动脉（AChA）狭窄

（1）概述：①起源于 ICA。②供应内囊后肢、丘脑辐射、视神经和视放射、外侧膝状体。③闭塞的临床表现可以是 TIA（可以反复发作）、阶梯形进展、持续性进展或突发固定持久性功能障碍（见表 3-6）。

表 3-6　脉络膜前动脉闭塞

受累部位	神经系统表现
内囊后肢锥体束受累	对侧偏瘫
内囊后肢丘脑前辐射受累	对侧偏身感觉缺失
视束、外侧膝状体和（或）视放射	同向偏盲或其他类型视野缺损

（2）临床症状：①单侧 AChA 闭塞：常见症状为纯运动症状、纯感觉症状或共济失调性轻偏瘫；少见症状为偏侧忽略或失用（如非优势侧损害）或语言障碍（如优势侧损害）。②双侧 AChA 闭塞：假性延髓性麻痹，缄默、嗜睡、忽略，双侧面瘫、双侧上下肢力弱或感觉缺失。

3.大脑前动脉（ACA）栓塞

（1）概述：①起自同侧 ICA。②有时双侧大脑前动脉起自一侧颈内动脉或者一侧 A1 段发育不全。③供应胼胝体前部和矢状面旁皮质。④发出霍伊布纳（Heubner）动脉（又叫内侧豆纹动脉）供应内囊前肢。⑤表现因闭塞部位（远近端）和 Willis 侧支循环充分与否各异。⑥闭塞的临床表现可以是TIA（可以反复发作）、阶梯性进展、持续性进展或突然固定持久性功能障碍。

（2）ACA 栓塞的临床表现（见表 3-7）。

表 3-7　ACA 栓塞的临床表现

累及 ACA 分支	受累部位	神经系统表现
半球	矢状位旁皮质	对侧下肢远端力弱，可能累及肩部
胼胝体	胼胝体前部	左侧上肢失用*（前部失联综合征），可能有对侧下肢感觉缺失
Heubner 动脉	内囊前肢	对侧面瘫和上肢力弱无感觉

注：*表示在没有感觉缺失和运动障碍的时候不能产生目的性的随意运动。

ACA 栓塞的其他表现：①如果累及优势半球，产生经皮质运动性失语。②构音障碍、声音嘶哑。③意志力缺失（随意运动减少和缺乏决断力）、记忆障碍、尿失禁（尤其是双侧受累）。④一过性轻偏瘫、构音障碍、行为障碍（尾状核梗死）。

4.大脑中动脉（MCA）狭窄

（1）概述：①ICA 的最大分支。②供应大脑半球和基底节的大部分。③为最常见的颅内血管闭塞：与 50% 以上的缺血性脑卒中相关。④梗死部位不同(主干、近端、皮质支、皮质下、深穿支豆纹动脉)和侧支循环的程度范围表现多样。⑤闭塞的临床表现可以是 TIA(可以反复发作)、阶梯性进展、持续性进展或突发固定持久性功能障碍。

(2)MCA 临床综合征:①偏瘫。②偏侧感觉缺失。③偏盲。④偏侧视觉或感觉忽略。⑤凝视麻痹,患者凝视病灶侧。⑥失用。⑦如累及优势半球,可有失语(见表 3-8)。⑧如果累及非优势半球,可有病觉缺失(忽视瘫痪肢体存在)、穿衣失用、空间障碍、语调改变、急性期错乱状态。

1)MCA 深穿支综合征:外侧豆纹动脉深穿支动脉梗死累及尾状核头、内囊前肢和壳核,可有对侧偏瘫(上肢远端明显)、失语症、失用症、忽略症、注意力不集中。

2)MCA 浅表支综合征:MCA 远端分支供血的皮质及皮质下梗死,如保留豆纹穿支动脉,可仅累及前(上)外侧区域或后(下)外侧区域。

表 3-8　失语分类

失语类型	临床特点						受累部位
	命名	复述	理解	流利	阅读	书写	
表达性	差	差	正常	差	差	差	额叶岛盖区
接受性	差	差	差	正常	差	差	外侧裂后下部
全面性	差	差	差	差	差	差	外侧裂周围
传导性	差	差	正常	正常	可以保留	可以保留	外侧裂后部
经皮质感觉	通常完整	完整	差	完整	差	差	顶叶、颞叶、丘脑
经皮质运动	通常正常	正常	正常	差	可以保留	可以保留	额叶、纹状体

浅表大脑中动脉综合征的其他表现,尤其是非优势半球受损:失认、穿衣失用、结构性失用、语调失认、急性模糊状态(见表 3-9)。

表 3-9　浅表大脑中动脉综合征

累及上部(前)	累及下部(后)
对侧面部及上肢瘫痪、感觉缺失	对侧同向性偏盲
偏侧凝视及凝视麻痹:患者向病灶侧凝视	对侧视觉及感觉忽视
布罗卡(Broca)失语(优势半球)	格斯特曼(Gerstmann)综合征(优势半球)
	韦尼克(Wernick)失语(优势半球)

5.大脑后动脉(PCA)狭窄

(1)概述:①基底动脉顶端分叉为一对 PCA。②供应中脑、丘脑、枕叶及颞叶皮质血供。③堵塞后的临床症状可能为 TIA(可能反复出现)、阶段性的神经功能缺损、进行性神经功能缺损,或突发的持续性神经功能缺损表现。④帕切隆(Percheron)动脉:起自大脑后动脉 P1 段,阻塞后可引起双侧丘脑缺血及昏迷。

(2)临床 PCA 综合征

1)累及单侧大脑后动脉分支:对侧同向性偏盲及黄斑回避。

2)累及双侧大脑后动脉分支。①巴林特(Balint)综合征:双侧顶叶-枕叶受损(包括分水岭区梗死),表现为视觉失认症(能够理解物体各个部分的含义,但是不能理解整个物体的含义,也不能同时辨认超过一个物体);视觉性共济失调(不能依靠视觉判断空间距离及深度);凝视麻痹(不能根据指令改变凝视);视觉注意力下降;皮质盲伴对光反射存在。②安东(Anton)综合征(否认失明):双侧枕叶内侧病变,表现为皮质盲、否认视觉缺失和视觉虚构;双侧同向性偏盲;视幻觉,视觉失认,色彩失认;面容失认(不能识别人脸);谵妄;意识错乱、遗忘。

3)累及 PCA 胼胝体分支:①优势半球受损:失读症不伴失写(单纯性字盲症)。②胼胝体压部及枕叶内侧受损:色彩失认,物体失认,对侧同向性偏盲。

4)累及 PCA 丘脑分支:①单纯偏侧感觉综合征;②感觉运动综合征;③德热里纳-鲁西(Dejerine-Roussy)综合征,表现为对侧血管舒缩功能紊乱、对侧偏身自发性疼痛(丘脑痛)、对侧感觉缺失、对侧肢体一过性偏瘫、偏身舞蹈或偏身投掷。优势半球病变可出现意志力缺失、淡漠、定向力障碍及失语;非优势半球(前丘脑)病变可出现手失认及忽视症,嗜睡,记忆丢失(旁正中丘脑)。

5)PCA 堵塞的症状有时可类似于 MCA 堵塞的症状。在某组研究中,有 17.8% 的 PCA 梗死表现出 MCA 梗死的症状,具体包括对侧偏瘫(面瘫、上肢瘫痪重于下肢)、对侧偏侧感觉缺失、对侧偏身忽略、同向性偏盲、凝视麻痹和失语(优势半球侧)。

6)累及 PCA 的中脑分支:中脑同时也有来自基底动脉(BA)、小脑上动脉(SCA)、后交通动脉及脉络膜前(后)动脉的分支供血。①韦伯(Weber)综合征:病损定位为动眼神经纤维和大脑脚,神经系统体征表现为累及同侧瞳孔的动眼神经麻痹、对侧偏瘫(面-上肢-下肢)。②福维尔(Foville)中脑综合征：Weber综合征合并双眼向病灶对侧凝视。③本尼迪克特（Benedikt）综合征：病损定位为对侧不自主运动（震颤、手足徐动或舞蹈症）动眼神经纤维，神经体征表现为累及同侧瞳孔的动眼神经麻痹。④诺特纳格尔（Nothnagel）综合征：病损定位为小脑上脚和动眼神经纤维，神经系统体征表现为对侧小脑性共济失调、累及同侧瞳孔的动眼神经麻痹。⑤克劳德（Claude）综合征：Benedikt综合征＋Nothnagel综合征。特征表现为对侧协同动作不能、共济失调、辨距不良、震颤（小脑上脚和红核受损）及累及同侧瞳孔的动眼神经麻痹（动眼神经纤维束受损）。⑥帕里诺（Parinaud）综合征〔又称为背侧中脑综合征、顶盖前综合征、西尔维亚（Sylvian）导水管综合征、科贝-萨卢斯-埃尔辛（Koeber-Salus-Elsching）综合征〕：多见于脑积水及松果体区肿瘤，较少见于梗死性血管病，表现为垂直凝视麻痹、双眼会聚异常、调节麻痹、会聚-回缩性眼震、近光瞳孔分离、眼睑退缩〔又称科利尔（Collier）征〕和斜视性偏斜。⑦核间性眼肌麻痹：单侧或双侧，外斜视性双眼核间性眼肌麻痹。⑧大脑脚幻觉：视幻觉，通常非常生动、富有色彩并有人物特征。⑨基底动脉尖综合征：引起不同程度的中脑、丘脑、脑桥及颞叶和枕叶梗死症状，通常为流经基底动脉的栓子在PCA起始处嵌顿和（或）破碎引起，具体表现为遗忘、意识障碍、强哭强笑、凝视麻痹、斜视性偏斜在内的眼球运动异常、Balint和阿蒙（Amon）综合征在内的视觉障碍、大脑脚幻觉、轻偏瘫或四肢轻瘫及感觉缺失。

　　6.基底动脉狭窄

　　（1）概述：①由双侧椎动脉汇合而成。②供应脑桥和小脑血供，末端分为一对PCA，供应中脑、丘脑及颞枕叶皮质血供。③堵塞后的临床症状可能为TIA（可反复出现）、阶段性神经功能缺损、进行性神经功能缺损或突发持续性神经功能缺损表现。④尽管绝大多数脑干缺血病灶是脑干自身的穿支（腔隙性）病变所致，但BA血栓形成或心源性栓塞是最具致命性的疾病之一：多个脑桥穿支动脉闭塞会引起闭锁（locked-in）综合征，即患者神志清醒但除眨眼或眼球垂直运动以外不能做其他任何动作或交流；基底动脉尖闭塞会引起基底动脉尖综合征；双侧丘脑受累时可出现昏迷。

　　（2）临床BA综合征

　　1）基底动脉尖综合征

　　2）脑桥穿通支：①脑桥腹侧综合征：单纯运动性偏瘫、构音障碍-笨拙手、偏身共济失调；②脑桥中部综合征：不同程度的构音障碍，共济失调，偏瘫和假性延髓性麻痹（如累及双侧）；③闭锁综合征（脑桥腹侧双侧梗死）：四肢瘫痪、发音障碍、眼球水平运动障碍，无意识障碍，可通过眼球垂直运动及眨眼进行交流。

(3)其他经典的脑桥综合征,有时可见于梗死病变。

1)脑桥腹侧雷蒙德(Raymond)综合征:同侧眼外直肌麻痹(展神经纤维束)和对侧除面部以外的偏瘫(锥体束)。

2)脑桥背侧综合征:①福维尔(Foville)综合征:对侧偏瘫(皮质脊髓束),同侧周围性面瘫[面神经核和(或)纤维束],向病灶侧凝视麻痹,即"患者注视病灶对侧"[展神经和(或)脑桥旁正中网状结构(PPRF)]。②雷蒙德-塞斯坦(Raymond-Cestan)综合征:同侧小脑性共济失调,对侧感觉减退(脊髓丘脑束和内侧丘系),有时有对侧偏瘫(皮质脊髓束)或两眼向病灶侧协调凝视麻痹。

3)脑桥外侧玛丽-福斯(Marie-Foix)综合征:同侧小脑性共济失调(小脑连接纤维),对侧偏瘫(皮质脊髓束),对侧感觉减退(脊髓丘脑束)。

7.小脑上动脉(SCA)狭窄

(1)概述:①由基底动脉远端发出成对小脑上动脉。②供应小脑半球和蚓部、齿状核、小脑上脚、小脑中脚和脑桥外侧。③堵塞后的临床症状可能为 TIA(可反复出现)、阶段性神经功能缺损、进行性神经功能缺损或突发持续性神经功能缺损表现。④发病率占全部小脑梗死的 35%。

(2)临床 SCA 综合征

1)病损定位:前庭核、内侧纵束和小脑连接纤维、眼交感神经下行纤维、小脑上脚和小脑、外侧丘系、脊髓丘脑外侧束、脑桥顶盖。

2)神经系统表现:眩晕、恶心、呕吐,眼球震颤,同侧 Horner 征,同侧共济失调和(或)意向性震颤,同侧耳聋,对侧躯干和下肢感觉缺失,对侧滑车神经麻痹。

8.小脑前下动脉(AICA)

(1)概述:①双侧 AICA 起自基底动脉起始处上方约 1 cm 处。②供应小脑半球前表面、绒球小脑、脑桥延髓被盖部。③堵塞后的临床症状可能为 TIA(可反复出现)、阶段性神经功能缺损、进行性神经功能缺损或突发持续性神经功能缺损表现。④发病率占全部小脑梗死的 5%。

(2)临床 AICA 综合征

1)病损定位:三叉神经核及其传导束、前庭核、脑桥延髓背外侧、脊髓丘脑外侧束、眼交感神经下行纤维、小脑中脚和小脑。

2)神经系统表现:同侧面部感觉缺失,眩晕、恶心、呕吐,眼震,同侧耳聋和面瘫,对侧躯干和下肢偏侧感觉缺失,同侧 Horner 征,同侧共济失调。

9.小脑后下动脉(PICA)狭窄

(1)概述:①起自椎动脉颅内段。②供应延髓外侧、下蚓部、小脑半球下部。③堵塞后的临床症状可能为 TIA(可反复出现)、阶段性神经功能缺损、进行性神经功能缺损或突发持续性神经功能缺损表现。④发病率占全部小脑梗死的 40%。

(2)临床 PICA 综合征:延髓外侧和小脑下方梗死。

1)病损定位:前庭核、小脑下脚和小脑、疑核、眼交感神经下行纤维、三叉神经脊核及其传导束、脊髓丘脑束、延髓背侧中部、脑桥。

2)神经系统表现:眩晕、恶心、呕吐,同侧共济失调,吞咽困难、构音障碍,同侧 Horner 征,同侧面部感觉缺失,同侧躯干及下肢偏侧感觉缺失,呃逆,复视。

10.椎动脉(VA)狭窄

(1)概述:堵塞后的临床症状可能为 TIA(可反复出现)、阶段性神经功能缺损、进行性神经功能缺损或突发持续性神经功能缺损表现。

(2)临床 VA 综合征:延髓内侧综合征(又称 Dejerine 前球部综合征),注意延髓同时也由脊髓前动脉、脊髓后动脉、PICA 及 BA 供血。

1)病损定位:舌下神经、延髓锥体、内侧丘系、间质核。

2)神经系统表现:同侧舌肌瘫痪,对侧偏瘫,对侧位置觉、震动觉减退,上跳性眼震。

11.分水岭区(交界区)狭窄

(1)概述

1)分水岭定义:由脑内主要大血管最远端分支供血的区域。分水岭区卒中具有特征性的影像学表现。

2)梗死机制:血流动力性,或是分水岭区域内的栓塞以及血流量下降时的局部血栓形成。

3)双侧或单侧综合征均有可能出现:单侧血管伴有狭窄时,下游区域对血压下降更为敏感,导致两侧表现不对称。

(2)临床综合征

1)ACA-MCA-PCA 分水岭:双侧顶-枕叶梗死伴视野缺损(下象限),辨距不良、皮质盲和(或)视觉性共济失调。

2)ACA-MCA 分水岭:双侧上肢感觉和运动缺失,不累及下肢和肩部,最终局限于手和前臂,即"桶里的人"(person in a barrel)综合征的变异型。

3)MCA-PCA 分水岭:双侧顶颞叶梗死伴阅读和计算困难、皮质盲或记忆力障碍。

（三）脑小血管综合征的分类

脑小血管病又称为脑微血管病、穿支（或深部）动脉疾病、小血管病、皮质下白质脑病及腔隙性病变。长期多种危险因素相关性脑小动脉内皮细胞损害可引起血管透明样变性（中膜和外膜的退行性病变及随后的纤维化），最终可发生血管的局部血栓形成或闭塞，从而导致受累小血管供血区的梗死。局部血栓形成的另一种机制是位于动脉分叉处（穿支动脉起始处）动脉粥样硬化斑块形成。

小血管的梗死多伴随有微出血，这类患者在相同解剖部位患梗死与出血的风险相当，例如梗死-出血性血管病。在脑淀粉样变性及高血压性动脉病中可以观察到梗死与出血交替出现的表现。

1.腔隙性梗死

（1）直径在 0.5～15 mm 的脑缺血病灶。

（2）影响供应深部脑组织的小直径穿支动脉供血区。

（3）典型病损部位按发病频率递减排列如下：壳核、脑桥基底部、丘脑、内囊后肢、尾状核、内囊前肢、皮质下白质（放射冠）、小脑白质、胼胝体。

2.腔隙性综合征

患者表现为单纯偏侧肢体轻瘫、单纯感觉障碍综合征、共济失调性轻偏瘫和构音障碍-笨拙手综合征。

（1）单纯运动性轻偏瘫或偏瘫：①一侧面部-上肢-下肢无力±构音障碍。②无皮质体征。③典型病损部位：内囊、放射冠、脑桥基底部。

（2）单纯感觉障碍综合征：①一侧面部-上肢-下肢麻木或感觉异常。②无皮质及运动障碍体征。③典型病损部位：丘脑（腹后外侧核）、放射冠、脑桥被盖部（内侧丘系）。④小的皮质病变也能引起该综合征。

（3）构音障碍-笨拙手综合征：①下肢无力，上下肢的不协调性，通常无面部肌肉无力。②无皮质体征。③典型病损部位：内囊、脑桥基底部。④大脑前动脉浅表支病变也可引起该综合征。

（4）共济失调性轻偏瘫：①一侧面肌无力、伸舌偏斜、构音障碍、吞咽困难、手部精细运动障碍、巴宾斯基征。②无皮质体征。③典型病损部位：脑桥基底部、内囊。

（四）临床卒中分类方案

目前已经开发的几种临床分类方案，主要用于临床研究和医疗管理。TOAST 诊断性分类是根据脑梗死可能的发病机制为基础，将缺血性脑卒中分为五个组：大动脉粥样硬化、心源性栓塞、小血管闭塞（腔隙性病变）、其他已知的病因和原因不明。牛津郡社区项目分类（OCSPC）根据临床综合征为基础对可疑的动脉供血区进行分类：完全前循环卒中（TAC）、腔隙性卒中（LACK）、部分前循环卒中（PAC）、后循环卒中（POC）。

四、影像学检查

缺血性脑卒中影像学检查的目标：①确认缺血性脑卒中诊断，排除非血管（如肿瘤）性临床急症。②排除出血，评估出血性转化的风险。③选择合适的患者行再灌注治疗，从梗死组织中区分有生机的组织（半暗带），排除那些治疗风险远超过预期收益的患者。④确定大血管闭塞，以简化或明确治疗的目标。

CT 是最实用的初筛检查，这可能会随着 MRI 的普及而改变。MRI 较 CT 检查急性梗死更灵敏，能够与 CT 一样有效地显示急性和慢性出血，并相较于 CT 提高了不同读片者之间诊断缺血性脑卒中的可靠性，甚至是经验较少的读片者。

影像上卒中的位置和分布可反映其发生机制。大多数卒中是血栓栓塞，影像学表现的闭塞区域由于侧支循环的存在，小于实际闭塞血管的充分供血区域。单发或多发的单一皮质或皮质/皮质下梗死可继发于心源性栓子或大动脉闭塞。心源性栓塞通常造成两侧的前后循环的同时急性梗死，特别是在 CT 血管造影（CTA）、磁共振血管造影（MRA）或经颅多普勒上没有明确的颅内动脉闭塞时。然而，多发同时梗死可能发生于有闭塞性血管病变（如中枢神经系统血管炎）或凝血性疾病的患者。腔隙性梗死是由于小动脉闭塞，一般较小（<1.5 cm），影像学异常对应于穿支动脉闭塞的区域。这些梗死最常发生于基底节、丘脑、脑干或小脑深部白质。分水岭梗死发生在主要动脉供血区之间的大脑区域。这些区域包括大脑半球的深部，如半卵圆中心、放射冠及 ACA 和 MCA、MCA 和 PCA 供血区之间的皮层区域。分水岭梗死也可能出现在双侧，一般发生在全脑缺血低灌注、单侧严重的颈内动脉或 MCA 狭窄伴有 A1 段动脉发育不全的患者。

（一）CT 平扫

CT 扫描的描述中，"低衰减"和"高衰减"倾向于被称为"低密度"和"高密度"。衰减表示 X 射线在组织内被吸收的程度。脑卒中患者，低衰减组织往往是水肿，高衰减的组织往往是出血。与半球卒中有关的脑水肿可能在卒中发作1～2小时显现。卒中发生6小时内 CT 诊断缺血性损害的敏感性为 65%，特异性为 90%。然而，据报道 CT 对急性缺血性脑卒中症状发作后3小时内的灵敏度则低至 7%。CT 对小型急性梗死不敏感，尤其是颅后窝，在急性期敏感性低于 MRI 的弥散加权相。CT 确诊脑缺血的峰值期是卒中发生后 3～10 天,远远超出了溶栓的时间窗。急性脑卒中早期 CT 的价值主要不是诊断,而是评估预后。卒中发病后 6 小时内发现较大低密度区域提示不可逆的组织损伤,预示如果使用组织纤溶酶原激活物(t-PA)治疗则出血性转化的风险增加,并且与致命性脑水肿的风险增加密切相关。对 ECASS-1 的 CT 和患者数据进行后续分析得出了"三分之一法则"。患者 CT 早期显示缺血性改变(EIC),少于 1/3 的 MCA 供血区的患者,相比于 EIC 超过 1/3 的 MCA 供血区或 CT 上无 EIC 的患者,静脉溶栓后功能改善结果更好。不过,三分之一法则的体积估计并不可靠,并且缺乏证据支持治疗方法变化后疗效改变,导致艾伯塔卒中项目早期 CT 评分(ASPECTS)系统的出现。此评分系统将每一个点归到 MCA 供血区分割的 10 个区域之一。10 个区域内显示有 EIC 的每个点都要扣除。症状发作小于 3 小时接受静脉溶栓的患者,ASPECTS 评分基线<7 预测其可能不会获得独立的功能恢复结果。CT 对急性颅内出血的灵敏度接近 100%。

1.提示梗死的早期 CT 表现

(1)82% 的 MCA 供血区出现缺血性脑卒中症状的患者,6 小时内可出现皮层灰白质之间的界限消失。细胞毒性水肿减少了灰质的衰减,并与白质的衰减相近,从而减小了灰白质的对比度。①"岛叶缎带征":岛叶皮质灰白质界限模糊,可能是 MCA 缺血的早期征兆;②豆状核模糊表明包含基底节区在内的区域细胞毒性水肿,造成灰白质界限模糊。

(2)脑回肿胀导致皮质脑沟消失。

(3)MCA 征:M1 段(或其他颅内动脉,如大脑后动脉)由于血栓栓塞表现为高衰减。

(4)侧裂点征:MCA 远端(M2 或 M3 分支)闭塞表现为侧裂内高衰减,诊断敏感性 38%,特异性 100%,阳性预测值 100%,阴性预测值 68%。合并出现岛叶缎带征、半球脑沟变平、豆状核的衰减,提示 ICA 闭塞。

2.确定缺血半暗带可能对三种情形有益

(1)对不符合当前指南(如超出了"时间窗口")的患者进行治疗。

(2)确定在当前的时间范围内进行治疗,很可能无效的患者。

(3)确定的静脉注射 t-PA 无效,可能需要进行血管内治疗的患者。

(二)CT 血管成像

CT 血管成像(CTA)有助于确认大血管闭塞,并能配合 CT 灌注。对于急性缺血性脑卒中患者采集数据、处理数据和分析结果所需要的时间平均为 15 分钟。相比于导管造影,CTA 检测大血管闭塞的敏感性和特异性分别为 98.4% 和 98.1%。CTA 可能会有假阳性结果。在两项急性卒中的病例研究中，少数患者被 CTA 发现有病变，而导管造影时未发现。CTA 对椎-基底动脉闭塞的评估特别有用，因为后循环区域 CT 灌注成像因为骨头伪影而受限。然而，相比于椎动脉病变，CTA 可更好地评估基底动脉病变。CTA 结合 CT 灌注显示梗死的面积、皮质受累情况和颅内动脉闭塞情况方面与 MRI 高度一致。最后，一些研究者发现其可应用于 ASPECTS。评估 CTA 原始图像是一种早期发现不可逆的缺血和最终预测梗死体积的稳健方法（优于常规 CT 平扫的 ASPECTS 分析）。多相 CTA 是另一种选择，该技术可以用来筛选纳入早期血管内治疗可降缺性卒中死亡率（ESCAPE）试验的患者。

（三）CT 灌注成像（CTP）

随着多排 CT 的普及，CT 灌注成像可以提供脑血流量（CBF）的定量数据。CT 灌注包括静脉推注的碘造影剂在通过脑血管时重复进行螺旋 CT 扫描。通过测量造影剂推注后通过组织时的组织衰减变化来获取 CBF、脑血容量（CBV）、达峰时间（TTP）或平均通过时间（MTT）。数据的采集和处理需要数秒至数分钟。CT 灌注的概念在 20 多年前就被引入，但直到高速螺旋 CT、快速计算机和快速数据分析软件出现，该技术才应用于临床。

CBF 和 CBV 的正常值：脑血流量通常在小范围内自动调节维持。正常 CBF 在人类灰质约每分钟每 100 g 组织 80 mL；在白质大约每分钟每 100 g 组织 20 mL；全脑 CBF 和平均 CBF（灰质和白质各占一半），约每分钟每 100 g 组织 50 mL。CBF 低于每分钟每 100 g 组织 35 mL 时合成神经元不再合成蛋白质；CBF 低于每分钟每 100 g 组织 20 mL 时，电解质紊乱和神经元突触传导受阻，导致仍存活的神经元功能丧失；CBF 低于每分钟每 100 g 组织 12 mL 时，代谢衰竭和细胞死亡。CBV 定义为一定量脑组织内的血量，正常 CBV 为 4～5 mL/100 g 脑组织。脑缺血时 CBV 可以减少或增加，这取决于脑的自动调节能力和侧支循环通畅的程度。

1.CT 灌注成像技术

（1）参数：CT 灌注成像产生以下数据。

1）CBF 以每 100 g 脑组织每分钟的毫升数[mL/(100 g · min)]，或 100 mL 脑组织每分钟的毫升数[mL/(100 mL · min)]为单位计算。

2）CBV 计算单位为 mL/100 g 或 mL/100 mL。

3）TTP 是造影剂从到达成像区域主要动脉的时间与造影剂到达最大量时的延迟时间（以秒计）。

4）MTT 表示造影剂在颅内循环从动脉侧到静脉侧所需的时间（以秒为

单位)。血液及造影剂在血管内穿过的血管长度和血管网的复杂程度不同，所有可能的通过时间的平均值为 MTT。

TTP 和 MTT 是 CBF 特有的技术参数(如 CT 灌注或 MRI 灌注)，可利用血管内示踪剂通过脑循环的时间来确定 CBF。

(2)概念：有两种常用 CT 灌注成像的方法(见表 3-10)。其中一种为首过推注示踪技术，主要是基于指示剂稀释原理，可提供相关的 CBF、CBV、MTT、TTP 信息。一定量非弥散示踪剂(如碘化造影剂)通过肘前静脉注入，首次通过颅内血管时，开始按时间序列重复测量其浓度。造影剂通过颅内血管时脑组织产生瞬时的强化改变。这种变化与造影剂的血清浓度成正比。通过螺旋 CT 扫描，这些变化可以在每个扫描层面被绘制成时间-密度曲线。

表 3-10 CT 灌注成像方法

| | 首过技术 | | 全脑法 |
	去卷积方法	最大斜率法	
参数	CBF、CBV、MTT	CBF、CBV、TTP	PBV
脑成像数量	4～8 层	4～8 层	全脑
造影剂用量	40～50 mL	50 mL	100 mL
造影剂注射速率	4 mL/s	8 mL/s	3 mL/s
误差的主要来源	动脉输入功能(AIF)的选择，血-脑屏障是否完整，造影剂的再循环	造影剂脑内延迟出现(如由于心排血量减少或近端血管闭塞)	心排血量减少，近端血管闭塞或狭窄

两种不同的数学方法通常用于通过时间-密度曲线来计算 CT 灌注成像数据：去卷积法和最大斜率法。去卷积法用图像区域动脉(如大脑前动脉)的衰减值(动脉输入功能)，与层面脑组织的时间-密度曲线相拟合。按照以下去卷积法公式计算。

$$C_t(t) = CBF \cdot [C_a(t) \otimes R(t)]$$

其中，$C_t(t)$ 是组织-密度曲线，$C_a(t)$ 是在动脉时间-密度曲线，$R(t)$ 是脉冲剩余函数，$\otimes$ 是卷积运算符。脉冲剩余函数是一种理想化的组织时间密度曲线，即所有团注(脉冲)的造影剂瞬间进入供应大脑给定区域的动脉。脉冲剩余函数平台期反映了造影剂(剩余)穿过毛细血管网的时间。可以测量 $C_t(t)$ 和 $C_a(t)$，利用去卷积公式来计算 CBF 和 CBV，然后利用中心容积原理得出 MTT。CBF、CBV 和 MTT 关系如下。

$$CBF=CBV/MTT$$

这种方法的精确度取决于完整的血-脑屏障,因为漏出颅内血管的造影剂可导致假性高灌注参数。精度、参考动脉和造影剂的再循环也影响准确性。静脉输出功能作为参照对所述 CTP 的参数值进行标准化和比例化。由于 CBV 值受静脉输出功能选择的影响,所选择的静脉输出功能感兴趣区(ROI)的静脉输出功能应包括层面时间-密度曲线下区域最大面积和平均最小的部分体积。

最大斜率的方法中,所述时间-密度曲线的最大斜率被用来计算 CBF。CBV 的值可由最大强化率得到,是给定层面时间-密度曲线最大强化值与矢状窦层面相比的数值。软件通过这种方法报告 TTP 而不是 MTT。这种方法的精度取决于造影剂快速团注,因为造影剂延迟进入颅内血管将导致时间-密度曲线的最大斜率减小,导致 CBF 被低估。

2.有效性

与其他技术如微球、氙 CT 和正电子发射型计算机断层显像(PET)的 CBF 测量值进行比较,CT 灌注的 CBF 测量值准确性得到了确认。使用去卷积技术获得的 CT 灌注成像不同个体之间差异性较小。CT 灌注确诊脑缺血的有效性已经在实验模型得到了验证。

3.不足之处

CT 灌注成像有一些不足:靠近颅骨区域的大脑因为骨伪影而难以成像,必须通过外周静脉注射造影剂,对一些重症监护病房患者较为困难;使用含碘的造影剂,可能对肾功能不全或造影剂过敏患者有损害。

另一个重要的不足是在首过 CT 灌注法中使用血管内指示剂。相对于旧的技术,如氙 CT 和 PET,只使用弥散性示踪剂和仅测量毛细管灌注,CT 灌注需要包含所有的颅内血管。这种差异导致在包括大血管的(如外侧裂)区域,CBF 值被高估。此外,CT 灌注的这一问题使得 CT 灌注结果难以与用其他的方法获得的 CBF 值进行比较。这种情况可通过阈值基线分割算法除去血管而得到改善。最后,不同 CT 灌注后处理软件包之间的定量差异限制了获取参数的阈值(例如,CBF 阈值代表梗死中心)。

4.数据的解读

与其他 CBF 测量方法的比较,CT 灌注有效性已被证明。但是,每种方法都有固有的局限性和系统误差来源,因此,CT 灌注被一些学者认为是"半定量"的,使用 CBF 和 CBV 绝对值来评估脑灌注时应当谨慎。

在使用去卷积法的 CT 灌注时,有学者发现,持续动脉闭塞的情况下,相比于 MRI 的 DWI/FLAIR，梗死高危组织相比于对侧大脑半球 MTT 值＞145％。使用最大斜率法，相比非脑缺血区域 CBV 减少 60％时，可确定脑缺血。

在脑缺血区域，平均通过时间延长。在一项 MCA 急性缺血性脑卒中的病例研究中，伊斯特伍德（Eastwood）和同事发现，受影响 MCA 供血区和正常 MCA 供血区，平均 MTT 分别是 7.6 秒和 3.6 秒。血流灌注减少区域被定义为 MTT＞6 秒，因为此值表示比未受影响 MCA 供血区的平均 MTT 值大至少 3 倍的标准差。

正常脑组织的顺行血流未受干扰，TTP 通常＜8 秒。在缺血区，TTP 延长，反映通过其他途径灌注延迟，如软脑膜血管。TTP 图对准确识别受损灌注区域非常有用。如果 TTP＞8 秒，提示可疑脑缺血。然而，当颈动脉狭窄或闭塞时，CBF 是通过侧支血管代偿灌注，TTP 延长，TTP 图可出现假阳性结果。

MTT 图和 TTP 图都可以用来识别脑缺血。MTT 图比 CBF 图和 CBV 图更具优势。MTT 虽然特异性较差，但在缺血的早期阶段就受到影响，比 CBF 或 CBV 要早。彩色编码的 TTP 图和 MTT 图似乎比 CBF 图和 CBV 图更容易显示脑缺血区。TTP 和 MTT 在显示正常脑组织时较一致，更易于识别异常血流动力学区域。此外，当 ROI 包含大血管，如 MCA 分支时，CBF 和 CBV 数据可能被高估。

5.缺血性脑卒中的 CT 灌注成像

CT 灌注成像可以在进行急性缺血性脑卒中的初步 CT 扫描筛选时同步完成，可以从完全梗死区域内区分出活性脑组织。

（1）CT 灌注成像可以用来排除溶栓治疗效果较差的患者，如腔隙性梗死和无动脉闭塞的患者，分别占急性脑卒中患者的 25％和 29％。

（2）CT 灌注成像可以提供患者预后信息，因为广泛大面积深部缺血的患者比那些分水岭区缺血的患者预后差。

CT 灌注成像能够识别潜在的可治疗的有梗死风险的脑组织。使用去卷积法，局部的 MTT 图、CBF 图、CBV 图之间存在不匹配，提示有缺血但可能被挽救的脑组织（半暗带）。试图确定梗死核心参数的研究取得了不同的结果。温特马克（Wintermark）和同事进行的一项急性卒中患者的研究中，CBV＜2.0 mL/100 g 是确诊不可逆的梗死损伤核心区的最佳参数。与对侧半球镜像区域对照，MTT＞145％的区域，可确定所有的缺血区（梗死核心＋半暗带）。最近坎贝尔（Campbell）等的一项研究发现，相比于对侧半球平均 CBF 小于 31％，是预测梗死核心的最佳数据。

"预后地图"将缺血区（如 MTT＞145％，对侧镜像区域包括核心区＋半暗带区）显示绿色，梗死核心区（CBV＜2.0 mL/100 g 组织）显示红色，可以生成一个反映这些参数的一目了然的图像。

最大斜率法时，CBF 和 CBV 的相对值可用来区分缺血组织中的梗死。在一项卒中发病 6 小时内接受 CT 灌注的病例研究中，鉴别梗死和非梗死组织之间阈值的最佳指标为，CBF 为正常值的 48％，CBV 为正常值的 60％。在尚未发展成梗死的大脑区域的最低相对 CBF 和 CBV 分别为正常值的 29％和 40％。

快速软件是一个产生缺血阈值地图的自动技术软件。基于 SWIPTPRIMI 试验数据，下述阈值区间提供了非常准确的梗死体积预测［数值以分数表示，以梗死区除以对侧未受影响的半球（例如，＞70％梗死区 CBF 下降，表示为 $r_{CBF}＜0.3$）］。

r_{CBF}：0.30～0.34。

r_{CBV}：0.31～0.34。

6.急性缺血性脑卒中 CT 灌注成像的有效性

通过与 CT 成像和 MRI，加权成像、弥散成像和灌注成像比较，去卷积法在诊断急性缺血性脑卒中的有效性被确认。在一项急性缺血性脑卒中的病例研究中，入院时都进行灌注 CT 和 MRI 弥散成像，CBF 图像的梗死面积与弥散加权成像（DWI）上异常面积的大小高度一致（$r＝0.968$）。同样缺血性脑卒中患者入院时进行 CT 灌注显示的梗死面积，与 3 天后 MRI-DWI 随访时的梗死面积高度相关（$r＝0.958$）。然而，最近一项针对早期治疗的完全再灌注患者的研究发现，CTP 预后图并不能预测不可逆或可逆性神经功能缺失。

通过和 CT、MRI、单光子发射计算机断层成像术（SPECT）比较，最大斜率法诊断急性卒中的有效性得到确认。在一项急性卒中的病例研究中，入院时都行灌注 CT 和 SPECT，CT 灌注的 CBF 图像所示的缺血区域与 SPECT 图像上梗死区域大小相符（$r＝0.81$）。在一项入院时 CT 灌注图像的缺血区的研究中，与后续的 CT 或 MRI 显示的最终梗死区域比较，发现如果 CBF 减少＞70％，则全部最终梗死，而如果 CBF 减少 40％～70％，则有 50％的患者最终梗死。基于 CBF＜60％的阈值（与正常血管区的 CBF 相比），脑血流量图预测梗死具有较高的灵敏度（93％）和特异性（98％）。同样，TTP＞3 秒预测梗死的灵敏度为 91％，特异性为 93％。值得注意的是，在同一研究中，TTP＞3 秒的阴性预测值为 99％，这表明如果 TTP 不延长，几乎可以完全排除缺血的存在。在一项发病 6 小时内的急性脑卒中进行

CT 灌注的病例研究中,与随访的 CT 或 MRI 检查进行比较,CBF 和 CBV 的阈值降幅分别为正常的 48% 和 60%,可以很好地区分梗死区域和非梗死区域。

(四)MRI

磁共振成像是强大均匀的磁场、射频(RF)能量与身体组织相互作用的结果。质子从脉冲 RF 波(激发)吸收能量并在先行排列中偏转。原子核从激发态回到静息态,释放能量,信号被接收器接收并转换成诊断图像。在能量释放的过程中,利用特异性弛豫常数,并结合傅立叶变换重建,可以得到特定组织构造的加权图像。MRI 成像序列有多种(见表 3-11)。大多数 MRI 图像基于 T1 或 T2 弥散,T1 为纵向自旋-晶格弛豫时间,T2 是横向自旋-自旋弛豫时间。在 T1 加权像,脂肪为高信号(短 T1),水表现为低信号(长 T1)。在 T2 加权像,水相对脑组织为高(长 T2)信号。水肿、局部缺血和出血的区域脑组织含水量通常增加,在 MRI 上的组织信号发生改变。T2 加权像通常用来显示严重和长期缺血时的组织变化,因其只在卒中发病 6~24 小时出现,所以不是评价急性缺血的最佳方法。

表 3-11　脑梗死的 MRI 信号特征

发病时间	DWI	ADC 图	FLAIR	T1	T2
数分钟或更短	无表现	暗	无表现	无表现	无表现
数分钟至数小时	亮	暗	无表现	无表现	无表现
>6 小时	亮	暗	亮	模糊	亮
数小时至数天	亮	暗	亮	暗	很亮
1~2 周	亮	无表现	亮	暗	很亮
>2 周	无表现或暗	亮	亮	暗	亮

头部 MRI 上表现的急性再灌注标志高信号(HARM)提示早期血-脑屏障破坏,由造影剂渗漏入 CSF 导致。

1.弥散加权成像

弥散加权成像(DWI)测量水分子在组织中的布朗运动。水分子的正常无规律运动导致 DWI 信号的损失。缺血损伤导致 ATP 依赖性钠-钾泵异常,把水从细胞内迁移到细胞外空间,水分子随机运动的细胞外空间减小。脑组织严重缺血区域由于布朗运动减少,DWI 上表现为明亮的高信号。这些变化在缺血性脑卒中后几分钟内出现。缺血急性期内 DWI 上为明亮的高信号,2 周左右逐渐不明显或变暗。DWI 图像诊断急性缺血优于 CT 和常规 MRI。据报道,其诊断急性脑卒中的灵敏性为 88%～100%,特异性为 86%～100%。分析汇总几项研究的数据,DWI 的灵敏性为 100%,特异性为 90.6%。

DWI 图像受包括自旋密度、T1 及 T2 弥散作用等其他参数的影响。计算表面弥散系数(ADC)可消除这些影响,提供"纯"的弥散信息。获取另外两个相同的图像序列,其中一个具有低(但非零)的 b 值,另一个 b 值为 $1000 \ s/mm^2$。信号强度的自然对数与这两个 b 值的比值作图,图上直线的斜率被用来确定 ADC,用于每个层面的图像。所得的"图"代表计算出的每个像素的 ADC,信号强度与 ADC 的幅度成正比。急性梗死(抑制弥散)的区域弥散加权成像表现为明亮,ADC 图上为低 ADC 值(暗)。亚急性梗死,DWI 上梗死区图像可能会由于"T2 透过效应"(T2 shine through)表现明亮,但相比于 ADC 图像,表明这是受 T2 的影响,并不是真正的弥散抑制。约 2 周后,弥散变得容易。最后梗死区的信号 DWI 上降低,ADC 图上升高。降低的 ADC 值对 10 天以内的梗死,具有良好的敏感性(88%)和特异性(90%)。静脉梗死是相反的,急性期由于血管性水肿,ADC 值增加。后续阶段,ADC 图因为细胞毒性、血管性水肿和出血的共存,表现较为复杂。

弥散加权成像有助于 TIA 患者的后续处理。DWI 上的"点状高信号影",表明小的微梗死不至于造成永久性神经系统症状,可见于 40%～50% 的 TIA 患者。这使 TIA 的定义从临床症状转变到以组织病变为基础,特别是"不伴有急性梗死的局限性的脑、脊髓或视网膜一过性缺血性神经功能障碍"。伴有无症状性弥散异常的临床短暂神经功能事件发生早期,完全卒中的风险较高。

DWI 图和 ADC 图是动态的。虽然大多数患者缺血性损伤区域在 24 小时范围达到最大,但也有在发作 52 小时内范围扩大 43%。DWI 图高信号和 ADC 图低信号区域并不一定是梗死,DWI 图上的明亮区域可通过再灌注逆转。在一项急性卒中的病例研究中,19.7% 的 ADC 异常患者,再灌注后表现"正常化"。如果组织中 ADC 值为正常脑组织 ADC 值 75%～90% 则有可能进展成梗死,而 ADC 值＞90% 则更容易恢复正常。尽管如此,DWI 高信号是梗死的必要条件,DWI 异常的体积与临床严重程度相关。

2.MR 灌注成像(PWI)

PWI 采用首过示踪技术和去卷积法计算脑的灌注参数。PWI 与前面详细描述的 CTP 使用相同的去卷积法。MR 灌注时,钆剂迅速团注到外周静脉,利用组织和动脉输入曲线生成 CBF、CBV、TTP 和 MTT 图像。其信息是不定量的,因为 MR 的信号变化与钆静脉注射后钆的血浆浓度是不成正比的。PWI 与 CTP 一样受许多因素的限制,例如病灶体积受动脉输入函数选择的影响,反映受影响组织的最佳灌注参数仍存在争议。PWI 的价值在于灌注-弥散不匹配假说,即灌注图像异常区域的 DWI 可表现正常,此区域为半暗带,代表潜在的可挽救组织。灌注-弥散不匹配模式存在于 70% 的发病 6 小时内的前循环卒中患者,与 MCA 近端闭塞密切相关,再灌注后消失。最近的一项小样本($N=8$)研究中,灌注和弥散异常相匹配的患者,接受动脉溶栓后,其临床预后差、病死率高,尤其是那些大面积梗死患者。

PWI 半暗带被定义为 DWI 正常,而 TTP>4 秒的区域,但出于实用的目的,那些灌注成像异常,但 DWI 正常的区域都代表可挽救组织。在 PWI 参数中,CBF、MTT、TTP 似乎都可以较好地显示所有受影响的组织(与 DWI 对比后区分半暗带),而 CBV 似乎可以预测最终梗死体积。相比最终 PWI 上的梗死体积,CBF、CBV 和 MTT 诊断灌注异常的灵敏度分别为 84%、74% 和 84%,特异性分别为 96%、100% 和 96%。

总之,PWI 和 DWI 可以判断有梗死风险,但通过血管再通可以挽救脑组织。在一项接受静脉溶栓治疗急性缺血性脑卒中的病例研究中,治疗前和治疗后 2 小时影像学对比发现,78% 的患者灌注异常消失,41% 的患者 DWI 病变异常消失。灌注-弥散成像已被用于临床试验,以选择适合溶栓治疗的患者。给 DWI-PWI 不匹配大于 20% 的患者静脉注射去氨普酶(desmoteplase),被认为对于改善临床预后潜在有效。

(五)磁共振血管成像(MRA)

MRA 技术可以分为三类。

1.时间飞跃

这是很常见的 MRA 技术,取决于血流进入固定组织的饱和信号水平所表现出的强信号。

(1)优点:不需使用造影剂。

(2)缺点:在涡流区或磁敏感区(邻近顺磁性血液制品、强磁性物体、空气/骨界面)有自旋缺相,可能会导致信号缺失,高估狭窄的程度。

2.相位对比

此技术不经常使用,图像通过梯度磁场内的动态自旋相位差积累生成。静态自旋积累没有空白相位。

(1)优点:不需使用造影剂;不易混淆新鲜血栓和血液流动,因为其与血流密切相关。

(2)缺点:采集时间相对较长。

3.造影剂增强 MRA

这是常见 MRA 技术,基于快速 3 天成像和静脉注射钆剂,缩短了 T1 效应。

(1)优点:高信噪比,任何血流模式或速度下都具有较好的稳定性;图像采集速度快,可成像较大的血管节段(如从主动脉弓到 Willis 环)。

(2)缺点:要求静脉使用钆剂,有较低的并发症风险,特别是在肾功能不全患者。

4.MRI 诊断出血

MRI 诊断急性出血与 CT 一样敏感。随着时间变化,部分血红蛋白从非顺磁性氧合血红蛋白变成顺磁性(脱氧血红蛋白、高铁血红蛋白和含铁血黄素),颅内出血的表现也随之变化。亚急性出血以高铁血红蛋白形式在 T1 加权像表现为高信号。短 T1 特征是由于被称为"偶极-偶极弛豫增强"(PEDDRE)现象的存在。短 T2(相关的信号损失)依靠完整的细胞膜螯合细胞外隙血红蛋白的顺磁性部分,并建立局部的磁梯度。在实质出血的亚急性期,红细胞通常发生裂解。早在裂解前阶段,血在 T1 加权像(PEDDRE)表现为"亮",T2 加权像表现为"暗"(顺磁效应)。红细胞裂解后,高铁血红蛋白占血肿的主要部分,在 T1 像仍表现为亮(也是 PEDDRE),但由于红细胞裂解破坏了顺磁效应,T2 加权像变"亮"。去氧血红蛋白(急性)和含铁血黄素(慢性)的 MRI 检查具有相似的 T1(等信号,灰质)和 T2(低信号,灰质)表现。然而,急性出血通常与血管性水肿相关,而慢性出血则无关(慢性出血与空洞形成、神经胶质增生、局灶性萎缩相关)。红细胞裂解后慢性血肿再次出现短 T2(含铁血黄素)是由于含铁血黄素被巨噬细胞摄取。

MRI 上急性出血的特征总结于表 3-12。磁敏感加权 MRI 可帮助鉴别急性脑出血、微出血和血管内凝血。无症状性微出血可由高血压、血管淀粉样变引起,可发现于高达 6% 的老年患者和 26% 的缺血性脑卒中患者。急性缺血性脑卒中患者发现微出血,可以预测其溶栓后出现出血性转化的风险增加。在一项进行 TIA 溶栓治疗的急性缺血性脑卒中的病例研究中,治疗前发现微出血的患者占 12%。之前有微出血证据的患者,有 20% 发生出血症状,没有微出血的患者只有 11%。卒中溶栓前影像的出血风险分析(BRASIL)研究发现,归因于微出血的颅内出血风险很小,不可能超过溶栓治疗的获益。然而,这项研究无法获得患者多发微出血与出血风险的关系。

表 3-12　颅内出血的 MRI 信号特征

发病时间	组织学特征	T1	T2	磁敏感加权成像
<1 天	氧合血红蛋白	等信号至暗	亮	等信号至暗
1～3 天	去氧血红蛋白的形成	等信号至暗	暗	暗
3～7 天	细胞内高铁血红蛋白	亮	等信号至暗	暗
数周	细胞破裂,细胞外高铁血红蛋白	亮	亮	暗
长期	含铁血黄素形成	等信号,可有黑边	很暗的黑边	暗

五、患者评估

AHA《急性缺血性脑卒中早期管理指南》是一个综合的循证医学指南,阐述了缺血性脑卒中患者早期治疗的原则和临床目标。除非另有说明,下面讨论的大部分内容都以这一参考文献为依据。

对缺血性脑卒中风险的管理由以下内容组成:基础预防,包括静脉及动脉溶栓在内的超早期卒中评估及治疗方案,包括急性期内神经保护及并发症的预防治疗在内的支持治疗,缺血性脑卒中的病因确定,适当的二级预防体系,确定康复方案,接受物理治疗师及作业治疗师的康复训练。

(一)急性脑缺血(卒中或 TIA)患者的院前评估

急性卒中患者的处理应始于以下几种情况。

(1)院前急救调度人员对急诊情况的快速识别。

(2)医疗急救系统人员对患者进行合理的评估,根据患者主诉及体格检查做出卒中的诊断,稳定患者病情并开始治疗。

(3)迅速将患者就近转运至可以提供卒中急性诊疗的医疗机构急诊室。

(4)通知接诊医疗机构急性卒中患者的到达,以便快速调动医疗资源。

为了更加有利于急性卒中患者的治疗,脑卒中联盟建议将那些有能力为简单卒中患者提供治疗(包括静脉 t-PA 溶栓)所需的基础设施的医疗机构指定为初级卒中中心(PSC),而将那些具备处理复杂病例(如血管内治疗、外科手术或重症监护)所需基础设施的医疗机构指定为综合卒中中心(CSC)。将卒中患者迅速转运至 PSC 和 CSC 有助于改善患者的预后。

(二)针对 TIA 患者的急诊脑血管评估

即使神经功能缺损症状完全恢复,也应尽快完成 TIA 患者的评估,以便迅速识别出病因和那些可改变的、可治疗的危险因素,从而避免症状复发。

1.急诊室诊断为 TIA 的患者 90 天的预后

卒中:10.5%。

TIA 发作后 2 天内的再发作率为 5.3%。

2.与 TIA 后复发卒中相关的危险因素

(1)年龄大于 60 岁。

(2)糖尿病。

(3)症状持续超过 10 分钟。

(4)有无力表现。

(5)有言语障碍。

3.用于确定 TIA 发作后 2 天内患卒中风险的 ABCD2 评分

(1)曾有两套独立的评分系统(ABCD 和 California)用于筛选有高卒中风险的 TIA 患者(这些患者需要急诊脑血管评估和治疗,通常需要住院)。①ABCD 评分可以预测 TIA 后 7 天内的卒中风险;②加利福尼亚(California)评分可以预测 TIA 后 90 天内的卒中风险。

(2)ABCD2 是基于上述两项方法而生的一种新的、统一的评分方法(见表 3-13)。

表 3-13　ABCD2 评分

		临床特征	权重/分
A		年龄≥60 岁	1
B		TIA 后首次血压评估,收缩压≥140 mmHg 或舒张压≥90 mmHg	1
C		TIA 的临床特征	
		孤立性言语障碍	1
		偏侧肢体无力	2
D		TIA 的持续时间	
		10～59 分钟	1
		≥60 分钟	2
D2		糖尿病	1

(3)基于已经出版的使用 ABCD2 评分的经验,大约 30% 的脑缺血症患者评分<4,无缺血病因患者评分>4,提示当非专业人员在卒中评估中使用时,其敏感性与特异性均较低(见表 3-14)。

表 3-14　基于 ABCD2 评分的卒中风险

ABCD2 评分	卒中风险,2 天内/%	卒中风险,7 天内/%	卒中风险,90 天内/%
0～3(低风险)	1.0	1.2	3.1
4～5(中等风险)	4.1	5.9	9.8
6～7(高风险)	8.1	11.7	17.8

(三)急性缺血性脑卒中患者的急诊室评估

对存在急性卒中症状的患者,应当立即由接受过急性卒中评估与管理培训的人员进行评估。目的是通过完整的评估,挑选出适合静脉内 t-PA 溶栓的患者,并且在 60 分钟内开始治疗,即就诊至溶栓开始时间在 60 分钟以内(door-to-needle time≤60 min)。

(1)评价与稳定 ABCs(生命体征),包括血氧饱和度在内的生命体征。

(2)评价神经功能缺损,进行简短的一般体格检查,确定是否有其他并发的急性疾病。

(3)明确症状出现的时间及患者是否符合静脉内溶栓治疗或溶栓桥接机械性取栓的适应证。

(4)如果不适合静脉内溶栓,确定患者是否符合血管内补救性治疗的适应证。

(5)除外缺血性脑卒中的疑似病症:获取非强化的头部 CT 扫描、床旁即刻血糖、基本实验室检查(见后);对于少数在初步评估后仍不能确定发病原因的,或疑似为特殊的非缺血性疾病的患者,可能需要行脑灌注检查、脑血管超声或造影、腰椎穿刺或脑电图等进一步检查。

(四)脑缺血患者的一般评估

1.初步检查

实验室检查可排除疑似卒中的代谢性疾病并确定一些缺血性脑卒中的危险因素,这一步通常在急诊室完成(见表 3-15)。

表 3-15　疑似脑缺血患者的基本实验室检查

检查项目	检查内容
所有患者	
生化分析	是否有代谢紊乱

续表

检查项目	检查内容
全血细胞计数	感染;识别红细胞增多症;是否有血栓性血小板减少性紫癜或肝素诱导性血小板减少
部分凝血活酶和凝血酶原时间	是否有凝血障碍性疾病;应注意直接凝血酶受抑制或 Ⅹa 因子受抑制时,常规的凝血检测可能表现为正常
心肌酶	是否有近期或当前的心肌损害
有选择的患者	
尿液和血清毒理学	是否有毒品或酒精中毒
动脉血气分析	是否有高碳酸血症和低氧血症
肝功能和血氨	是否有肝性脑病
妊娠试验	育龄期妇女有无怀孕

2.病因学检查

(1)常规危险因素的识别(通常开始于急诊室并延续至入院后)(见表 3-16)。

表 3-16　脑缺血患者常规危险因素的评估

危险因素	诊断方法
高血压	既往史,体格检查和心电图表现,反复测量血压
糖尿病	空腹血糖和糖化血红蛋白检测
高脂血症	空腹血脂分析
心房颤动	12 导联心电图,持续心电监测,动态心电图监测
心肌梗死	病史,12 导联心电图,系列心肌酶检测
吸烟(烟草)	既往史,体格检查,胸部 X 线表现

(2)颅内外血管的评估(见表 3-17)。

表 3-17 脑缺血患者的颅内外血管评估

诊断性检查	优点和缺点
CT 血管造影（CTA）	优点：快速；一般随时可以进行（每周 7 天，每天 24 小时待命，24-7 制）；无创；与常规血管造影相比，对颈内动脉系统病变诊断的准确性为 90%。 缺点：碘造影剂和射线。
磁共振血管成像（MRA）	优点：无碘造影剂；无创；有时可以不需要造影剂强化。 缺点：检查时间长；可能不是 24-7 制；如果需要造影剂强化，可能会给少数患者带来钆相关性系统性硬化的风险；湍流会导致信号减弱；狭窄程度可能被夸大。
颈动脉双功能超声	优点：快速；无创。 缺点：对操作者依赖性强；与常规造影相比，敏感性与特异性约 70%。
经颅多普勒超声	优点：动态评估，能判断侧支血流方向；快速；有治疗作用的潜力；连续长时间实时监测的能力；与"发泡"（bubble）试验联合能发现临床上相关的"右向左"分流。 缺点：对操作者依赖性强；或许不能获得颞窗"10%～15% 的患者"；敏感性低于造影。
常规血管造影	优点：金标准；卓越的分辨率；提供侧支循环的评估。 缺点：碘造影剂；可能不是 24-7 制；有创；有梗死和其他并发症的风险（1%～2%）。

　　一些研究者更愿意用造影剂强化的 MRA 和超声来评估急性缺血性脑卒中患者的颅内外血管，尽管最近几年的研究者对基于 CT 的影像更有兴趣。另一些研究者则更倾向于 CTA。这两种血管成像策略都已被证实能够及时提供实用的信息，而本书作者建议读者用他们所掌握的最快捷、最可靠和最易懂的成像技术。

　　（3）对某些患者行心源性栓塞的检测

　　1）超声心动图检查应当应用于所有缺血性脑卒中患者还是仅应用于原因不明的卒中患者，一直是文献中广泛讨论的话题（见表 3-18）。

表 3-18 脑缺血患者的超声心动图检查

检查项目	优点和缺点
经胸超声心动图	优点：无创；二尖瓣与心尖区成像能力良好；通过"发泡"试验，可以发现右向左分流。 缺点：主动脉及心房显示不佳。

续表

检查项目	优点和缺点
经食管超声心动图	优点：评价主动脉弓、瓣膜赘生物、卵圆孔未闭的能力卓越；花费少。 缺点：有创；需要镇静（可能增加大面积梗死或脑干梗死患者误吸的风险）。

2）本书作者的经验是，对大多数脑缺血患者采用经胸超声心动图（TTE）和"发泡"试验来确定心源性栓塞。对年轻及原因不明（倾向于心源性）的脑缺血患者，行经食管超声心动图（TEE）而不是 TTE 检查。利用 TCD 也可以发现右向左分流。

（4）原因不明类卒中患者的少见危险因素的检测如表 3-19 所示。

表 3-19　某些特定脑缺血患者的额外检查

检查项目	意义	注解
红细胞沉降率	炎症的一般标志物	可能提示以下疾病：巨细胞性动脉炎、其他血管炎、心内膜炎或系统性感染
抗核抗体	结缔组织病的标志物	可能提示系统性红斑狼疮、干燥综合征、类风湿关节炎及硬皮病等
快速血浆反应素	梅毒筛查试验	可能提示脑膜血管梅毒
同型半胱氨酸	血管病的标志物	尽管在卒中预防中治疗高同型半胱氨酸血症还未被证实有保护作用，但应用维生素治疗的风险及成本相对较低
特殊凝血疾病的检测	诊断凝血疾病	见凝血疾病
腰椎穿刺术	评估感染、炎症或肿瘤	有助于诊断血管炎、肿瘤（如淋巴瘤）、炎症性疾病（如结节病），也有助于评估蛛网膜下腔出血
下肢血管超声	评估下肢血栓	在存在右向左分流且怀疑高凝状态时有助于诊断

（五）青年缺血性脑卒中的评估

对于 50 岁以下的人群，缺血性脑卒中的最常见原因为心源性栓塞，但这些患者也可同时伴随常规危险因素,应当通过评估加以排除。应当应用超声心动图(首选 TEE)检查心脏,并评估颈段及颅内段血管是否存在包括夹层、烟雾病和纤维肌肉发育不良等血管疾病。对于这些患者,尤其在没有常规危险因素时,应当降低其应用金标准(常规血管造影)评估血管的适应证门槛。对有阳性个人史或家族史的患者,应当行高凝状态及 Fabry 病的筛查。

第二节　急性缺血性脑卒中的中医治疗

一、辨证论治

(一)肝阳暴亢,风火上扰

证候:半身不遂、偏身麻木、言语謇涩、口舌歪斜、头晕头痛、少寐多梦、面红目赤、烦躁不宁、口苦口臭、便干尿赤,舌质红或绛,少苔或薄黄苔,脉弦有力。

治法:平肝泻火通络,辅以重镇降逆。

方药:天麻钩藤饮加减。明天麻 12 g,钩藤 30 g,夏枯草 30 g,栀子 10 g,黄芩 12 g,赤芍 10 g,川牛膝 20 g,生石决明 30 g。头痛、头晕者,加菊花、桑叶;心烦易怒者,加丹皮、白芍;言语謇涩者,加石菖蒲、郁金;便秘者,加大黄或番泻叶;痰盛者,加胆南星、竹沥。

临证参考:本证型患者较为急重,剂量可根据病情调整,也不必拘于每日 1 剂。急性期可每日 1 剂,分 2 次服;或每日 2 剂,分 4 次服。疗程视病机是否转化而定,若病机转化为其他证型,需按其他证型辨治。

(二)风痰瘀血,痹阻脉络

证候:半身不遂、偏身麻木、口舌歪斜或舌强言謇、头晕目眩,舌质淡暗,苔白或腻,脉弦滑。

治法:活血祛痰,化痰通络。

方药:法半夏 10 g,生白术 10 g,天麻 10 g,胆南星 6 g,紫丹参 30 g,香附 15 g,酒大黄 5 g。头痛头晕者,加菊花、夏枯草,以平肝泻火;言语謇涩者,加石菖蒲、郁金,以豁痰开窍;舌苔黄腻,兼见烦躁不安者,加黄芩、山栀,以清热;舌质紫暗或有瘀斑等瘀血重者,加桃仁、红花、赤芍,以加强活血化瘀。

(三)痰热腑实,风痰上扰

证候:半身不遂、口舌歪斜、舌强言謇或不语、偏身麻木、腹胀、便干、便秘、头晕目眩、咳痰或痰多,舌质暗红或暗淡,苔黄腻,脉弦滑或偏瘫侧弦滑而大。

治法:清腑化痰,平肝通络。

方药:生大黄 10 g,芒硝 10 g,瓜蒌 30 g,胆南星 6 g,丹参 30 g,赤芍 15 g,钩藤 30 g。烦躁不宁、口苦口臭者加黄芩、栀子;昏迷者加郁金、天竺黄、石菖蒲、鲜竹沥,豁痰清热开窍;年老津亏体弱者加生地黄、玄参,以清热生津。

(四)气虚血瘀,脉络痹阻

证候:半身不遂、口舌歪斜、言语謇涩或不语、偏身麻木、面色苍白、气短乏力、口角流涎,或心悸自汗、大便稀溏、手足肿胀,舌淡或紫暗,舌苔薄白或白腻,脉沉细或涩。

治法:益气活血。

方药:补阳还五汤加减。药用:黄芪 30g,桃仁 10 g,红花 10 g,赤芍 20 g,当归尾 10 g,地龙 10 g,川芎 5 g,川牛膝 20 g,鸡血藤 30 g,全蝎 3 g。气虚明显者加黄芪用量,并加党参、太子参;言语謇涩者加石菖蒲、郁金、远志,祛痰利窍;大便稀溏者去桃仁,加炒白术、山药健脾;手足肿胀者加桂枝、茯苓、川草薢,以温阳利湿通络;肢体麻木者加木瓜、伸筋草、防己,以舒筋通络;心悸、喘息者加桂枝、甘草,温振心阳;血瘀重者加水蛭、土元,以破血通络。

(五)肝肾阴虚,风痰上扰

证候:半身不遂、口舌歪斜、舌强言语謇涩或不语、偏身麻木、烦躁失眠、眩晕耳鸣、手足心热,舌质红绛或暗红,少苔或无苔,脉细弦或细弦数。

治法:育阴息风。

方药:镇肝息风汤加减。药用:生地黄 20 g,生白芍 30 g,玄参 15 g,天冬 12 g,钩藤 30 g,白菊花 15 g,明天麻 12 g,生龙骨、生牡蛎各 30 g,代赭石 20 g。头痛者加生石决明、夏枯草,清热息风;言语不利者加石菖蒲、郁金,化痰开窍;心烦失眠者加黄芩、栀子、夜交藤、珍珠母,以清心除烦,镇心安神;夹有痰热者加天竺黄、胆南星、竹沥以清热化痰。

(六)脉络空虚,经脉痹阻

证候:半身不遂、口舌歪斜、偏身麻木或肢体拘急、关节酸痛、言语謇涩,舌质正常或暗淡,苔薄黄,脉浮弦或弦细。

治法:养血活血,祛风通络。

方药:大秦艽汤加减。药用:当归 12 g,川芎 15 g,赤芍 12 g,秦艽 10 g,川羌活 10 g,防风 10 g,白附子 6 g,全蝎 6 g,鸡血藤 30 g。头痛者加白术、夏枯草、菊花,疏风清热;颈项拘急、肢体麻木者加葛根、桂枝,解肌通络;痰多者加胆南星、瓜蒌、清半夏,以化痰涎;年老体弱者加生黄芪,以益气扶正;口角频繁抽动者加天麻、钩藤、白芍,平肝息风,和血舒筋。

(七)痰热瘀血内闭

证候:半身不遂、口舌歪斜等症逐渐加重,致使神志恍惚或昏聩不语,痰多,烦躁不宁或有抽搐,舌红或红绛,苔黄腻或黄燥,脉弦数或弦滑。

治法:清化痰热,祛痰开窍。

方药:羚羊角汤加减。羚羊角粉 1 g(分冲),珍珠粉 0.6 g(分冲),钩藤 20 g,天竺黄 10 g,胆南星 6 g,石菖蒲 10 g,远志 10 g,夏枯草 10 g,丹皮 10 g。热甚者加黄芩、栀子;神昏重者加安宫牛黄丸,每次 1～2 丸,每天 3～4 次,灌服或鼻饲;大便秘结者加大黄。

二、外治疗法

(一)针灸

1.体针

(1)急性期:醒脑开窍针刺法。

治则:醒脑开窍,滋补肝肾,疏通经络。

主穴:内关、水沟、三阴交。

辅穴:极泉、尺泽、委中。

配穴:吞咽障碍加风池、完骨、天柱;手指握固加合谷;语言不利加上廉泉,金津、玉液放血;足内翻加丘墟透照海。肝阳暴亢者,加太冲、太溪;风痰阻络者,加丰隆、合谷;痰热腑实者,加曲池、内庭、丰隆;气虚血瘀者,加足三里、气海;阴虚风动者,加太溪、风池;口角歪斜者,加颊车、地仓;上肢不遂者,加肩髃、手三里、合谷;下肢不遂者,加环跳、阳陵泉、阴陵泉、风市。中脏腑闭证加十二井穴(点刺出血)、太冲、合谷;脱证加灸关元、气海、神阙。

操作:先刺双侧内关穴,直刺 0.5～1 寸(1 寸 ≈ 3.33 cm),采用捻转提插相结合的泻法,操作 1 分钟;再刺水沟,在鼻中隔下向上斜刺 0.3～0.5 寸,用重雀啄泻法,以眼球湿润或流泪为佳。刺三阴交时,沿胫骨内侧缘与皮肤呈 45°进针 1～1.5 寸,使针尖刺到三阴交穴,用提插补法,使下肢抽动 3 次。刺极泉时,在原位置下 1 寸心经上取穴,避开腋毛,直刺 1～1.5 寸,用提插泻法,以患者上肢抽动 3 次为度;尺泽屈肘呈 120°,直刺 1 寸,提插泻法,使前臂和手指抽动 3 次;委中采用仰卧直腿抬高取穴,直刺 0.5～1 寸,用提插泻法使下肢抽动 3 次。风池、完骨、天柱均针向喉结,进针 2～2.5

寸,采用小幅度高频率捻转补法1分钟,使局部产生酸胀感。合谷针向三间穴,进针1～1.5寸,采用提插泻法,使患者第二手指抽动或以五指自然展开为度。上廉泉针向舌根1.5～2寸,用提插泻法;金津、玉液用三棱针点刺出血1～2 mL。丘墟透照海穴1.5～2寸,以局部酸胀为度。每日针刺2次,10天为一个疗程,持续治疗3～5个疗程。

抽搐取穴:大椎、风府、水沟、内关、申脉、后溪、太冲、长强等;手法:长强、大椎、水沟穴强刺激用泻法,余穴用平补平泻法。

脱证取穴:关元、神阙;用大艾炷灸之以回阳固脱。

(2)恢复期及后遗症期:

1)半身不遂:①上肢取穴:患肢肩髃、极泉、曲池、尺泽、少海、手三里、太渊、内关、外关、腕骨等。手法:少海、极泉、尺泽采用直刺1～1.5寸(同身寸,2～3 cm),用泻法,使上肢有抽动感为佳。余穴均用平补平泻手法。握拳不开者取曲池、列缺、劳宫、合谷、后溪,合谷、曲池用泻法,余穴平补平泻。

②下肢取穴:肾俞、环跳、委中、承山、足三里、三阴交、太溪、昆仑等穴;手法:肾俞、环跳用2～3寸(4～6 cm)针,用提插泻法,针感以传导至足为度;三阴交用提插法,使下肢抽动为佳;余穴平补平泻法。足趾不能屈伸或脚掌疼痛者,以太溪透昆仑、太冲透涌泉。

2)口眼歪斜:取穴地仓、颊车、合谷、内庭、承泣、阳白、攒竹、昆仑。初起单侧取穴,久病可取双侧,先针后灸。

3)舌强言謇或失语:取穴哑门、金津、玉液、神门透通里、上廉泉、前廉泉、列缺、舌面点刺。手法:金津、玉液用点刺放血,廉泉向舌根方向刺,列缺向上斜刺,哑门穴针后有放射感为宜,切勿过深。

4)吞咽功能障碍:取穴项针组穴。操作方法:患者取坐位,取0.40 mm×50 mm毫针,取项部双侧风池、翳明、供血,刺入1寸,针尖稍向内下方,施以每分钟100转捻转手法各约15秒,留针30分钟,期间行针3次后出针。再取颈部廉泉、外金津玉液,用60 mm长针向舌根方向刺入1～1.5寸,吞咽、治呛、发音分别直刺刺入0.3寸,上述各穴均需快速捻转行针15秒后出针,不留针。

注意事项:饥饿、疲劳,精神过度紧张时,不宜针刺。年纪大,身体虚弱的患者,进行针刺的手法不宜过强。

2.头针

(1)运动区:顶颞前斜线,相当于大脑皮质中央前回在头皮上的投影(上点位于前后正中线中点向后移0.5 cm处,下点在眉枕线和鬓角发际前缘相交处,上下两点连线即是)。

该区上 1/5 主治对侧下肢瘫痪,中 2/5 主治对侧上肢瘫痪,下 2/5 主治对侧中枢性面瘫及运动性失语,发音障碍。针刺时可取瘫痪对侧或双侧。

(2)感觉区:相当于顶颞后斜线大脑皮质中央后回在头皮上的投影部位,在运动区后相距运动区 1.5cm 的平行线。其上 1/5 主治对侧下肢麻木及感觉异常,中 2/5 主治对侧上肢麻木感觉异常,下 2/5 主治对侧面部感觉异常。

(3)语言二区可治疗命名性失语,语言三区可治疗感觉性失语,视区可治疗皮层性视力障碍等。

针刺时一般以 8 cm 左右长的 26～28 号针,沿皮下缓慢捻转进针,当达到一定深度时,固定针体,切勿提插,可大幅度快速转,出现针感后,再持续捻转 3～4 分钟。留针 10～30 分钟,其间再捻转 1～3 次。每天 1 次,10 次为一个疗程,休息 3～5 天可继续第二疗程。

脑梗死急性期(除昏迷者外)或后遗症期均可针刺。经验证明,针刺进行越早,疗效越好。

3.眼针

部位:眼针部位分八区十三穴,即一区肺和大肠,二区肾和膀胱,三区上焦,四区肝和胆,五区中焦,六区心和小肠,七区脾和胃,八区下焦。

取穴:中风偏瘫取穴上焦区、下焦区。语言不利加心、肝、肾区;大小便失禁配肾区,也可取敏感点。

方法:先用针柄在所选区眼眶边缘外 2 分处轻轻按压,出现酸麻胀重,或发热发凉感或有舒适感的部位即为进针部位,用左手按住眼球使眼眶皮肤绷紧,用 32 号 5 分毫针直刺。也可按选好的经区,沿经区边进针,沿皮横刺。一般不用手法,顺眼针经穴分布顺疗进针为补、反之为泻,留针 5～15 分钟,每日 1 次,10～15 次为一个疗程。

注意:眼针治疗脑梗死偏瘫,除昏迷不配合者外,早期针刺,效果较好。眼针经区穴位离眼球很近,手法不可过猛,以免发生事故。

4.耳针

主穴:取脑点、皮质下、肾、肝、三焦。配穴:口眼歪斜加口、眼、面颊、脾、肠;失语取心、口、舌、咽喉;肢体不遂加相应部位;伴高血压加耳尖或降压沟、心、神门、降压点、外耳、枕;头痛加神门、枕、交感;小便失禁加膀胱、尿道区。

操作方法:耳尖、降压沟宜放血,每日或隔日 1 次,余者可针刺或压籽,针刺可留针 30～60 分钟,压籽每天需按 3～4 次,每穴每次按压 5 分钟。

第三节　急性缺血性脑卒中的西医治疗

对于处于治疗时间窗内的脑缺血患者,急性期治疗的目的是迅速再灌注。缺血性脑卒中患者的总体治疗规范包括:

(1)由卒中小组进行快速评估。

(2)挑选出适合的患者行机械取栓。

(3)增加脑血流量和氧气输送。

(4)预防血栓扩展或再次栓塞(缺血性脑卒中早期复发)。

(5)神经保护。

(6)神经系统并发症的防治。

(7)常见内科并发症的防治。

(8)卒中二级预防。

(9)康复。

一、溶栓和取栓

(1)对符合特点标准的患者,在发病 3 小时内应用 t-PA 溶栓治疗。近期,基于欧洲协作性急性卒中研究-3(ECASS-3)的结果,治疗标准将静脉溶栓的时间窗延长至 4.5 小时。相比于 3 小时时间窗内的选择标准,3～4.5 小时时间窗内的挑选标准略微严格。年龄大于 80 岁的患者、正在口服抗凝药物者、神经功能缺损评分(NIHSS)大于 25 分者和有卒中史的糖尿病患者将被排除在外。

(2)其他静脉溶栓药物被认为是研究性的,仅限于临床研究之用。

(3)急性缺血性脑卒中患者的处置变革:多项临床试验显示机械取栓对大血管闭塞患者有好处,这也是 2015 年 AHA 指南的推荐。更先进的影像手段得到完善后,机械取栓手术可扩展至更大范围的患者群体。DAWN 研究初步结果令人期待,DAWN 和 DEFUSE3 的发表也被寄予厚望。

(4)动脉途径溶栓可作为那些发病时间在 4.5～6 小时的严重卒中患者,以及那些发病在 4.5 小时以内但不适合静脉 t-PA 溶栓患者的一种治疗选择。

二、增加脑血流量和氧气输送

急性脑缺血过程中脑灌注下降不仅由血栓或栓子造成的血流停止或减少引起,同时也由血管内皮功能紊乱、血液黏度增加、红细胞聚集增加、红细胞变形能力降低、血小板激活及纤维蛋白原浓度升高引起。采用以下措施可以增加脑灌注。

（一）血液稀释和扩容治疗

1.获益

（1）增加脑血流量和氧气输送。

（2）增加缺血半暗带的侧支血流。

2.风险

心肺功能不全事件。

3.绝大多数患者的结果

（1）对于急性缺血性脑卒中，此治疗未被证实能降低病死率或改善预后。

（2）应根据个人体重维持静脉输液剂量。

（3）应避免过量输液。

（4）脱水或低血压患者可能需要较大程度的容量补充。

（二）平卧位

1.获益

平卧可增加缺血半暗带的侧支血流（因血流减少而不能满足正常代谢需要但尚未发生细胞死亡的脑组织区域，若血流得到快速恢复，则此区域有被挽救的可能性）。

2.风险

呼吸功能代偿失调或误吸。

3.绝大多数患者的结果

（1）除非患者因呼吸功能异常或误吸风险高而不能耐受，应在急性期予以平卧位。

（2）如果神经功能缺损症状稳定，应于第2天开始逐步抬高床头。

（三）血压（BP）管理

1.急性期BP管理

（1）一过性血压升高在急性缺血性脑卒中患者中非常常见。

（2）缺血性脑卒中后严重的高血压或低血压均与不良预后相关。

（3）急性缺血性脑卒中后即刻降压的理想值尚不清楚。

（4）最新诊疗规范对卒中急性期允许的高血压值。①对于未采取静脉t-PA的患者应于血压达到220/120 mmHg后开始降压；②对于接受静脉t-PA的患者应于血压达到180/105 mmHg后开始降压（在静脉t-PA治疗开始之前,血压必须低于 185/110 mmHg);③当有终末器官损害时,即心肌梗死、主动脉夹层、肺水肿等,应当开始降压;④推荐药物:拉贝洛尔静脉推注和(或)静脉输液、尼卡地平静脉输液,如血压极高或其他降压药物不敏感时可以使用硝普钠静脉输液;⑤如果降压过程中出现神经功能缺损加重,则应停止降压并允许重新升高血压。

(5)作者的观点:对于大血管堵塞迅速缓解的患者,为避免出现脑组织充血和缺血损伤的出血转化,应予以降压。

2.急性诱导性高血压

(1)获益(与允许性高血压相似):①提高半暗带的脑灌注;②改善神经功能缺失和预后。

(2)风险(与允许性高血压相似):①终末器官损害,如心肌梗死;②加重脑水肿;③缺血性梗死的出血转化。

(3)绝大多数患者的结果:①需更进一步研究;②对某些患者特殊情况选择另一种治疗方法。

3.长期血压管理

(1)一般原则:①血压降至正常水平可降低缺血性脑卒中复发的风险;②降压的幅度以及何时开始降压更为安全尚没有准确答案;③对于轻-中度缺血性脑卒中患者,在发病 1 天后给予小剂量降压药物是安全的。

(2)作者的观点:①"千篇一律"的降压原则是不合理的。某些具有不能被治愈的存在血流动力学意义的大血管病变患者,可能需要较高的血压来维持脑灌注的需要,这些患者仍可以从长期的降压治疗中获益,但需要一种更为缓和的方式。②一种可行的降压方法:如果患者神经功能缺损症状稳定且没有大血管狭窄,可从第 2 天开始使用小剂量 ACE 抑制药(有禁忌除外)降压;如果神经功能缺损症状保持稳定,可在 1～2 天后加量(或联合使用利尿药),调整药物剂量并在接下来的几周内降低血压至正常水平。对于存在血流动力学异常的大血管狭窄患者,应予以个体化治疗方案。

(四)羟甲基戊二酰辅酶 A(HMGCoA)还原酶抑制药(他汀类)

他汀类药物可以改善侧支循环血流,目前正在研究其对急性缺血性脑卒中的治疗作用。

三、预防血栓延伸或再次栓塞,即缺血性脑卒中早期复发

医生们通常有这种感觉,那些用于长期预防缺血性脑卒中复发的药物,即系统性抗凝药物及抗血小板制剂,应该可以预防缺血性脑卒中急性期的血栓延伸和再次栓塞。然而,现有的证据并不支持在缺血性脑卒中急性期

应用抗凝治疗、负荷量的抗血小板、双重的抗血小板或静脉内抗血小板制剂。基于临床试验的结果，对那些有症状的颅内血管动脉粥样硬化病变的特定患者使用双抗治疗是一个选择。

抗凝治疗及抗血小板治疗也未被证实有助于静脉内或动脉内溶栓治疗，并且在溶栓后的 24 小时内不应该使用。一些专家建议，对某些特殊患者，如小卒中（出血性转化概率小）、有可能发生大面积梗死的严重颈动脉狭窄、心房纤颤、心脏内或主动脉内自由漂浮性血栓及基底动脉血栓形成的患者，可以采用急诊系统性抗凝治疗。然而，目前的指南缺乏支持这一建议的证据，关于急诊对某些特定患者采取积极的抗血小板和系统性抗凝治疗的安全性和有效性尚需更多的研究。

四、一般内科并发症的防治

急性缺血性脑卒中患者，尤其是老年人，容易患许多一般内科并发症，从而增加病死率和残疾率并延缓神经系统功能恢复。早期活动可以降低其中一些并发症的发生率；然而，对一些在急性期依赖侧支循环的患者，直立姿势可以使神经功能状态恶化。这些患者应缓慢活动，但卧床时应经常翻身（以减少压疮的发生），并针对深静脉血栓进行预防性治疗。

（一）感染（尤其是肺炎和尿路感染）

感染的预防和处理：

（1）肺炎：早期活动、吸痰，早期吞咽功能评价；发热时高度警惕肺炎的诊断；合理使用抗生素。

（2）尿路感染：任何时候应尽可能避免留置导尿管；发热时高度警惕尿路感染的诊断，合理使用抗生素；尽早拔管。

（二）深静脉血栓形成（DVT）和肺动脉栓塞（PTE）

1.流行病学

（1）在没有预防措施的情况下，偏瘫患者 DVT 的发生率高达 73%，PTE 为 20%。

（2）采取药物预防性治疗的情况下，因下肢无力而不能行走的缺血性脑卒中患者，DVT 发生率为 10%～18%，PTE 为 1%。

2.预防和处理

（1）机械措施：对于包括脊髓损伤和神经外科围术期患者在内的各种疾病患者，使用渐进式加压弹力袜和间歇加压装置可以降低 DVT 和 PTE 的风险。

　　(2)药物:①通常应用低分子肝素或普通肝素;②对于缺血性脑卒中患者,依诺肝素在预防 DVT 方面可能比普通肝素更为有效,每日两次给药不增加颅内出血的风险,但会增加颅外严重出血的风险[使用依诺肝素,NNT(预防一次静脉血栓)=13,NNH(引起一次颅外严重出血)=173]。

　　(3)联合使用:对于卒中患者,皮下注射肝素合并使用压力装置预防 DVT 和 PTE 的效果优于单独使用肝素。

　　(三)褥疮溃疡(亦称压疮)

　　(1)能耐受直立姿势的患者应早期活动。

　　(2)卧床患者应经常翻身或更换体位。

　　(3)应用能减轻患者皮肤受压的专用体表支撑用具,如特殊床垫、褥疮垫或可活动的体表支撑用具。

　　(4)良好的营养状态。

　　(5)治疗尿便失禁。

　　(6)保持皮肤湿润。

　　(四)跌倒

　　(1)避免跌倒的护理措施。

　　(2)适当的身体约束。

　　(3)预防和治疗急性谵妄状态,维持正常的昼夜周期。

　　(五)脱水

　　脱水的患者应及时补充水分和营养。

　　(1)所有构音障碍患者应接受吞咽评价。

　　(2)吞咽障碍的患者可暂时通过鼻饲管进食,一些不易短期内恢复吞咽功能的患者可能需要经皮内镜胃造瘘留置胃管。

　　(六)胃溃疡(亦称应激性溃疡)

　　对于缺血性脑卒中患者,特别是当患者有气管插管或使用呼吸机时,通常应用质子泵抑制药或组胺 H_2 受体拮抗药来预防胃肠道溃疡。应当注意的是,质子泵抑制药和组胺 H_2 受体拮抗药的使用与医院获得性难辨梭菌感染有关。

　　(七)神经精神紊乱

　　(1)抑郁:见于高达 20% 的卒中患者,应选择适合的抗抑郁药物对患者进行个体化治疗。

　　(2)谵妄:避免使用诸如苯二氮䓬类或麻醉药等作用于中枢神经系统

(CNS)的药物;维持正常的昼夜周期;慎重诊断;如果需要,可采用抗精神药物治疗。

五、选择性的缺血性脑卒中二级预防策略总结

(一)抗血小板治疗

(1)用于非心源性栓塞的卒中或 TIA。

(2)与控制组相比,在平均 29 个月的治疗时期内,严重血管事件(非致死性心肌梗死、非致死性卒中或血管坏死)可减少 36/1000。

(3)当前可选择药物:阿司匹林 50～325 mg/d,或氯吡格雷 75 mg/d,或联合使用双嘧达莫 200 mg/阿司匹林 25 mg,每日 2 次。药物选择应个体化,如阿司匹林更为经济,氯吡格雷和双嘧达莫/阿司匹林对风险的控制略好及不良反应不同。AHA 2008 版二级预防指南推荐双嘧达莫/阿司匹林优于单用阿司匹林(尽管前者的非依从性不如后者,为 34%比 13%)。

(4)MATCH、CHARISMA 和 SPS3 研究显示,由于缺乏对降低卒中的发生率和严重程度的有效性证据,且出血发生率增高,故联合应用阿司匹林和氯吡格雷治疗未被列入缺血性脑卒中二级预防。SPS3 关注了腔隙性梗死的患者,研究发现联合抗血小板治疗增加死亡率可能与出血有关,但其致命性出血的发生率并未增加。这一结果提示腔隙性梗死患者可能是双抗治疗的高危因素。

(5)对于急性冠脉综合征及冠状动脉、脑血管支架置入患者的某一特殊时期,联合应用阿司匹林及氯吡格雷可能是合理的。

(6)短期内双抗治疗的后果在两项研究中出现(SAMMPRIS 和 CHANCE)。SAMMPRIS 中双抗治疗只是积极内科治疗中的一项,而 CHANCE 关注于中国的高危患者,但两项实验均提示短期双抗治疗有益。一个重要的理论是:双抗治疗可以稳定大血管内粥样硬化斑块,从而从发病机制上减少缺血性脑卒中的发生。SAMMPRIS 选择的是症状性颅内动脉狭窄患者,而 CHANCE 并未进行病因分类。因此,双抗治疗的风险与获益需要进一步的研究来证实。

(7)对在接受抗血小板治疗期间仍发生缺血事件的患者,还没有证据证实增加阿司匹林剂量或更换另一种抗血小板药物是否有帮助,尽管这是一种常见的临床用法。

(8)阿司匹林治疗期间的心脑血管事件复发可能与阿司匹林抵抗有关,但复发原因也可能是剂量不足。诊断"阿司匹林抵抗"非常困难,与剂量、吸收及测量方式均无关的"真的抵抗"非常罕见。

(9)氯吡格雷抵抗可能与药物相互作用和基因有关,与阿司匹林一样,没有证据证实筛查抵抗与换药治疗有益。

（二）全身抗凝

(1)适用于患心房颤动及其他心源性栓塞风险因素的患者。

(2)开始治疗的时机应个体化,如大面积梗死时,为降低出血转化的风险,抗凝治疗应推迟1～2周开始,而 TIA 或小的梗死则可较早开始。近期的科克伦(Cochrane)综述显示早期(缺血性脑卒中1周内)抗凝无获益。

(3)不推荐应用于非心源性栓塞风险因素的患者。

(4)华法林、利伐沙班、阿呱沙班、达比加群的选择应个体化。

（三）HMGCoA 还原酶抑制药（他汀类）

(1)他汀类药物的益处很可能来自降低胆固醇和其他作用。

(2)SPARCL 研究显示具有动脉粥样硬化危险因素的缺血性脑卒中患者应接受高强度他汀治疗。

(3)对于表现为急性卒中患者,应继续他汀治疗。

(4)应向患者告知不良反应,并在治疗开始前及治疗后的1～3个月检查转氨酶、肌酸激酶及血脂各项。

(5)治疗疗程尚未确定,但已证实治疗5年后的获益。

（四）降低血压

(1)应该在卒中急性期后治疗高血压,特殊情况应个体化。

(2)药物选择应个体化,但 ACEI 类和利尿药可能有特别获益。

（五）糖尿病患者的血糖管理

(1)应使用适合个体患者的药物,严格控制血糖。

(2)应通过定期测定 HbA1c 评价治疗效果。

（六）戒烟

(1)所有缺血性脑卒中患者均应戒烟。

(2)所有可行的戒烟辅助措施均应推荐。

第四章 急性肾损伤

急性肾损伤(AKI)是指不超过3个月的肾脏功能或结构异常,包括血、尿、组织学、影像学及肾损伤标志物检查异常。AKI以往称为急性肾衰竭,近年来研究证实轻度肾功能急性减退即可导致患者病死率明显增加,故将急性肾衰竭改称为AKI,以期能在疾病早期识别,并进行有效干预。

第一节 急性肾损伤概述

急性肾衰竭(ARF)是一组以肾功能在短期内(几小时至几天)急剧下降,并导致氮质废物蓄积,常伴有尿量减少的临床综合征。近年来趋向于将急性肾衰竭改称为急性肾损伤(AKI),以助于更标准化地定义这一综合征,并纳入了血肌酐轻度上升(0.3 mg/dL)与发病率和死亡率增高相关的新概念。急性透析质量建议(ADQI 2004年)根据危害性及病变程度,提出了急性肾衰分层诊断标准,即RIFLE诊断标准,此标准对AKI进行了分期(高危期、损伤期、衰竭期、丢失期及终末期肾脏病)。急性肾损伤专家组(AKIN)在RIFLE分期的基础上进行了部分修改(见表4-1)。这两种标准都建立在大样本队列研究的基础上,改善全球肾脏疾病预后组织(KDIGO)在最近更新的指南里收入了这两种分期方法(见表4-2)。目前AKI的定义为:48小时内血肌酐绝对值上升$\geqslant$0.3 mg/dL(26.4 μmol/L)或7天内较基础值升高$\geqslant$50%,或尿量减少至<0.5 mL/(kg·h)×6小时。

表4-1 急性肾损伤的AKIN和RIFLE分期比较

AKIN分期	尿量	分期	RIFLE标准
血清肌酐	在两者中标准一样		血清肌酐值或GFR

续表

AKIN 分期	尿量	分期	RIFLE 标准
1 期:绝对升高≥0.3 mg/dL(≥26.4 μmol/L)或从基线水平升高≥150%～200%(1.5～2 倍)	<0.5 mL/(kg・h),持续>6 h	高危期(R 期)	血清肌酐值升高至 1.5 倍,或 GFR 下降>25%
2 期:从基线水平升高>200%～300%(超过 2～3 倍)	<0.5 mL/(kg・h)持续>12 h	损伤期(I 期)	血清肌酐值升高至 2 倍,或 GFR 下降>50%
3 期:从基线水平升高>300%(超过 3 倍),或在 4.0 mg/dL(≥35 μmol/L)的基础上急性升高≥0.5 mg/dL(44 μmol/L),或需进行 RRT	<0.3 mL/(kg・h),持续 24 h;或无尿 12 h	衰竭期(F 期)	血清肌酐值升高至 3 倍,或血清肌酐>4 mg/dL(>354 μmol/L)或急性增加>0.5 mg/dL(>44 μmol/L)或 GFR 下降>75%
		丢失期(L 期)	持续存在的急性肾衰竭使肾功能完全丧失超过 4 周
		终末期肾脏病(E 期)	ESRD 超过 3 个月

注:由 SI 单位所表示的肌酐值除以 88.4 后转化为 mg/dL 的单位;对于 AKIN 标准而言,肌酐增加必须在 4～8 小时内;对于 RIFLE 标准而言,AKI 应该是突发(在 1～7 天内)并持续的(超过 24 小时);ESRD,终末期肾脏病;GFR,肾小球滤过率;RIFLE,风险、损伤、衰竭、丢失、终末阶段;RRT,肾脏替代治疗。

表 4-2　KDIGO 的 AKI 复合分期

分期	血清肌酐值	尿量
1 期	1.5～1.9 倍基线值,或增加≥0.3 mg/dL(≥26 μmol/L)	<0.5 mL/(kg・h),持续 6～12 h
2 期	2.0～2.9 倍基线值	<0.5 mL/(kg・h),持续≥12 h
3 期	3 倍基线值,或血肌酐增至≥4.0 mg/dL(≥352 μmol/L),或已开始进行肾脏替代治疗;如患者年龄小于 18 岁,则 eGFR 降至<35 mL/(min・1.73 m²)	<0.3 mL/(kg・h),持续≥24 h;或无尿≥12 h

注:eGFR,估计的肾小球滤过率。

AKI 的发病率因研究人群和分析方法而异。1996～2003 年,北加利福尼亚州的一个以社区为基础的队列研究中,定义 AKI 为血肌酐在＜2.0 mg/dL 的基础上升高≥0.5 mg/dL,或在 2.0～5.0 mg/dL 的基础上升高≥0.1 mg/dL 时,不需要透析的急性肾损伤患者的发病率为 3841 人/(100 万·年)。在美国,1.9%的住院患者患有 AKI,尤其危重患者,重症监护室(ICU)患者患病率超过 60%。在 ICU,AKI 的程度更为严重,5%～6%的患者需要进行肾脏替代治疗。而美国 AKI 患者需要进行透析治疗的比例也在以每年 10%的速度增长。2013 年我国的一项全国性横断面研究显示,根据 KDIGO 标准,0.99%的住院患者患有 AKI;根据扩展标准,患病率则达到 2.03%。

AKI 的发生会造成重要的短期和长期后果。尽管目前透析技术和重症监护治疗已有重大进展,但是 ICU 的 AKI 患者病死率仍然高达 37%～60%。在一个约有 20000 例住院成人的大样本队列研究中,AKI 的严重程度与更高的住院死亡率、更长的住院时间及更高的费用直接相关。这一关联在血肌酐改变低至 0.3 mg/dL 时即已存在。即使在住院期间存活的 AKI 患者远期也有更高的病死率,其调整病死率为 1.4,并随着 AKI 分期的增高而增高。另外,AKI 存活者发生包括慢性肾脏病(CKD)在内的并发症的风险也较高。

一、急性肾损伤的病因病机

(一)中医病因病机

1.病因

本病的形成多与外感六淫邪毒、内伤饮食七情以及损伤津液、中毒虫咬等因素有关。

(1)外邪侵袭脏腑:导致肺、脾、肾之功能异常,肺之治节无权,脾之健运失司,肾之开阖无度,加之膀胱气化功能失常,水湿浊邪不能排出体外,从而发为本病。

(2)内伤七情:引起肝气郁结,疏泄不及,从而影响三焦水液的运行和气化功能,致使水道通调受阻,形成癃闭。

(3)饮食不节:多因过食辛辣肥腻,酿湿生热,湿热不解,下注膀胱,或湿热素盛,肾热下移膀胱而发病。

(4)劳倦伤脾:饮食不节,或久病体弱,致脾虚清气不能上升,则浊气难以下降,小便因而不通而发病。

(5)老年体弱或久病体虚:肾阳不足,命门火衰,气不化水,致尿不得出而发病。

（6）津液输布失常：水道通调不利，不能下输膀胱等以致上下焦均为热气闭阻，气化不利而发病。

（7）尿路阻塞者：或瘀血败精，或肿块结石，阻塞尿道而发病。

（8）中毒虫咬：火毒入袭，煎熬津液，使营血津液耗伤，尿液无源导致无尿或少尿而发病。

2.病机

综上所述，本病为中医急重症，病位在肾和膀胱，与肺、脾、肝等脏器功能有关，来势凶猛、变化迅速而临床表现复杂。病理性质总属本虚标实。

（二）西医病因病机

根据病变部位和病理类型不同，AKI 可分为肾前性、肾性和肾后性三大类。

1.肾前性 AKI

肾前性 AKI 是指有效循环血量下降所致的功能性肾小球灌注压下降，肾实质的结构并无异常变化，在肾脏血供和肾小球灌注压恢复之后，肾小球滤过率（GFR）可迅速恢复正常。但是，如果导致肾脏灌注不足的肾前性因素持续存在，肾前性 AKI 会进展为肾性 AKI。国内相关文献报道，肾前性因素占 AKI 的比例为 $13.8\%\sim57.4\%$。病因多为低血容量、心排血量下降、全身血管扩张或肾动脉收缩等，引起"有效"循环血容量减少时，即可导致肾前性 AKI。

慢性肾脏病常用的血管紧张素转换酶抑制剂及血管紧张素 Ⅱ 受体拮抗剂可导致肾前性急性肾衰竭发生。其机制是通过抑制血管紧张素转换酶使血管紧张素 Ⅱ 合成减少或抑制血管紧张素 Ⅱ 与受体结合，并间接抑制去甲肾上腺素，选择性抑制肾小动脉收缩，且对于出球小动脉的抑制作用大于入球小动脉，使部分需依赖血管收缩而维持肾内血流量的患者代偿调节机制失常，导致肾小球滤过率下降。易感因素包括双侧肾动脉狭窄、弥漫性肾实质病变或缺血性肾脏病、孤立肾、低钠、低血容量、充血性心力衰竭等。

2.肾性 AKI

肾性 AKI 为各种肾脏疾患所致（或由于肾前性因素持续存在而使病情进展所致），占 AKI 的 $5\%\sim50\%$。肾性 AKI 的病因有肾血管疾病、肾小球疾病、急性间质性肾炎（AIN）。

（1）肾血管疾病：多为双侧血管受累，原有慢性肾脏病或孤立肾者可为单侧受累。任何影响肾脏微血管供血的疾病都可导致 AKI，如血栓性血小板减少性紫癜、溶血性尿毒症综合征、恶性高血压等。

（2）肾小球疾病：伴有肾小球大量新月体形成的急进性肾小球肾炎，如抗肾小球基底膜疾病、抗中性粒细胞胞浆抗体(ANCA)相关性血管炎、免疫复合物性肾小球疾病等,以及严重塌陷性肾小球疾病[如人类免疫缺陷病毒(HIV)感染]等,尤其在肾脏灌注减少时,可出现 AKI,也可伴严重肾小管急性损伤。

(3)AIN:由多种感染、药物、过敏、中毒等不同原因引起,以肾脏间质炎症为主。

3.肾后性 AKI

肾后性 AKI 主要是各种原因引发的急性尿路梗阻而导致。肾脏以下尿路梗阻,使梗阻上方的压力升高,甚至出现肾盂积水。因肾实质受压,致使肾脏功能迅速下降,故又称为急性梗阻性肾病。

二、急性肾损伤的早期检测

AKI 早期肾功能仅有轻度下降,但随着其严重程度增加,患者预后变差,故 AKI 的早期检测诊断是研究重点。目前血肌酐升高水平被用于定义 AKI,但作为肾功能指标,它仍有很多局限性。除了维持合适的肾小球滤过率(GFR)所需的肌酐生成与排泄的稳态平衡以外,血肌酐浓度在 GFR 轻度下降时可能不会升高,在 GFR 刚开始急剧下降时也上升缓慢。另外,在败血症所致 AKI 患者中,肌肉组织产生肌酐减少;血肌酐浓度升高程度可能不会与 GFR 下降程度相符。肾脏损伤从无法检测至血肌酐浓度升高存在窗口期(8～48 小时)。潜在的能作为 AKI 早期检测指标的新的血、尿生物学标志物正在研究中,如肾损伤分子-1(KIM-1)、中性粒细胞明胶酶相关脂质运载蛋白(NGAL)、血清胱抑素 C(cystatin C)及白介素-18(IL-18)等。这些新型生物学标志物不仅提供了早期检测 AKT 的可能性,还可能对改善预后及了解 AKI 的病因有帮助。

血清胱抑素 C 是一种可以在肾小球自由滤过的半胱氨酸蛋白酶抑制剂,通常被近端小管细胞重吸收并在细胞内降解,不进血液也不再分泌,因此它对 GFR 轻度下降的敏感性可能高于血肌酐。尿胱抑素 C 在临床许多情况下都被用于检测 AKI,如在心脏术后、败血症所致 AKI 及移植肾功能延迟等。

KIM-1 是一种在人类或动物缺血或肾毒性损伤的近端小管细胞中表达上调的细胞膜糖蛋白。KIM-1 可作为骨髓磷脂酰丝氨酸受体,介导上皮细胞转化为半职业性吞噬细胞。这一膜相关富黏蛋白分子的胞外域在人和啮齿类动物受损的肾脏中脱落到尿中,但不能在健康肾脏产生的尿液中检测到。在由缺血或毒素所致的 AKI 中,尿 KIM-1 水平特异性地增高。

中性粒细胞明胶相关脂质运载蛋白（NGAL）是一种在近端和远端肾小管细胞及中性粒细胞表达的结合并转运游离铁的蛋白质。它也介导小管对表皮生长因子的反应，从而与肾脏疾病的进展相关。肾小管压力增高或受损时尿 NGAL 水平升高，但在肾前性疾病并不增加。NGAL 是研究最多的肾脏生物学标志物，有大量将尿 NGAL 水平与 AKI 早期检测联系在一起的研究。

IL-18 是一种在巨噬细胞和近端小管细胞中发现的炎性细胞因子，在许多肾缺血损伤的情况下尿中水平上升，如一般 ICU 监护、急性呼吸窘迫综合征、造影剂肾病及心脏手术后。

新的 AKI 生物学标志物还没有用于临床实践。然而，它们有早期检测 AKI，鉴别轻微的血清肌酐浓度尚未升高的肾损伤，监测新的治疗干预措施的疗效并探究 AKI 病因的潜能。使用这些生物学标志物筛选 AKI 是否有额外成本或早期检测 AKI 是否能推动关于 AKI 的有效治疗方案的研究尚未明确。

三、急性肾损伤的诊断方法

诊断 AKI 患者的基本方法是要确定其病因。这个过程应该从排除或纠正肾前性和肾后性原因入手。在住院患者中，确定正确的病因诊断往往是在许多潜在的可能病因中找出最有可能的原因。在这一条件下，评估尿量，将 AKI 分为少尿型（尿量＜500 mL/d）及非少尿型可以缩小鉴别诊断的范围。

要准确鉴别 AKI 的原因，需要对不同病因所致 AKI 的自然病程有所了解，即一系列按时间顺序出现在 AKI 之前的事件，并需要对可获得的患者资料进行分析。尽管住院 AKI 患者的鉴别诊断很多，不过通过详细的病史询问和体格检查及实验室资料常常足以进行诊断。具体鉴别诊断见表 4-3。

表 4-3　急性肾损伤鉴别诊断的病理生理分类

病因	解释
肾前性	见于 30%～60% 的 AKI
容量减少	肾单位损失、GI 损失、出血
心输出量减少	左心衰或右心衰、心脏压塞
系统性血管扩张	败血症、过敏、麻醉药

病因	解释
人球小动脉收缩	NSATOs、钙调磷酸酶抑制剂、造影剂、肝肾综合征及高钙血症
出球小动脉扩张	ACEI、ARB
肾性	见于大约40%的AKI
急性肾小管损伤	
缺血性	—
肾毒性(药物)	氨基糖苷类抗生素、锂、两性霉素、喷他脒、顺铂、异环磷酰胺及造影剂
肾毒性(色素)	横纹肌溶解症、血管内溶血
急性间质性肾炎	
药物诱导的	青霉素、头孢菌素、非甾体类抗炎药(NSAIDs)、质子泵抑制剂、别嘌醇、利福平和磺胺
感染相关的	肾盂肾炎、病毒性肾炎
自身免疫疾病	干燥综合征、结节病、SLE
恶性肿瘤	淋巴瘤、白血病
肾小管内阻塞	
副蛋白	免疫球蛋白轻链
晶体	急性磷酸盐性肾病、肿瘤溶解综合征、乙二醇、阿昔洛韦、茚地那韦、甲氨蝶呤
急性肾小球肾炎	继发于感染的、冷球蛋白血症、急进性肾小球肾炎(RPGN)和系统性红斑狼疮(SLE)
大血管病变	腹内压升高所致肾静脉压增高、双侧肾静脉血栓形成、双侧肾动脉栓塞
微血管病变	动脉粥样硬化栓塞疾病、溶血尿毒症综合征(HUS)、血栓性血小板减少性紫癜(TTP)、硬皮病肾危象、恶性高血压
肾后性(梗阻)	见于大约10%的AKI
内源性梗阻	双侧输尿管结石、膀胱出口梗阻(前列腺肥大或血块)、神经源性膀胱
外源性梗阻	腹膜后纤维化、转移癌

四、临床评估

对住院的AKI患者的评价应该详细询问病史、用药情况。了解以前的血清肌酐水平或有无患肾脏疾病,对判断AKI与CKD是非常重要的。肌酐在某些因素的作用下明显增加,而这些因素可以是全身性疾病的肾脏表现(例如败血症和横纹肌溶解)、住院事件(例如外科手术,使用了放射造影剂和肾毒性药物)或门诊事件(例如药物或毒物的使用,腹泻或呕吐所致血容量下降)。要特别注意用药记录,如非甾体类抗炎药(NSAIDs)、肾素-血管紧张素-醛固酮拮抗剂及抗生素。病史还需注意有无使用含有马兜铃酸的中草药或者有无使用合成的大麻素(发现的有潜在肾毒性)。在非洲和印度发现含有苯二胺(PPD)的染发剂也可能导致 AKI。肾后性病因的线索(如排尿犹豫、夜尿频繁、盆腔或腰部疼痛、溢出性尿失禁及转移癌)应尽早进行评估,以防止因治疗延误而导致进一步的肾损伤。

体格检查可发现一些支持特殊病因所致 AKI 的体征。体重减轻、显著的体位性血压降低、脉搏增快且无颈静脉扩张都提示细胞外液减少。值得注意的是,心脏衰竭、肝硬化和肾病综合征所致肾前性 AKI 患者可以出现血容量超负荷而有效血容量下降。对于危重患者,通过体格检查评估血容量状态极具挑战性,有必要对中心静脉压或肺毛细血管楔压(PCWP)进行有创血流动力学监测,以区别于非心源性肺水肿所致容量负荷过重。低 PCWP提示非心源性肺水肿。每天的液体入量和出量也有助于确定危重患者的细胞外液容量。

AKI 患者应该进行全面的体格检查。膀胱膨胀伴触痛提示下尿路梗阻,需要在无菌条件下进行导尿。腹胀、腹壁紧张提示可能有腹水、进行性静脉液体复苏或近期有过腹部手术。在 ICU 可以测量腹内压以鉴别 AKI和腹腔间室综合征,后者腹内压超过 20 mmHg。

发热、皮疹和关节痛提示可能是全身性疾病,如系统性红斑狼疮、血管炎、心内膜炎或表现为药物过敏性急性间质性肾炎(AIN)。而下肢的白细胞破碎性皮疹在年轻患者可能为过敏性紫癜,在患丙型肝炎的老年患者可能为冷球蛋白血症。如果近期行主动脉导管置入(如心导管检查)的患者出现网状青斑或脚趾变色,提示胆固醇性或动脉粥样硬化性血栓。无痛性血尿提示急性肾小球肾炎(GN)或泌尿生殖系统的恶性肿瘤,而痛性血尿则更符合尿路梗阻。

五、实验室检查

在住院 AKI 患者中,如有效动脉血容量和肾脏损伤时间均未知,则鉴别肾前性 AKI 和急性肾小管坏死(ATN)可能比较困难。此时,急性肾小管损伤(ATI)可以更准确地描述为由局部缺血或毒性损伤所致的 AKI 的病理过程。尿量评估、尿沉渣和排尿指数(最后一个指标仅在患者出现少尿时有用)对做出正确诊断非常有用(见表 4-4)。原始的实验室检查包括尿液分析和基础代谢检查,如测量血尿素氮(BUN)和血清钠、钾、碳酸氢盐和肌酐。这些测试对于诊断 AKI 及评估其并发症都十分重要。

表 4-4　肾前性和肾性急性肾损伤鉴别诊断的临床和实验室变量

鉴别点	肾前性	肾性
病史	经消化道、泌尿道、皮肤体液的丢失,失血或第三间隙损耗	药物或毒素使用,血流动力学改变
临床表现	低血压或血容量减少	无特异性症状或体征
实验室检查		
BUN/Scr	>20	<20
尿沉渣	正常或有少量管型	"粗大棕色"管型
尿渗透压/[mOsm/(kg·H$_2$O)]	>500	<350
蛋白尿	无	轻到中度
尿钠/(mmol/L)	<20	>40
FE$_{Na}$/%	<1	>1
FE$_{Urea}$/%	<35	>35
新型生物标志物	无	KIM-1、cystatin C、NGAL 和血管诱导生成因子 61(CYR61)等

原始的实验室检查资料可能需要进一步复查。例如,血糖正常时出现糖尿提示为近端肾小管功能受损。尿中磷酸盐和尿酸水平升高并出现氨基酸和碳酸氢盐可以确诊 Faaconi 综合征,由顺铂或替诺福韦所致的 AKI 或免疫球蛋白的游离轻链(FLC)所致的 AKI 可以出现近端小管损伤。

(一)尿素氮/肌酐比值

正常人中尿素氮/肌酐比值为 1~15:1(两者都以 mg/dL 表示时,以 mmol/L 表示时则为 40~60:1)。由于抗利尿激素水平升高导致尿素的重吸收不成比例地增加,在肾前性 AKI 患者这一比例可大于 20。但高比值并不是肾前性损伤的特异性指标,因为消化道出血、蛋白质合成代谢减弱(例如全身性使用皮质类固醇激素或四环素)、分解代谢增强(如败血症)及蛋白质摄入增加都可以使 BUN 水平升高。这一比例正常时也不能排除肾前性AKI,因为蛋白质摄入减少或潜在的肝脏疾病导致的尿素产生减少可以通过增强小管重吸收而降低 BUN 的升高。此外,在因肌肉溶解而有肌酸激酶释放的患者中肌酐升高的水平可能超过 BUN 水平,如横纹肌溶解症。

（二）尿量

AKI 患者的尿量直接与残余 GFR 相关。尿量因此既可以提示 AKI 的严重程度,也可以提供重要的诊断信息。少尿型 AKI（尿量＜500 mL/d）相比非少尿型 AKI 预后更差,尤其是重症监护下维持液体正平衡时。除了早期检出的肾前性 AKI 或 AIN,少尿最常见于 ATN 所致的 AKI。每日尿量差异较大提示有梗阻。完全无尿（无尿液流出）可以发生于 ATN 或 AIN,提示梗阻或急性血管事件,如肾静脉或肾动脉闭塞。某一血管事件必须同时影响双侧肾脏或单一的功能肾脏才能造成完全无尿。

（三）尿液分析与尿液镜检

试纸尿检示尿中存在红细胞或尿蛋白为 AKI 的第一线索。然而试纸尿检的结果具有显著局限性,因此必须结合更特异性的检查,如尿蛋白或白蛋白/肌酐比值和尿显微镜检。试纸尿检的局限性包括无法检测免疫球蛋白的 FLC 蛋白成分,在放射造影剂或碱性尿时检测尿蛋白可能出现假阳性。在与尿显微镜检联合使用时,试纸尿检可提供有用的诊断信息。例如,试纸尿检发现有隐血而尿镜检未发现红细胞,提示尿中可能存在血红蛋白或肌红蛋白。已证实尿镜检有助于住院患者 AKI 的诊断和判断预后。尿沉渣检查是指将新鲜尿液样品离心并用光学显微镜检查沉渣中的细胞、管型和晶体。正常的尿沉渣包含很少的细胞或管型。在早期肾前性 AKI 中尿镜检通常是正常的,偶尔可见透明管型。ATN 相关的 AKI 尿中可出现"粗大棕色"的颗粒管型和肾小管上皮细胞。一项对 197 个由 AKIN 标准确定的住院 AKI 患者进行的研究显示,低倍镜下每个视野超过 10 个颗粒管型对最终诊断 ATN 的阳性预测值为 100％。在同一研究中,根据尿沉渣中颗粒管型和肾小管上皮细胞进行评分,发现与 AKI 恶化（AKIN 分期是否需要透析及死亡）直接相关。这些发现表明,尿镜检在鉴别肾前性 AKI、ATN 相关 AKI 及预测 AKI 的严重程度方面都非常重要。

尿液分析和尿镜检结果可能提供肾脏病史的信息（广泛的蜡状管型常见于 CKD）,而更重要的是有可能提供诊断罕见病因所致 AKI 的线索。增生性肾炎的特征是试纸尿检出现尿隐血（＋＋＋）～（＋＋＋＋）,尿蛋白（＋＋）～（＋＋＋）,尿镜检发现活动性红细胞与红细胞管型。在这一情况下,若肾脏大小正常,诊断除了病史和体格检查,还需要血清学检查和肾脏活检的支持。尿中白细胞簇集或有白细胞管型但无细菌存在则提示 AIN。AIN 患者尿沉渣可见肾小管上皮细胞、颗粒管型、红细胞甚至红细胞管型。嗜酸性粒细胞尿对于药物相关性 AIN 的诊断没有特异性和敏感性，即使未发生 AIN，膀胱炎、前列腺炎、肾盂肾炎、动脉粥样硬化栓塞性疾病、ATN 及急进性肾炎（RPGN）都可能出现嗜酸性粒细胞尿。接受化疗的患者出现高血磷且尿沉渣发现高尿酸结晶提示可能存在肿瘤溶解综合征。

（四）尿钠排泄分数和尿素排泄分数

尿/血清钠浓度与尿/血清肌酐浓度之间的关系（尿钠排泄分数）被用于大概地估计肾小管功能：

$$(U_{Na}/S_{Na})/(U_{Cr}/S_{Cr}) \times 100\%$$

其中，U＝尿，S＝血清，Na＝钠，Cr＝肌酐。

这一检查的基本前提是前性损伤时肾小管细胞会重吸收钠，而 ATN 造成小管损伤时则不会。滤过钠排泄分数（FE_{Na}）低于 1％提示肾前性 AKI，而 FE_{Na} 高于 3％则是 ATN 的典型表现。然而，自从 FE_{Na} 于 1976 年被应用于临床以来，也出现过很多例外。在败血症、血红蛋白尿或肌红蛋白尿、造影剂暴露、非少尿性 AKI、心力衰竭及晚期肝硬化时，尽管存在 ATN，FE_{Na} 都可能低于 1％。而 CKD、使用利尿剂、近期内有静脉用药史、糖尿、尿重碳酸盐增多、盐消耗性疾病尽管存在肾前性 AKI，都可能导致 FE_{Na} 升高。因此 FE_{Na} 对于院内获得性 AKI 而言有很大的局限性，但对于特定的出现少尿的患者人群中鉴别肾前性 AKI 和 ATN 有很大帮助。尿素重吸收主要发生于近端小管，袢利尿剂和噻嗪类利尿剂对其影响较小，故对使用利尿剂的患者而言，尿素排泄分数（FE_{Urea}）是 FE_{Na} 的一个较好的替代指标。FE_{Urea} 计算方法与 FE_{Na} 相同，只是将钠浓度用尿素浓度替代，小于 35％支持肾前性 AKI。

六、影像学研究

要明确诊断 AKI 可能不必用到肾脏影像学检查。然而，当诊断不确定，尤其是临床资料倾向于尿路梗阻或肾脏血管闭塞时，则需要进一步检查。肾脏 B 超是一种可靠的、非侵袭性的评估肾脏和泌尿道的方法。它可以检出尿路梗阻、多囊肾，以及肾脏的大小与个数。应用多普勒超声可以检测血管闭合情况。高分辨率的计算机断层成像是尿路结石的首选检查。放射性核素肾图可以用来估计有 AKI 的移植肾的肾血浆流量，但已被多普勒超声取代；其他放射性核素方法对于 AKI 用处不大。磁共振成像可用于评估肾动脉或静脉血栓。

第二节 急性肾损伤的中医治疗

一、治疗原则

本病的治疗,应根据"六腑以通为用"的原则,着眼于通,即通利小便。早期以实证居多,宜清湿热、散瘀结、利气机而通利水道;后期以脏腑亏虚、气血两虚居多,故当根据本病本虚标实的具体情况,灵活立法。攻邪以清热利湿、化瘀利水等法为主,补虚以益气养血、调补脾肾为要。运用攻伐之药不宜过度,以防伤正;调补脏腑气血应把握时机,以防留邪为患。攻补适宜,方可收效。

二、辨证施治

(一)热毒炽盛证

临床表现:尿少或尿闭,尿痛灼热,口渴,高热谵语,狂躁,干呕,腰痛,舌质红,苔黄焦或芒刺,脉洪数。

治法:清热解毒。

方药:连翘白虎汤(经验方)。金银花15 g,连翘20 g,石膏30 g,知母12 g,板蓝根15 g,甘草3 g。

方解:方中以石膏为君,辛甘大寒,以清内盛之热;金银花、连翘、板蓝根苦寒之品,可清热解毒,并助石膏清内热,为臣;知母苦寒质润,一助石膏清热,一借苦寒润燥以滋阴,为佐;甘草调和诸药,并防止苦寒伤中,为使。

临床应用:热毒炽盛者,加黄芩、黄连、栀子;阴津亏耗,加玄参、生地;大便秘结,加大黄、芒硝;小便极少者,加白茅根、竹叶、滑石。

(二)膀胱湿热证

临床表现:小便点滴不通,或量少而短赤灼热,小腹胀满,口苦口黏,或口渴不欲饮,或大便不畅,苔根黄腻,舌质红,脉数。

治法:清热利湿,通利小便。

方药:八正散加减(出自《太平惠民和剂局方》)。车前子(包)10 g,瞿麦10 g,萹蓄10 g,滑石10 g,栀子10 g,甘草5 g,通草3 g,大黄(后下)10 g。

方解:方中通草、车前子、萹蓄、瞿麦通闭、利小便,栀子清化三焦之湿热,滑石、甘草清利下焦之湿热,大黄通便泻火、清热解毒。

临床应用:若舌苔厚腻者,可加苍术、黄柏,以加强其清化湿热的作用;

兼心烦、口舌生疮糜烂者,可合导赤散,以清心火、利湿热;若湿热久恋下焦,又可导致肾阴灼伤而出现口干咽燥、潮热盗汗、手足心热、舌光红,可改用滋肾通关丸加生地、车前子、川牛膝等,以滋肾阴、清湿热而助气化。

(三)血瘀水停证

临床表现:小便短涩,尿血尿痛,鼻衄,咯血,便血,皮肤紫癜,身热夜甚,躁扰发狂,舌暗红,脉涩或细数。

治法:行血散结。

方药:桃红四物汤(出自《医宗金鉴》)。桃仁 10 g,红花 6 g,当归 10 g,赤芍 6 g,川芎 10 g,熟地 15 g。

方解:方中当归补血活血,熟地以补血为主,川芎入血分理血中之气,芍药养血敛阴,桃仁、红花入血分而行血逐瘀。全方尽属血分药物,活血之效较强,共奏行血散结之效。

临床应用:出血量多者,加三七、仙鹤草、茜草;少尿甚者,加猪苓、茯苓、车前子;大便秘结者,加大黄、芒硝;血分热盛者,加清营汤合用。

(四)气阴虚竭证

临床表现:尿少滴沥,排出无力,面色晦暗,气息欲绝,精神疲惫,汗出黏冷,肢冷畏寒,舌淡苔白,脉细弱。

治法:益气固脱,敛阴生津。

方药:生脉散(出自《温病条辨》)。人参 10 g,麦冬 10 g,五味子 6 g。

方解:方中人参甘平,大补元气为君;麦冬甘寒,养阴生津、清热除烦为臣;五味子酸收敛肺止汗为佐使。共获益气生津之效。

临床应用:气虚明显者,加黄芪、黄精、玉竹;阴津匮乏者,加玄参、生地、石斛;阳虚明显者,加附子、肉桂、高良姜;尿少欲闭者,加桂枝、茯苓皮、姜皮、泽泻。

(五)脾气不升证

临床表现:时欲小便而不得出,或量少而不爽利,气短,语声低微,小腹坠胀,精神疲乏,食欲缺乏,舌质淡,脉弱。

治法:益气健脾,升清降浊,化气利尿。

方药:补中益气汤合春泽汤加减(补中益气汤出自《内外伤辨惑论》,春泽汤出自《证治准绳》)。黄芪 15 g,人参(另煎兑入)(或党参)15 g,白术 10 g,桂枝 10 g,炙甘草 15 g,当归 10 g,陈皮 6 g,升麻 6 g,柴胡 12 g,猪苓 10 g,泽泻 10 g,茯苓 10 g,生姜 9 片,大枣 6 枚。

方解:方中人参、黄芪益气;白术健脾运湿;当归养血和营,协同人参、黄芪补气养血;陈皮理气和胃,使诸药补而不滞;桂枝通阳,以助膀胱之气化;升麻、柴胡升清气而降浊阴,猪苓、泽泻、茯苓利尿渗湿。诸药配合,共奏益气健脾、升清降浊、化气利尿之功。

临床应用:若气虚及阴,脾阴不足,清气不升,气阴两虚,症见舌质红,可改用补阴益气煎;若脾虚及肾,而见肾虚证候者,可加用济生肾气丸,以温补脾肾、化气利尿;小便涩滞者,可合滋肾通关丸。

(六)肾阳衰惫证

临床表现:小便不通或点滴不爽,排出无力,面色㿠白,神气怯弱,畏寒怕冷,腰膝冷而酸软无力,舌淡,苔薄白,脉沉细而弱。

治法:温补肾阳,化气利尿。

方药:济生肾气丸加减(出自《张氏医通》)。熟地 30 g,山茱萸 15 g,山药 15 g,泽泻 10 g,牡丹皮 10 g,茯苓 15 g,肉桂 10 g,制附子(先煎)10 g,川牛膝 15 g,车前子 10 g,菟丝子 10 g,枸杞子 10 g,龟甲胶 10 g,生晒参(另煎)10 g。

方解:方中熟地、山茱萸、枸杞子、龟甲胶补益肾阴,肉桂、附子、菟丝子温补肾阳,生晒参大补元气,山药平补脾肾,川牛膝益肾活血利水,茯苓健脾利湿,泽泻、车前子利水消肿,牡丹皮清热凉血活血。

临床应用:若老人精血俱亏,病及督脉,而见形神委顿、腰脊酸痛,治宜香茸丸,以补养精血、助阳通窍;若因肾阳衰惫,命火式微,致三焦气化无权、浊阴不化,症见小便量少甚至无尿、头晕头痛、恶心呕吐、烦躁、神昏者,治宜千金温脾汤合吴茱萸汤温补脾肾、和胃降逆。

(七)尿道阻塞证

临床表现:小便点滴而下或尿细如线,甚则阻塞不通,小腹胀满疼痛,舌质紫暗或有瘀点,脉细涩。

治法:行瘀散结,通利水道。

方药:代抵当丸加减(出自《证治准绳》)。大黄 120 g,芒硝 30 g,桃仁(麸炒黄,去皮、尖、另研如泥)60 枚,当归尾 30 g,生地 30 g,穿山甲(蛤粉炒)30 g,肉桂 9 g。上为极细末,炼蜜丸,如梧桐子大。每次 1 丸。

方解:方中当归尾、穿山甲、桃仁、大黄、芒硝通瘀散结;生地凉血滋阴;肉桂助膀胱气化以通尿闭,用量宜小,以免助热伤阴。

临床应用:若由于尿路结石而致尿道阻塞、小便不通,可加用金钱草、鸡内金、冬葵子、萹蓄、瞿麦以通淋利尿排石。

第三节　急性肾损伤的预防和非透析治疗

院内获得性 AKI 常常是多种损害共同作用的结果。最可能的病因包括肾脏自我调节功能衰竭、直接肾毒性、缺血再灌注及炎症状态。AKI 的严重程度预示着预后的好坏，包括是否需要肾脏替代治疗（RRT）、住院时间延长及死亡率。RIFLE 诊断标准和急性肾损伤网络（AKIN）分级系统的广泛使用显示血清肌酐的微小变化与短期或长期死亡率息息相关。此外，AKI 可能影响其他器官如心、肺、脑、肝的功能。因此，AKI 的一级预防和早期诊断具有重要的临床意义。一旦检测到 eGFR 下降，必须进行二级预防以减轻损伤危害，并积极采取治疗措施。

一、一级预防措施

（一）改善血容量及血流动力学状态

不管损伤性质如何，稳定的血流动力学及良好的心输出量和血压是预防 AKI 的关键。最佳的血容量状态可以维持血流动力学和心输出量，以确保肾脏灌注量，避免进一步的损伤。受损肾脏其血流量的自我调节功能丧失，后者是血压波动时肾脏血流量得以维持稳定的机制。这一功能丧失增加了低血压发生后 AKI 的易感性。因此，对于 AKI 初期及进展期的患者而言，液体管理及血管活性药物的使用是重要的干预措施。一些手术前扩充血容量可以降低围术期 AKI 的风险，如大血管手术、肾移植及解除梗阻性黄疸的手术。在这些情况下，液体容量管理在初始阶段极其有益。然而，静脉输液扩容对从肾损伤开始到进展的临床预后的影响还未被充分研究，并且这一处理还需与液体潴留及容量超负荷导致的有害结果相平衡。血容量状态的评估很有难度，对于重症监护室（ICU）内的患者而言更是如此。扩容对患者血流动力学和肾功能的影响大多是回顾性且反复摸索的结果。在肾前性 AKI 的患者，扩容能增加器官灌注，改善肾功能。在其他情况下，对于有严重充血性心力衰竭（CHF）或舒张期功能紊乱的患者，无论血容量正常还是超负荷，其肾脏灌注都是不足的。对这些患者采取扩容治疗会导致心功能恶化并出现肺水肿。

目前还没有保护肾功能最佳的血流动力学及容量状态的指南。最近拯救脓毒症患者行动（SSC）修改了败血症的国际指南。这些建议包括初始以晶体液（至少 30 mL/kg）进行液体复苏，使用大量晶体液时需加白蛋白进行液体复苏，以维持足够的平均动脉压（MAP）等。治疗时应持续补液直到动态指标(如脉压、每搏输出量变化)或静态指标(动脉压、心率)评估提示患者血流动力学改善。同时,应用升压药将 MAP 维持在高于 65 mmHg 的水平上,而去甲肾上腺素是首选的升压药。对于肾脏而言,目前没有证据表明,对于败血症患者去甲肾上腺素对肾功能和 RRT 需求的影响与血管加压素有不同。如果存在下列情况,应该使用正性肌力药物(如多巴酚丁胺):

(1)心脏充盈压升高、CO 降低提示心肌功能障碍。

(2)尽管已取得了充足的血容量和足够的 MAP,仍出现灌注不足征象。

危重患者延后或延长的积极液体复苏治疗与较差的肾脏预后和高死亡率相关。因此,对于所有患者而言,当其对液体治疗不再有反应时,应停止扩容。来自于液体和导管治疗试验(FACTT)的试验数据表明,在初始复苏后,保守液体治疗与机械通气快速脱机、降低 ICU 住院时间相关,且不会使急性肺损伤患者肾功能恶化或影响预后。血管加压素和败血症休克试验(VASST)研究比较了血管加压素(0.01~0.03 U/min)和去甲肾上腺素(5~15 μg/min)注射对败血症休克患者死亡率的影响,两者不存在差异。这一研究的后续分析发现,在 12 小时内给予大约 3 L 液体以达到液体正平衡时,患者生存情况最好。总而言之,灵活的补液方法在休克的第 1 个小时内作为早期目标疗法的一部分似乎很有益,而在纠正休克后仍需继续进行保守治疗。这些原则是否同样适用于无休克的 AKI 患者尚不清楚。AKI 时仍需考虑存在液体潴留和超负荷的潜在风险。

目前对于最佳复苏液体仍存在争议。最近的 KDIGO AKI 指南建议,在没有出血性休克时,对于有 AKI 危险因素或已患 AKI 的患者,应使用等渗晶体溶液代替合成胶体[羟乙基淀粉(HES)]和非合成胶体(白蛋白)以补充细胞内液。对 6997 例患者进行的盐水 vs 白蛋白液体评估(SAFE)试验发现,对危重患者使用盐水或白蛋白补液的死亡风险相似,新发单器官或多器官功能衰竭患者的比例或需行 RRT 治疗的天数也没有显著差异。同一项研究的两个亚组的分析显示,白蛋白的使用对颅脑创伤可能有害,而对败血症有潜在的益处。HES 制剂过去常被用作非蛋白质血管内扩容剂。除了在液体治疗方面的有效性以外,HES 制剂还具有抗炎效果,且比白蛋白成本低。但是它们可能改变凝血和血小板功能,并增加 AKI 的风险。HES 介导的肾损伤的机制可能与近端肾小管上皮细胞摄取 HES 引起获得性溶酶体贮积病有关。此剂量依赖现象在肾功能受损的患者中更明显,可能会导致组织内泡沫样巨噬细胞的弥漫性沉积。一项比较 10% 的 HES 200/0.5 溶液和 6% 的 HES 130/0.42 溶液与林格液的独立灌注模型的实验研究提出,肾间质巨噬细胞浸润和肾小管损害是 HES 引起肾损伤的其他可能的机制。

HES 溶液标识了几个数字,即溶液的浓度、平均分子量及最重要的摩尔取代度(例如 10% 的 HES 200/0.5 溶液或 6% 的 HES 130/0.42 溶液)。过去认为 6% 的 HES 130/0.42 溶液比 10% 的 HES 200/0.5 溶液更安全。最近一项大型的包括 804 例严重败血症的多中心随机对照研究表明,相比于林格液,6% 的 HES 130/0.42 溶液对肾功能和存活都不利。另一个更大的有 7000 例 ICU 患者的试验表明,6% 的 HES 130/0.42 溶液相比于 0.9% 氯化钠(生理盐水)增加了 RRT 的需求,但未增加死亡率。因此,有 AKI 危险因素或已患 AKI 的患者应避免使用 HES。当患者需要大量晶体液以维持足够的 MAP 时可以考虑使用白蛋白,但必须使其效益与潜在风险相平衡(白蛋白对创伤患者可能有害,且有较低的传染感染性疾病的可能)。

一些动物研究表明,因输入生理盐水所致的高氯血症可能影响肾脏的血流动力学。一项双盲交叉验在健康成年男性中比较了静脉滴注 2 L 生理盐水(氯离子浓度为 154 mmol/L)和氯离子浓度为 98 mmol/L 平衡盐缓冲液后的肾动脉血流速度和肾皮质组织灌注。这一研究显示静脉补充生理盐水后平均肾动脉流量和肾皮质组织灌注有显著下降,而使用限氯液体时则未发生。最近的一项回顾性研究表明,限氯液体[平衡盐缓冲液(氯离子浓度为 98 mmol/L)或贫氯液体 20% 白蛋白(氯离子浓度为 19 mmol/L)]与富氯液体(0.9% 盐水、4% 琥珀酰明胶溶液或 4% 白蛋白溶液)相比,与 AKI 的发病率和 RRT 需求显著减少有关。这些结果需要被其他研究所证实。

(二)预防造影剂导致的急性肾损伤

造影剂诱导的急性肾损伤(CI-AKI)的预防共识工作小组建议,患者基线 eGFR < 60 mL/(min·1.73 m²)即应采取措施降低 AKI 风险。按照 KDIGO 指南,这一标准很可能被降低至 45 mL/(min·1.73 m²)。为了预防 CI-AKI,高危患者应予静脉水化治疗。在紧急情况下,在使用造影剂的当天早晨或立即使用等渗盐水水化优于半等渗盐水水化。一项随机对照试验(RCT)比较了等渗盐水与等渗碳酸氢钠(1000 mEq/L,碳酸氢钠 154 mL 加入 5% 葡萄糖 850 mL)的作用,具体方法是在使用造影剂前以 3 mL/(kg·h)的流速持续给药 1 小时,然后在使用造影剂后以 1 mL/(kg·h)的流速持续给药 6 小时。等渗碳酸氢盐组比等渗盐水组,CI-AKI 发病率显著减少(2% vs 14%)。动物研究显示,等渗碳酸氢盐能够清除活性氧(ROS),碳酸氢盐能够增加近端小管和肾髓质 pH 值,减少超氧化物的产生。此外,等渗盐水含有大量的氯离子,具有潜在的肾血管收缩作用。考虑到大部分用等渗碳酸氢盐的研究相对于使用等渗盐水的研究(通常为 12~24 小时)都采取较短的输液时间(7 个小时),使用碳酸氢盐进行补液也是紧急使用造影剂时受欢

迎的选择。目前碳酸氢盐只在一部分 RCTs 中体现出优越性。KDIGO AKI 指南建议，除非有扩容禁忌证，存在 CI-AKI 风险的患者既可以选用等渗盐水，也可以选用等渗碳酸氢钠溶液扩容。

碘造影剂根据渗透压可以分成高渗造影剂（约 2000 mOsm/kg）、低渗造影剂（600～800 mOsm/kg）及等渗造影剂（290 mOsm/kg）。临床研究表明，随着造影剂的渗透压增加，其肾毒性的风险增加。而等渗制剂较高的成本阻碍了其普遍使用。KDIGO AKI 指南推荐在有 CI-AKI 风险的患者使用等渗或者低渗碘造影剂。

造影剂剂量也是 CI-AKI 的一个关键危险因素及独立预测指标，应尽可能降低造影剂用量。造影剂给药剂量（V）和肌酐清除率（CrCl）比值（V/CrCl）＞3.7 在普通人群中已被证明是 CI-AKI 一个重要且独立的预测因子。短期内造影剂超过 1 次的使用则是另一危险因素，在预防 CI-AKI 方面，最好在使用造影剂 48～72 小时后再使用下一次造影剂。

（三）预防药物和肾毒素引起的急性肾损伤

药物诱导的肾毒性通常可以预测，因为它在特定临床情况和某些特定患者中更容易出现。其预防涉及对肾损伤机制、患者相关危险因素及药物相关危险因素的认识。与较高的肾毒性风险有关的患者相关危险因素有年龄大于 60 岁、有基础 CKD、血容量不足、糖尿病、心力衰竭及败血症。预防的基本步骤包括对高危患者监测具有潜在肾毒性的药物的使用。预防措施包括在治疗开始前正确估计 GFR，调整药物剂量并在治疗期间监测肾功能。无论何时应尽可能使用可替代的非肾毒性药物，并尽量避免有肾毒性药物的联合用药。

1.两性霉素

多达三分之一使用两性霉素的患者会出现肾毒性反应，AKI 的风险随累积剂量增加而增加。与标准配方相比，脂质配方导致的肾毒性相对较少，因此两性霉素脱氧胆酸优于传统的两性霉素制剂。但是其费用更为昂贵。最近，抗真菌剂伊曲康唑、伏立康唑及卡泊芬净等已普遍用于 AKI 高危患者以替代传统的两性霉素。

2.血管紧张素转换酶抑制剂、血管紧张素受体阻滞剂和非甾体类抗炎药

血管紧张素转换酶（ACE）抑制剂和血管紧张素受体阻断剂（ARB）可引起肾小球出球小动脉扩张，从而进一步降低已经因这些药物的降压作用而降低的肾小球内压。在肾功能不全的患者中，这些药物能导致肾小球滤过率降低。而对于在 ACE 抑制剂和 ARB 治疗开始后血清肌酐上升＞30%，双侧肾动脉狭窄，孤立肾肾动脉狭窄，以及弥漫性肾内小血管病变或全身血

容量不足的患者,应予以停药。

NSAIDs 应慎用于动脉粥样硬化性心血管疾病(CVDs)患者,对于 CKD 和有效血容量不足的患者则应避免使用,因为它们能抑制环氧合酶,阻断前列腺素诱导的入球小动脉扩张,潜在地降低 GFR 和肾血流量。在重症患者中,因有效循环容量减少而造成肾脏低灌注的现象是比较常见的,而抑制前列腺素引起的血管扩张可能进一步减少肾血流量并加重缺血性损伤。

3.氨基糖苷类

由氨基糖苷类抗生素的肾毒性引起的急性肾损伤通常发生在治疗开始 5~10 天之后。这种类型的 AKI 是典型的非少尿型 AKI,且与尿液浓缩功能减弱和尿镁的丢失有关。因为氨基糖苷类具有肾毒性、耳毒性和前庭毒性,KDIGO AKI 指南建议 AKI 患者或高危患者应该尽量避免应用氨基糖苷类抗生素。每日多次给药时,升高的氨基糖苷类抗生素峰值水平似乎与肾毒性相关联。由于肾小管上皮细胞对该药物的摄取是一种可饱和过程,每日给药一次可通过减少药物摄取而减轻其对肾小管上皮细胞的毒性。在普通人群中,与每日多次给药相比,延长给药间隔在维持目标剂量的同时也降低了肾毒性风险。因此,对于肾功能正常且无 AKI 风险的患者,如果一定需要使用氨基糖苷类抗生素,应尽量每天给药 1 次。

4.肿瘤溶解综合征

肿瘤溶解综合征(TLS)是尿酸和磷酸钙在肾小管沉积引起的。预防 AKI 的第一步是正确识别那些高危患者。在有高级别血液系统恶性肿瘤的患者中,TLS 的危险因素包括乳酸脱氢酶水平高于 1500 IU、肿瘤负荷大、广泛的骨髓侵犯、CKD 及对化疗药物的高敏感。对于中、低度 TLS 风险的患者,黄嘌呤氧化酶抑制剂,如别嘌醇,可以作为降尿酸药物于化疗前 2 天开始使用。化疗开始前 2 天应开始用等渗盐水积极补液,以保证有足够尿量以消除尿酸和磷酸盐。如果摄入足够液体尿量仍减少,应加用袢利尿剂,持续少尿的患者还应进行 RRT。不推荐碱化尿液以促进尿酸排泄,因为它可能诱发磷酸钙沉积而加重 TLS。除补液外,重组尿酸氧化酶可以降低尿酸水平和患尿酸沉积性肾病的风险。对于高危患者或已患 TLS 的患者,当有严重的高尿酸血症时应使用重组尿酸氧化酶。

二、二级预防

发生肾损伤后,应采取二级预防措施以避免进一步伤害,同时修复及保护肾功能,防止 AKI 的并发症。及时干预对于二级预防的效果至关重要。一些措施只有在某些特定临床情况下才会有最佳效果。

(一)创伤性和非创伤性横纹肌溶解症

在预防继发于挤压综合征的肌红蛋白引起的肾病时,应在解除四肢压迫前静脉输注等渗盐水以防止肌红蛋白在小管腔内沉淀。在每日第二个或第三个 1000 mL 的液体中应给予 2.7% 的碳酸氢钠(50 mmol/L),第一天一般给予碳酸氢钠 200～300 mmol/L,以保持尿 pH 值＞6.5,防止肌红蛋白和尿酸在管腔中沉淀。尿量应保持在 300 mL/h 左右,这可能会需要每天补液达 12 L。通常而言,液体入量要比尿量大得多,而潴留在受损肌肉内的液体可能会超过 4 L。这一治疗应持续到肌红蛋白尿的临床或生化证据消失,通常为补液治疗第 3 天。同时甘露醇因其利尿、抗氧化及舒血管作用而有益于治疗。甘露醇可以预防肾小管肌红蛋白管型沉积,补充细胞外液,降低间室内压,减轻肌肉水肿和疼痛。但是甘露醇可能会加剧充血性心力衰竭并有肾毒性,需密切监测,并且在患者存在少尿、高血容量、高血压和心脏衰竭时禁用。如果尿流持续＞20 mL/h,则每 1000 mL 注射液中以 5 g/h 的速率加入甘露醇,其总剂量不超过 1～2 g/(kg·d)。肌肉损伤诱导牵张敏感性离子通道,允许钙离子进入再灌注后的细胞。由钙内流所致的低钙血症通常无症状,但可能会导致心律失常。因此,必须小心以避免由 $NaHCO_3$(碳酸氢钠)所诱导的低钙血症(由代谢性碱中毒所致),后者可以触发手足抽搐、惊厥,并有心脏毒性且能使现有肌肉损伤进一步加重。AKI 复苏阶段常见高钙血症,尤其是之前接受了含钙液灌注的患者,主要原因是这些患者之前聚集于肌肉内的钙离子释放入血。因此,低血钙只在有症状时进行处理。

在非创伤性横纹肌溶解症中,AKI 的预防涉及大量扩容以维持肾灌注压、稀释肌红蛋白和其他毒素。尿量应保持在 200～300 mL/h 直到肌红蛋白尿消失。碱化尿液可能有助于防止小管内肌红蛋白管型形成;然而,没有临床证据显示甘露醇和碳酸氢盐比单独使用生理盐水更有效。此外,使用碳酸氢盐治疗还有导致磷酸钙沉积和低钙血症等潜在风险。

在治疗横纹肌溶解症时,何时停止积极的液体复苏非常重要。虽然扩容是减少在肾小管腔内血红蛋白沉淀的主要方案,但始终应考虑体液潴留及室间隔扩张的风险,多次(如每隔 6～12 小时)评估与尿酸和肌酸激酶相关的肾功能参数有助于临床医师决定扩容的程度。

(二)高血糖

一些关于严格控制血糖浓度对减少 AKI 的发病率和死亡率的影响的研究结果迥异。一个危重患者的大型多中心随机试验-重症监护评价中的正常血糖——用葡萄糖算法调节所得到的生存率(NICE-SUGAR)研究发现,严格的血糖控制[目标血糖 81～108 mg/dL(4.5～6.0 mmol/L)]相比于常规血糖控制[目标血糖＜180mg/dL(＜10 mmol/L)],提高了 90 天内死亡的绝对风险。严格的血糖控制也增加了发生严重低血糖的风险,但其 AKI 发病率和对 RRT 的需求并无变化。其他研究没有发现死亡率增加与严格的血糖控制相关。综上所述,对于病情严重的内科患者和手术患者而言,严格的血糖控制,相比于较为宽松的血糖范围[140～180 mg/dL(7.8～10 mmol/L)和 180～200mg/dL(10～11 mmol/L)],其严重低血糖的发生率升高,而死亡率上升或没有明显改变。因此,对于危重患者,按照 KDIGO AKI 指南,建议适当控制血糖,维持在 110～149 mg/dL(6.1～8.3 mmol/L)范围内,而非严格控制血糖。

(三)药物治疗

由于 AKI 病因多样,现已针对不同的途径进行了许多研究,以预防或改变 AKI 的进程。这些途径包括抑制炎症介质,通过抑制缩血管作用和加强舒血管作用以加强肾脏灌注,减少白细胞浸润,抑制凝血反应,以及注射生长因子加快肾脏复苏。这些预防措施大多数在动物模型中非常成功,但只有少数在患者中显示出了益处。

1.N-乙酰半胱氨酸

N-乙酰半胱氨酸(NAC)是一种类似于谷胱甘肽的能够穿过细胞膜的三肽。NAC 可以减少使用造影剂后的血管收缩和氧自由基的产生。缺血后和肾毒性 AKI 肾脏自由基生成增多是导致其细胞损伤的部分原因,一些临床研究试图使用 NAC 来预防 AKI,尤其是在 CI-AKI 和心脏手术中。

第一项研究中,在使用造影剂前一天及当天每天 2 次,每次600 mg NAC 口服可以预防使用造影剂后的 AKI。然而,许多更进一步的研究得出了不一样的结果。与静脉使用 NAC 相比,口服 NAC 价廉且不良反应更少。最近的一项对于冠状动脉造影和外周血管造影患者的大型研究并未显示出口服 NAC 有益处。另外,在随后的关于口服 NAC 的荟萃(meta)分析中,按方法学特征进行的试验分层(分配隐藏、双盲及意向性治疗分析)显示,在低质量研究中使用 NAC 治疗后 CI-AKI 的相对危险度有所下降,但在那些三个方法学标准都满足的研究中并未观察到 NAC 有任何疗效。如果要使用NAC,则推荐对有 CI-AKI 高危因素的患者在使用造影剂前一天和当天每日2 次,每次 1200 mg。口服 NAC 不能取代静脉输液治疗,因为后者疗效明显更好。

2.袢利尿剂和促尿钠排泄药

利尿剂常常用于 AKI 患者的液体管理。虽然非少尿型 AKI 相比于少尿型 AKI 有更好的预后,但利尿剂已被证实在预防 AKI 或改善预后方面并无效果。此外,对于肾前性 AKI 应避免使用利尿剂。Meta 分析已经证实,使用利尿剂来预防 AKI 并没有降低住院死亡率、透析需求风险、需要进行的透析次数或少尿型患者的比例。一个包括 94 例接受高风险心脏手术并预防性使用奈西立肽的随机对照试验中,尽管使用奈西立肽时 AKI 发生率较低,但其对 RRT 需求或住院时间没有影响。

3.血管活性药物

"肾剂量"的多巴胺[$0.5 \sim 3 \, \mu g/(kg \cdot min)$]作为肾血管扩张剂可以增加尿量,但不影响 AKI 预后或死亡率。多培沙明是一种人工合成的多巴胺类似物,是多巴胺 1 型受体激动剂和较低效力的多巴胺 2 型受体激动剂。在接受肝移植手术的患者中进行的小型研究并未发现多培沙明在预防 AKI 方面有益处。

预防急性肾损伤的药物见表 4-5。

表 4-5　用于预防急性肾损伤(AKI)的药物总结

药物	证据水平	结果	备注
多巴胺	多个 RCT	对肾功能无影响	
非诺多泮	多个小型 RCT、一个 meta 分析	对肾功能无影响 对肾功能有益	需进一步研究
袢利尿剂	多个 RCT 和 meta 分析	对肾功能无影响	
N-乙酰半胱氨酸	多个 RCT 和 meta 分析	对 CI-AKI 的影响差异较大,主要取决于 RCTs 质量	在使用含碘造影剂的前一天及当天,口服生理盐水或碳酸氢钠 1200 mg,2 次/日
他汀类	围术期回顾性研究 一个 CI-AKI 的 RCT	对肾功能有益 对肾功能无影响	需进一步研究
胰岛素	meta 分析	效果有争议	KDIGO 推荐目标血糖为 110 ~ 149 mg/dL(6.1~8.3 mmol/L)
钙通道阻滞剂	围移植期的 RCT	对肾功能无影响	需进一步研究
腺苷受体拮抗剂	多个 RCT	对肾功能的影响有争议	需进一步研究

续表

药物	证据水平	结果	备注
奈西利肽	RCT	降低了 AKI 发病率，对是否需要肾脏替代治疗无影响	需进一步研究
促红细胞生成素	动物模型	对肾功能有益	需进行人体研究
针对肿瘤抑制蛋白（P53）的小干扰 RNA	动物模型	对肾功能有益	需进行人体研究
多能干细胞	动物模型	对肾功能有益	需进行人体研究
间充质干细胞	Ⅰ期临床试验	降低了 AKI 发病率	需进一步研究

注：CI-AKI，造影剂引起的急性肾损伤；KDIGO，肾脏疾病：改善全球预后；RCT，随机对照试验；RNA，核糖核酸；* 目前的研究结果相互矛盾，且不明确。

去甲肾上腺素对预防 AKI 的效果还没有随机对照试验进行评估。非诺多泮是一种单纯的多巴胺 1 型受体激动剂，其在血流动力学上对肾功能的影响类似于低剂量的多巴胺，没有全身的 α 或 β 肾上腺素受体刺激作用。在一项 mete 分析中，非诺多泮被证明可以降低手术后或危重患者患 AKI 的风险（比值比 0.43）。肾内注射非诺多泮使其在大剂量使用的同时避免了对全身的不利影响，如低血压。一个包含 268 例肾内注射非诺多泮至少 1 小时的患者的研究显示，这些患者 CI-AKI 的发生率小于 1%，而该人群的历史发病率为 27%。实验数据表明，非诺多泮可能有额外的抗炎效果。目前，因为缺乏高质量的研究，还没有权威机构建议使用非诺多泮预防 AKI。

4.他汀类药物

CI-AKI 的发病机制尚未完全清楚，多种机制可能参与这一过程。他汀类药物诱导血管紧张素受体的下调，减少内皮素的合成，减轻炎症，通过抑制核因子-κB（NF-κB）改善血管内皮功能，降低内皮黏附分子的表达，增加一氧化氮（NO）的生物利用度，减轻活性氧生成，并拮抗补体介导的损伤。这些机制可能参与其对 CI-AKI 的保护作用。一些观察性刊物认为他汀类药物有肾脏保护作用。但是唯一一项包括 304 例 eGFR 低于 60 mL/min 的随机对照试验，显示阿托伐他汀与安慰剂相比没有任何益处。已经接受他汀类药物或因其他适应证而使用的患者应维持他汀类用药，但是仅仅只为预防 CI-AKI 而开始使用他汀类药物治疗是没有根据的。

他汀类药物也可降低择期手术后 AKI 的风险。加拿大一项大型回顾性队列研究调查了 213347 例接受手术的患者，其中 32% 术前使用了他汀类药物。在这些患者中 AKI 的发生率为 1.9%。在进行多变量校正后,他汀类药物的使用与 AKI 风险下降、对 RRT 的紧急需求减少和 30 天死亡率大幅下降相关。术后 90 天及术后 120 天组间对透析的需求无差异。由于这是一项回顾性研究,可能有残余混杂因素无法被校正。在做出使用他汀类药物以预防围术期 AKI 的建议前,必须确认这些结果。

5.钙通道阻滞剂

钙通道阻滞剂(CCBs)已被证实可以逆转由不同刺激源介导的入球小动脉收缩,且也有独立的利钠作用。这些药物在预防 AKI 方面已有了详尽的评估,尤其是在移植相关性肾病中。一些研究发现预防性使用钙离子拮抗剂可以预防迟发性移植后移植物衰竭。但是有一项大规模多中心随机对照试验评估了伊拉地平对肾功能、迟发性移植物功能衰竭的发病率和程度及肾移植术后急性排斥反应的影响,没有发现任何益处。一项评估围移植期使用 CCBs 的好处与危害的系统性回顾研究并没有发现移植后常规使用 CCBs 可以降低急性肾小管坏死(ATN)的发病率。有研究反映了长期预后有所改善而围术期功能并无明显改善。肾移植手术期间使用 CCB 可能有利于放宽移植供体的标准[如供体年龄>60 岁,捐献前血清肌酸酐水平>1.5 mg/dL (132 μmol/L),死因为脑血管疾病等]或有利于那些缺血时间较长的患者。

6.腺苷受体拮抗剂

茶碱是一种非选择性腺苷受体拮抗剂,可以预防腺苷介导的入球小动脉收缩。远端肾小管管腔内氯化物浓度升高引起腺苷释放是管球反馈的一部分。评估茶碱对预防造影剂肾病作用的小型临床试验显示了不一致的结果。一项包括 7 个随机对照试验的 meta 分析得出的结论是预防性使用茶碱或氨茶碱似乎可以预防 CI-AKI。然而,这一项 meta 分析同时也收入了没有进行液体管理的研究。最近的一项在 NAC 中加入茶碱的随机对照试验显示 CI-AKI 的发病率降低。目前,尚不清楚单独使用茶碱是否能预防 CI-AKI,而 KDIGO AKI 指南亦不建议使用茶碱来预防 CI-AKI。

选择性腺苷阻断剂,如罗咯茶碱(Rolofylline),已被用于预防和治疗心肾综合征的临床试验。在一项有 63 例接受呋塞米治疗后出现 GFR 下降的失代偿性心力衰竭患者的双盲安慰剂对照试验中,腺苷 A1 拮抗剂合用呋塞米增强了利尿作用并阻止了肾小球滤过率下降。

7.新型药物

多能间充质干细胞(MSC)在大鼠中被证实可以预防缺血再灌注诱导的 AKI。一项 I 期临床试验评估了对体外循环下进行心脏手术的患者由主动脉注入同种异体干细胞的可行性和安全性。输注 MSC 与不良事件不相关,且住院时间和再住院率相较于历史对照病例下降了 40%。术后肾功能仍维持在基线水平，治疗组也没有患者需要进行血液透析（HD），而对照组 AKI 的发病率高达 20%。此外，治疗组中有基础 CKD 的患者其肾功能在长达 16 个月的时间内都很稳定，而相匹配的对照组患者则表现出了肾功能的恶化。这一治疗方法的长期安全性尚不明确。

从动物试验和初步的人类研究中发现，治疗性使用促红细胞生成素（EPO）似乎很有希望。EPO 可以通过抑制细胞凋亡，促进血管再生，抗炎及促进组织再生，预防 AKI 并改善肾脏恢复。在小鼠中，于内毒素给药前 30 分钟注射 EPO 在损伤 16 小时后可以显著地改善肾功能损伤。EPO 在大鼠肾脏缺血再灌注损伤中似乎也有保护作用。一个术前给予择期冠状动脉搭桥手术患者 EPO 的临床试验显示，AKI 的发病率由 29% 降至 8%（$p = 0.035$），且术后肾功能也得到了改善。在另一个试验中，在患者心脏手术后给予不同剂量的重组促红细胞生成素与安慰剂相比，在 48 小时内尿中 NGAL 并无明显差异，AKI 发病率也无明显差别。一项在重症监护下的最新研究也未发现 EPO 有治疗性肾脏保护效果。虽然这项研究的治疗时机也并不理想——生物标志物已检测出肾损伤 6 个多小时后，高剂量 EPO 并没有改变 AKI 患者的临床预后。

在一个 I 期临床试验中评估了小分子干扰 RNA 与安慰剂预防 AKI 的效果。在 AKI 动物模型中，相较于安慰剂治疗组，用针对 P53 的小分子干扰 RNA 处理过的动物在缺血性损伤 24 小时后血清尿素氮（BUN）和肌酐水平显著降低。由于 P53 还有抑癌作用，故使用 P53 抑制剂的主要缺点之一是其潜在的致癌作用，且这一研究已因难以招募受试者而停止。

三、急性肾损伤的治疗

一旦预防 AKI 的措施都未能成功，则关键问题是 AKI 是否仅需要非透析治疗，还是必须进行 RRT。

（一）综合管理

恰当的治疗需要对临床情况进行及时的诊断。医学界现已投入相当大的努力以寻求一种敏感性和特异性更高的生物标志物帮助诊断 AKI。由于血肌酐是肾损伤相对晚期的指标，许多 AKI 在血清肌酐水平无明显升高时已发生，减轻肾脏损伤及防治 AKI 相关并发症的治疗需要在血清肌酐有微小变化时就开始进行。AKI 的初始评估包括仔细评估肾功能不全的原因和患者的容量状态，主要目标是维持足够的血流动力学状态以保证肾脏灌注，避免进一步的肾损伤。任何有潜在肾毒性的药物均应避免，包括血管内造影剂,含钆造影剂因有导致肾源性系统纤维化(NSF)的风险而应避免使用。如果 AKI 患者需要使用含钆造影剂,则患者必须被告知有患 NSF 的风险,而大环类螯合物(钆布醇、钆特醇或钆特酸葡胺)优于线性螯合物。同时应尽可能低剂量给药,且避免重复用药。应尽可能避免一些抗微生物制剂如氨基糖苷类、两性霉素、阿昔洛韦及喷他脒,或者调整剂量以防止进一步损伤。任何与 AKI 相关的其他药物(影响血流动力学的、肾毒性的和有免疫介导性的),也应尽量避免使用。

(二)水电解质管理

尽管用晶体液进行早期有力的复苏及积极控制感染可减少 AKI 的发生率,但液体复苏在 AKI 中的作用尚不明确。容量状态是最难评估的参数之一,液体复苏应该针对一个预定的前负荷、搏出量或心输出量,而不是一组MAP。然而,许多临床研究都强调右心房压力和肺动脉阻塞压在预测扩容有效性方面价值不高。其他提示前负荷的床旁指标,如右心室舒张末期容积(通过热稀释法评价)和左心室舒张末期面积(通过超声心动图评定)在区分对容量有反应和无反应的患者方面也是无效的。

对于接受机械通气的危重患者,左心室搏出量的呼吸性变化可以预测输液反应。在低血容量患者,正压通气可能诱发静脉回流减少,从而导致心输出量减少。基于心室舒张末期容积和每搏输出量之间的正相关关系,扩容的预期血流动力学反应是右心室舒张末期容积、左心室舒张末期容积、每搏输出量和心输出量的增加。因为心室收缩的减少使舒张末期容积和每搏输出量之间的关系的曲线斜率降低,所以因舒张末期容积增加而致的每搏输出量增加取决于心室功能情况。

危重患者进行扩容常可导致体重相对增加 10%~15% 或更高,有时短期内体内总液体量甚至可以翻倍。有研究表明,液体潴留与儿童和成人AKI 死亡率之间有相关性。一项前瞻性多中心观察性研究[改善急性肾脏疾病护理工程(PICARD)]发现,诊断 AKI 时有体液超负荷的患者——定义为体重相较于基线值升高 10% 以上——经过多变量调整后其死亡率升高3 倍。其死亡风险与液体潴留的幅度和持续时间成正比。液体超负荷对肾复苏的影响是不一致的。FACTT 试验中 AKI 患者的二次分析也证实,在早期 AKI 患者中 AKI 确诊后的正液体平衡与死亡率强烈相关。研究显示,呋塞米有保护作用,这一保护作用在液体平衡被控制后消失。其他研究也显示,液体超负荷对肾功能有有害影响。综上所述,观察性研究结果表明,保守的液体疗法对于严重 AKI 患者的死亡率和肾脏恢复可能有益;然而,在给出任何明确的建议之前必须进行随机对照试验以证实这些发现。

此外,体内总液体量的增加将改变肌酐分布容积,导致低估血清肌酐值。由此造成的对肾功能不全严重程度的低估可能会延迟 AKI 的识别和治疗。在有液体超负荷的 AKI 患者中,肾功能的评价应考虑到体液平衡的作用,以防止对 AKI 严重程度估计不足并正确地调整药物剂量,避免使用肾毒性药物。

(三)促进急性肾损伤恢复的药物

1.袢利尿剂

虽然袢利尿剂常用于 AKI 的患者,一项 meta 分析显示其使用与死亡率降低或更好的肾脏恢复并无相关性。另外两个 meta 分析表明,袢利尿剂并不影响死亡率、透析需求或所需透析次数。袢利尿剂与耳毒性风险增加相关。因此,应避免联合使用利尿剂与氨基糖苷类药物。评估利尿剂在 AKI 中的作用需要精心设计试验,目前在该领域已有 RCTs 正在进行中。在此期间,建议避免使用利尿剂治疗 AKI,除非是用于管理液体超负荷。

2.促尿钠排泄剂

心房利钠肽(ANP)已在四个随机对照试验中作为 AKI 的治疗药物研究,结果显示 ANP 可以降低对透析的需求但对死亡率无影响。在迄今已发表的最大规模的研究中,ANP 仅在少尿型患者这一亚组改善了整体透析生存率。不幸的是,在随后进行的包括 222 例少尿型患者的试验中并未显示 ANP 可以降低死亡率或非透析生存率。这两项试验都给予高剂量的 ANP 达 24 小时,这可能影响了试验结果。最近的研究纳入了 61 例接受心脏手术并接受 ANP 治疗平均达(5.3±0.8)天的患者。在这一小型研究中,ANP 的使用减少了透析率并改善了非透析生存率。目前 KDIGO AKI 指南不建议使用 ANP 治疗 AKI。需要更大型的研究来证实 ANP 的作用。奈西立肽是一种可用于心力衰竭治疗的 B 型钠尿肽。奈西立肽引起血管扩张和心输出量的间接增加但无正性肌力作用及对心率的中性影响。另外,它抑制有害的神经激素活化,并在一些个体中可能导致排钠利尿。然而,在最近的一次关于急性心衰患者的大型 RCT 中,此药并没有降低死亡率和再住院率,且对呼吸困难效果也不显著。奈西立肽对肾功能并无不利影响,但增加了低血压的发生率。奈西立肽在高危的心血管手术术后早期降低了 AKI 发病率,但并不能改善长期生存率。KDIGO AKI 指南并不支持使用奈西立肽治疗 AKI。

3.血管活性药物

现已不再推荐多巴胺用于治疗已经存在的 AKI。升压药往往被认为不利于器官灌注。在感染性休克中,一个包含 14 例患者的小型前瞻性研究发现,当 MAP 高于 70 mmHg 时去甲肾上腺素改善了血清肌酐值和肌酐清除率。然而,在一个包括 28 例患者的小型 RCT 中,使用去甲肾上腺素将 MAP 从 65 mmHg 增加至 85 mmHg 并没有改善肾功能。

在一项 meta 分析中,非诺多泮减少了术后或危重患者的透析需求(7% vs 10%)和院内死亡率(15% vs 19%)。但这一 meta 分析存在一些局限性,如没有开始透析的标准条件、人种、AKI 定义及剂量和治疗持续时间的异质性,以及并没有独立测量 eGFR。此外,非诺多泮具有降压特性,可能会在 RCTs 之外的临床环境中更具危险性。没有单一的前瞻性研究表明,非诺多泮可以减少透析需求。这些结果需要有足够充分的试验来进一步证实。与 KDIGO AKI 指南一样,不建议使用非诺多泮治疗 AKI。

肝肾综合征患者的特异性治疗包括奥曲肽与特利加压素的联合使用。在美国没有特利加压素,大多数中心使用米多君、奥曲肽和白蛋白的联合注射。在这种情况下,去甲肾上腺素也具有良好效果,与特利加压素相当。

4.其他药物

其他正在研究的治疗 AKI 的药物,一个有希望的疗法是使用 MSC。MSC 是具有抗炎和免疫调节功能的多能细胞,在心肌缺血、败血症和 AKI 的动物模型中被证明有益。在 AKI 模型中,输注 MSC 改善了顺铂诱导的 AKI、缺血再灌注损伤 AKI 及甘油诱导的 AKI 的肾功能恢复。在 AKI 高危人群,MSC 被逐步增加剂量进行 Ⅰ 期临床试验以检验其安全性、对行性及初步疗效。一个实验在系膜增生性肾炎模型中评估了肾内 MSC 移植的长期影响。虽然 MSC 治疗组患者有较低的蛋白尿且在第 60 天有更好的肾功能,但是治疗组大鼠有 20% 的肾小球含有单个或集群的大脂肪细胞及明显的球周纤维化。因此,应权衡 MSC 在短期内维持肾功能的益处及其可能的球内 MSC 部分不良分化为脂肪细胞及随后的肾小球硬化的长期效应。

两个动物模型显示,促红细胞生成素可能也有利于 AKI 的治疗。在一项包括 71 例行择期 CABG 手术患者的随机试验中,EPO 显示其有利于 AKI 后的恢复。但是在一项包括 187 例 AKI 患者的回顾性研究中,EPO 的使用与肾脏恢复并无关联。

在严重败血症和感染性休克中,一项包括 36 名患者的研究已经表明,输注碱性磷酸酶可能通过减少 NO 代谢物的产生和减轻肾小管酶尿以改善肾功能。

另一个可能的药物是一种压力诱导型酶-内源抗氧化酶血红素加氧酶-1(HO-1)。HO-1 具有重要的抗凋亡和消炎功能,且在包括 AKI 在内的几种损伤形式中,HO-1 诱导已被证明是具有保护性的。

(四)急性肾损伤的并发症治疗

1.体液过多

当 AKI 患者体液过多时,应尽量减少液体摄入量并在透析开始前尝试使用药物治疗。在有大量液体摄入但尿量不足的正体液平衡及有症状的容量超负荷的患者中,可使用袢利尿剂和其他可以优化整体及肾灌注的措施。静脉推注利尿剂可能疗效更强,尤其是在 CHF 和肾病综合征患者中。如果患者对静脉推注利尿剂有反应,则可尝试耳毒性更小的连续静脉内滴注。

除了利尿剂,选择性影响水钠排泄的新药物也已被开发,且可用于特定的临床条件。利水剂作用于肾集合管的抗利尿激素-2 受体,促进水的排泄。血管加压素受体拮抗剂仍需进一步研究以确定其在有容量超负荷和低钠血症的 AKI 的治疗中的作用。利钠肽抑制肾单位中钠的重吸收,导致钠排泄。目前没有证据支持利钠肽可以用作 AKI 的辅助治疗。

吗啡和硝酸盐类可用于减轻紧急情况下的呼吸道症状。吗啡减轻了患者的焦虑并减少呼吸做功。其以 3 分钟内静脉输入 2～4 mg 为起始剂量,必要时可间隔 5～15 分钟重复使用。硝酸盐类是肺水肿最常用的血管扩张剂。硝酸甘油通过扩张外周静脉减少左心室充盈。其初始剂量为 5 $\mu g/min$ 静脉滴注,通常与利尿治疗联合使用。当药物治疗不能快速解除液体超负荷状态时,根据临床情况可能需要酌情进行正压通气、气管内插管和透析。

2.钾代谢紊乱

高钾血症是 AKI 的常见并发症。其主要风险是影响心脏传导,并可能导致心动过缓或心脏停搏。如果患者存在心电图改变,则需立即静脉注射钙剂。与此同时,应识别并停止使用口服或静脉补钾制剂,包括影响钾代谢的药物,如 β 肾上腺素拮抗剂、保钾利尿剂、ACE 抑制剂及 ARB 类,以及其他抑制肾钾排泄的药物。

接下来则是通过胃肠外葡萄糖补充和胰岛素输注促进钾移入细胞内。这一处理在 20～30 分钟内起效,疗效维持 2～6 小时,持续输注胰岛素和含葡萄糖的液体可延长其疗效。碳酸氢钠也可促进钾离子移入细胞内,15 分钟内起效,疗效持续 1～2 小时。碳酸氢钠的降钾作用在代谢性酸中毒患者中最为突出,如无须考虑液体超负荷风险可进行这一治疗(5 分钟内静脉输注 50 mmol)。β 肾上腺素气雾剂也可降钾,但伴随较大的不良反应,因此不常用于高钾血症。

盐水、袢利尿剂、阳离子交换树脂如聚苯乙烯磺酸钠或钙树脂也可排钾。树脂可以口服或经直肠给药保留灌肠。在高钾危象的患者,首选直肠给药,因为结肠是该药物的主要作用部位。当聚苯乙烯磺酸钠与山梨糖醇同时使用时,肠坏死风险可能会增加。故术后或粪便嵌塞的患者应避免使用聚苯乙烯磺酸钠,直到肠道功能恢复正常。如果高钾血症对于保守治疗反应欠佳,可行急诊 HD。若不能进行间歇性 HD,大量低钾或无钾的置换液或透析液的连续性肾脏替代疗法(CRRT)也可用于高钾血症治疗。由于启动 CRRT 可能需要一些时间,透析未开始时仍应进行药物治疗。不论保守还是透析治疗,均应密切监测血钾水平,以防高钾血症反弹。

3.钠代谢紊乱

低钠血症在与心力衰竭、肝功能衰竭或利尿剂相关的 AKI 中较为多见。在这些情况下,必须限制水的入量低于出量。体液过多和水肿需要限制钠摄入。在真性容量消耗的肾前性 AKI 患者中,则需予等渗盐水校正这两种紊乱。

重症监护的高钠血症患者较易发生 AKI。在大多数患者中,病因治疗非常重要且需估计水的消耗量应口服补水或静脉内予葡萄糖溶液,最大速率每天可达 $8\sim10$ mmol/L 尽快纠正血钠浓度可能还需要进行透析或 CRRT 来纠正 AKI 的钠代谢紊乱。

4.钙、磷及镁代谢异常

高磷血症及低钙血症在 AKI 中常见。高磷血症通常由肾脏排磷减少引起,横纹肌溶解或 TLS 连续释放也是常见原因。血磷升高,血钙降低,可导致低钙血症。血钙常轻度至中度降低,降至 $7\sim8$ mg/dL($1.75\sim2.0$ mmol/L)。低钙血症其他病因有骨骼对甲状旁腺激素(PTH)抵抗作用、肾功能失调导致的骨化三醇产生减少。低钙血症也常发生于横纹肌溶解症或胰腺炎所致的 AKI 中。用碳酸氢盐纠正酸中毒会加剧低钙血症。高钙×高磷在理论上可以引发组织内钙沉积,后者可能会导致心律失常。没有随机研究评估治疗这些紊乱获得的益处。由于口服含磷药物和 TLS 引起的高磷血症会引起 AKI,因此,应避免严重高磷血症以防止进一步的损害。这种情况下可以使用含钙磷结合剂和其他磷结合剂。如果有低钙血症或血流动力学不稳定的症状出现,应输注葡萄糖酸钙。

AKI 时罕见高钙血症,后者通常出现在横纹肌溶解症的恢复阶段——当钙从肌肉中的含钙复合物中释放出来时。此外,当肾功能恢复重新分泌骨化三醇时,PTH 的反应性将增强。在这种情况下高钙血症很少发生或可简单地通过药物控制。轻度高镁血症在 AKI 中很常见,通常对临床没有特殊影响。

5.营养

AKI 患者由于较差的营养摄入和蛋白质的高分解代谢使其发生营养不

良的风险增加。应确保充足的营养支持,以防止蛋白质能量浪费,促进伤口愈合和组织修复,维持免疫系统功能,降低死亡率。

在有高代谢需求的 AKI 患者中进行营养评估非常困难。主观整体评估营养状况,不需要额外的实验室检查,对预后有高度预测性。

KDIGO AKI 指南建议,AKI 患者若没有分解代谢疾病,应接受蛋白质 0.8~1.0 g/(kg·d)及 22~30 kcal/(kg·d)(1 kcal≈4.186 kJ)的总能量摄入。此外,RRT 患者应给予 1.0~1.5 g/(kg·d)的蛋白质,CRRT 和高代谢状态的患者蛋白质补充可多达 1.7 g/(kg·d)。蛋白质分解代谢可由尿素氮来确定。

12 小时或 24 小时内测量蛋白质摄入及尿中尿素氮排泄来监测氮平衡可用于评估营养补充治疗的疗效。正氮或负氮平衡可用于确定患者的蛋白质摄入是否足够。其计算方法如下:

$$氮平衡=(蛋白质摄入量/6.25)-(UUN+4)$$

蛋白质摄入量和尿中尿素氮(UUN)都用克(g)计量。若胃肠道功能尚可,则应首选肠内营养;胃肠道功能失常或肠内途径不足以满足营养摄入目标时,应考虑肠外营养。危重患者常出现 AKI 及其他影响因素如药物、高血糖及电解质紊乱等而使胃肠道蠕动减弱。

第四节 急性肾损伤的透析治疗和重症监护

一、急性肾脏替代疗法(ARRT)概述

ARRT 主要治疗模式包括急性间歇性 HD、CRRT 和急性腹膜透析(PD)。由于不同治疗模式的费用、技术和医疗保险补偿政策不同,各种治疗模式应用存在地区性差异,但急性间歇性 PD 和 CRRT 在临床上最为常用。最近,延长透析时间及缓慢清除液体这种改良的间歇性 HD 又开始应用于临床,此种治疗模式有助于改善患者血流动力学并增加溶质清除,这些治疗模式统称持续低效透析(SLED)。根据急性透析质量倡议(ADQI)工作组建议,这些改良间歇性 HD 模式最好称为延长式间歇性肾脏替代治疗(PIRRT)。在发达国家,急性 PD 主要用于儿科患者。

目前有关 ARRT 治疗目标尚无明确定义。一般最低目标是酸中毒或高钾血症、难治性高循环容量和尿毒症心包炎或昏迷得到纠正,血清电解质和碳酸氢盐浓度维持在正常范围内。尽管开始和终止 ARRT 治疗的具体实验室指标尚不明确,但应对透析剂量进行监测并进行调整,以达到最低目标剂

量。值得注意的是，ARRT 治疗过程本身不应加剧血流动力学不稳定、增加终末器官损伤或延迟肾功能恢复。

准确评估患者细胞外容量状态并非易事。对细胞外容量状态评估本身就存在一定难度，一些体征，如颈静脉怒张并不能完全确定患者细胞外容量状态，机械通气时更是如此。中心静脉压、肺毛细血管楔压、超声心电图测定的左心室舒张容积基线值可能不能准确反映循环容量状态，脓毒血症患者尤其如此。此外，观察快速补液对血压、每搏心输出量、大静脉塌陷程度的影响也可判断患者细胞外容量状态。即使对患者液体状态进行了充分评估，也难以确定治疗目标。腹腔间隔室综合征、肺顺应性和氧化受损及伤口愈合不良患者存在细胞外液容量过多但血管内容量不足，采用 ARRT 治疗也可获益。特别是急性肺损伤患者短期机械通气时需要较低容量负荷（根据中心静脉压调整），采用 ARRT 也可获益。

不同模式 ARRT 可增加细胞因子清除。中分子（300～12000 D）和大分子（＞12000 D）细胞因子是免疫应答调节的重要组分，但在急性疾病并 AKI 时细胞因子产生增多，清除减少，体内细胞因子水平升高，从而导致心脏抑制、血管舒张和免疫抑制，因而清除这些细胞因子有助于病情控制。使用高通量和超高通量透析器（膜截留分子量为 60～150 kD）、生物吸附、配对血浆滤过-吸附滤器和大量对流溶质清除均可以不同程度地清除细胞因子。值得注意的是，ARRT 清除炎症因子的同时也清除了抗炎因子，有可能加剧体内炎症。尽管如此，研究表明高容量血液滤过（≥45 mL/kg）可改善 ICU 脓毒血症患者预后，采用"脉冲"式或连续性方式更高剂量[60～100 mL/(kg·h)]血液滤过可有效改善患者血流动力学稳定性，提示高容量血液滤过是一种非常有前途的技术。

ARRT 开始时机目前尚存在争议。有主张早期开始 ARRT，此时主要目的是预防，而非治疗急性尿毒症，患者可能因此获益，因而推荐一旦患者出现肾脏损伤或肾衰竭即应开始进行 ARRT 治疗。事实上，这一观点得到一些观察性研究支持：早期开始 ARRT 治疗预后更佳。但目前尚无高质量循证医学证据支持上述结论，一些单中心临床试验结果尚不足以得出上述结论。一项多国参与的大型队列研究显示，血肌酐中位数（四分间距）为 309 μmol/L（202～442 μmol/L）和尿量中位数（四分间距）为 576 mL/d（192～1272 mL/d）时可开始 ARRT 治疗。

二、间歇性急性肾脏替代治疗

急性间歇性 HD 一般根据透析膜和溶质清除机制进行分类。高通量透析器增加中分子和大分子溶质对流清除,但有限临床数据显示 ICU 患者使用高通量透析器并没有表现出明显优势。透析膜的膜特性是生物相容性,低补体激活和低内细胞活化提示其生物相容性好。补体活化后,肺、肾脏实质及其他器官内内细胞淤积,释放白细胞活化产物,导致组织损伤。尽管有关研究结论不一致,但生物相容性与 ICU 中 AKI 患者死亡率和肾功能恢复密切相关,推荐尽可能使用生物相容性较好的透析器。

在 ICU 常使用连续性血液透析滤过(HDF)。使用在线超纯无菌置换液的急性间歇性 HDF 也是常用的一种 ARRT 治疗模式。至于高通量透析,有限的临床数据显示并无明显优势。

间歇性 ARRT 既可使用批量生产的商品化或医院内部自行配制的透析液,透析液也可使用透析机在线配制。后者是使用浓缩透析液与中心水处理或便携式水处理装置产生的纯化反渗水配制而成。尽管在线 HDF 使用越来越普遍,但大部分 ICU 无中心水处理装置,因而有细菌污染物,特别是内毒素反超风险,可能加剧细胞因子介导性损伤。在 ICU 中 ARRT 水质要求与 ESRD 透析时水质要求相同。HDF 在线配制置换液在透析液通路中的滤器内消毒灭菌,在微生物数、内毒素浓度、诱导细胞因子活性方面与商用置换液无异。有推荐急性间歇性 HD 时应使用无菌透析液,尽管目前尚无充分的证据支持此观点。

三、间歇性血透时预防血流动力学不稳定的对策

透析中低血压(IDH)加重终末器官功能损伤,不利于其功能恢复。ARRT 治疗时间超过 3 周者肾活检可发现新出现的缺血性病灶。急性间歇性 HD 超滤率(UFR)相对较高,常导致透析低血压,而 IDH 可加重肾脏损伤,导致残肾功能受损。增加间歇性 HD 频率及延长治疗时间可最大限度减少超滤,最大限度降低透析低血压风险。一些具有特定技术的透析机有助于减少透析低血压发生。精确且可预测的液体清除有助于维持 ICU 重症患者血流动力学稳定,对于液体清除量超过容量复苏所需液体量者,采用上述措施更有利于预防透析低血压发生。因此,ICU 患者进行 ARRT 时可优先选择具有流量或超滤电脑控制的透析机。

AKI 危重患者 ARRT 时多使用碳酸氢钠缓冲透析液。由于醋酸盐对心肌具有抑制作用,还可导致外周血管舒张,与醋酸盐缓冲透析液相比,使用碳酸氢钠缓冲透析液较少发生透析低血压。

间歇性 HD 时钠曲线超滤有助于维持患者血流动力学稳定。间歇性 HD 中有效血浆渗透压快速下降促进水向细胞内转移,导致有效循环容量降

低。一般透析液钠浓度为 130～150 mmol/L,间歇性 HD 及 PIRRT 默认钠浓度为 145 mmol/L,这可避免因钠失衡导致液体转移所引起的透析低血压。尽管高钠透析液(145～150 mmol/L)作为一种可选择的简单方法可预防透析低血压,但需对血钠浓度进行监测,而采用钠曲线超滤时水转运到血管腔,有助于预防透析低血压。一项随机研究表明,根据钠曲线(开始钠浓度为 160 mmol/L,然后减少到 140 mmol/L)联合超滤曲线(在治疗的前三分之一超滤量占总超滤量的 50%)调整治疗模式可改善患者血流动力学。虽然血钠异常患者应慎重采用此透析模式,应缓慢纠正血钠异常以避免发生神经系统并发症,但此类患者采用上述治疗模式仍然可降低透析低血压发生率。

在线血液温度及循环容量监测涉及生物反馈系统,即该系统可自动调节间歇性 HD 的操作参数。循环容量监测系统在循环容量下降时通过血容量监测可自动调节超滤率及透析液钠浓度。血液温度监测系统通过控制往返透析液热传递来保持血液温度在目标范围内,避免出现血管扩张和血管阻力降低。虽然 ESRD 患者使用此技术有效,但并不能预防 ICU 患者透析低血压发生,可能与此类患者低血压原因和代偿机制不同有关。

并发心肌病变的 ESRD 在进行间歇性 HD 常使用高钙透析液(1.75 mmol/L)以改善血流动力学,但因高钙血症风险使用受限,因此未在 ICU 患者中进行研究。许多早期观察性研究显示,ESRD 患者间歇性 HDF 时较少发生 IDH,但一些前瞻性对照研究,如对流转运研究(CONTRAST)并不能得出此结论。

低效模式 ARRT 因缓慢体液及溶质清除有利于血流动力学稳定。荟萃研究表明,与间歇性 HD 比较,CRRT 治疗时血压稳定,升压药用量减少。一些前瞻性临床研究和许多观察性研究表明,CRRT 和 PIRRT 对患者血流动力学的影响相似。因此,PIRRT 和 CRRT 低效模式可预防透析低血压发生,血流动力学不稳定者首选上述透析模式。

PIRRT 所需设备和耗材与标准间歇性 HD 相同,只是延长透析时间以确保较低溶质清除率和超滤率。PIRRT 治疗时间一般为 6～18 小时,透析液流量(Qd)通常为 200～300 mL/min。PIRRT 的尿素清除率低于间歇性 HD 但高于 CRRT,因而间歇停止透析不会导致透析剂量不足。由于治疗时间较长,需补充磷酸盐 0.1～0.2 mmol/kg 或在透析液中加入 30～45 mL 含磷酸二氢钠(二水)和磷酸二钠肠道制剂(如磷酸钠盐口服溶液)。此外,在 PIRRT 期间应补充膳食蛋白质 0.2 g/(kg·d)。PIRRT 提供较高透析剂量同时避免尿素失衡,能有效纠正电解质紊乱,且患者超滤耐受性好。虽然 PIRRT 溶质清除时既有弥散又有对流,但主要还是以弥散清除为主。

四、急性间歇性肾脏替代治疗剂量

小分子溶质清除与危重 AKI 患者预后的关系已经明确,1998 年的一项关键性研究尽管未对治疗频率与预后之间的关系进行观察,但发现每次间歇性 HD 时单室尿素清除指数 $Kt/V(spKt/V)>1$ 可改善中度病情者生存率,但治疗频率对此无影响。最近,一项已经完成的设计严谨的前瞻性随机对照研究显示,间歇性 HD 或 PIRRT 治疗时,每次 spKt/V 达 1.2~1.4,每周 5~6 次与每周 3 次相比并无生存率优势。另一项已经结束的小型随机临床研究(汉诺威透析预后研究)也证实了上述结论。

推荐 ICU 中 AKI 患者间歇性 HD 及 PIRRT 剂量最少为每周 3 次,每次治疗 spKt/V 至少达 1.3。据报道,在美国常规的透析治疗每次 spKt/V 少于 1,因此应常规测量剂量,采用适当措施以达到目标剂量(见表 4-6);即使不能达到目标剂量,也应尽可能维持较高透析剂量并增加治疗次数。汉诺威透析预后研究显示,患者每日 PIRRT 治疗保持血浆尿素在 (11.3±4)mmol/L(EKRc=20 mL/min,假设产生尿素 20 mg/min)的预后与血浆尿素保持在 (19±6) mmol/L(EKRc=13 mL/min)无区别。间歇性 HD 的目标剂量为每周至少 3 次,每次 spKt/V 达 1.3 或更高(EKRc≥13 mL/min)。

表 4-6 增加间歇性 HD 剂量的对策

对策的项目	目标
增加透析器面积	达 2~2.2 m²
使用高通量透析器	—
增加血流量	选用管腔直径较大的导管(2.0~2.2 mm),提高动脉压和静脉压(分别为~300 mmHg 及 300~350 mmHg),调整导管尖端在 SVC(上腔静脉)及 IVC(下腔静脉)的位置,优先使用右侧 IJ(颈内静脉)及 SC(锁骨下静脉)
减少通路血液再循环	调整上腔静脉和下腔静脉内导管尖端使之处于合适位置,酌情使用颈内和锁骨下静脉,少用股静脉导管
增加透析液流量	达到 800~1000 mL/min
增加后稀释法 HDF	
理想的抗凝效果	预防透析器内凝血

续表

对策的项目	目标
管道内血液再循环最低	
增加治疗频率	达到每天 1 次
增加治疗时间	达到 6～8 小时,可考虑 PIRRT(SLED)或 CRRT

五、连续肾脏替代治疗

连续性肾脏替代治疗(CRRT)指每天连续 24 小时进行低超滤(UFR)和低溶质清除的各种透析方式,能长期取代受损的肾脏功能,也称缓慢持续性肾脏替代治疗。CRRT 在每天 24 小时治疗过程中,缓慢清除过量液体、尿毒症毒素以及电解质。与间歇性 HD 比较,CRRT 时 UFR 较低,有利于维持 ICU 重症 AKI 患者血流动力学稳定,特别是对于液体潴留明显需要大量超滤患者,采用 CRRT 更具优势。严重高分解代谢患者采用 CRRT 可更好地持续性清除溶质。由于管路凝血、其他操作或因为循环通路费用昂贵未及时更换管路,有效治疗时间缩短,均可导致治疗剂量减少,意味着 CRRT 每天治疗时间仅 17～22 小时。因此,严格按照操作流程进行操作至关重要,包括导管尖端位置适当和有效抗凝,以确保 CRRT 治疗剂量达标。

(一)连续肾脏替代治疗技术

(1)基于血管通路类型和溶质清除方法,急性透析质量倡议(ADQI)工作组提出 CRRT 分类标准并统一命名。CRRT 模式包括连续性静脉-静脉血液滤过(CVVH)、缓慢持续超滤(SCUF)、连续性静脉-静脉血液透析(CVVHD)。

(2)连续性静脉-静脉血液透析滤过(CVVHDF)等。

静脉-静脉(VV)指通过中心静脉导管所建立的循环通路,通过机械泵引流血液,血流量(Qb)稳定可靠,在 250 mL/min 左右。血泵辅助的 VV 循环通路更加复杂,费用昂贵,且存在管路意外脱落风险,此时如果血泵继续运转可致出血或空气栓塞,透析机监视和警报装置可将风险降至最低。动脉-静脉(AV)指体外循环通路的一端与动脉相连,血液在动脉压作用下通过动脉导管进入体外循环,然后通过静脉导管返回体内。虽然 AV 通路简单,但需要穿刺动脉,此可能导致动脉远心端栓塞、出血和血管损伤。平均动脉压在 80 mmHg 以上患者 AV 通路的血流量可达 90～150 mL/min,但是血流不稳定,易诱发凝血。

（二）溶质清除机制

1.血液透析

连续 HD 溶质清除机制主要为小分子溶质弥散转运。CRRT 时血流量和透析液流量相对较低（分别约为 150 mL/min 和 2 L/min），此时透出液尿素氮与血尿素氮之比为 1.0（DUN/BUN），表示完全饱和，因而尿素清除率等于透析液流量；除非血流量低于 50 mL/min，否则血流量不会对尿素清除率产生影响。

2.血液滤过（HF）

小分子及中分子溶质对流转运是连续性 HF 溶质清除的主要机制。溶质清除率受置换液补充位置影响，置换液可从滤器前动脉端补充（前稀释法）或从滤器后补充（后稀释法）。临床上置换液补充的标准方法是后稀释法。由于 UFR 较高，可导致滤器内血液浓缩，循环通路内血流阻力增加，血流量降低，最终滤器内凝血风险增加。提高血流量至 200～250 mL/min、采用前稀释法补充置换液可稀释血液和凝血因子，可以提高滤器通畅率及减少抗凝剂用量。

前稀释法优点是血液在滤器前被稀释，故血流阻力小，不易凝血，不易在滤过膜表面形成蛋白质覆盖层，可减少抗凝剂用量；但溶质清除率低于后稀释法，要达到与后稀释法相同的溶质清除率需增加置换液量，因而费用较高。前稀释时，较低 UFR 时小分子溶质清除率降低 15%，较高 UFR 时小分子清除率可增加到 40%。连续 HF 时任何给定溶质清除率可采用以下公式计算：

$$K_{后稀释} = UFR \times S$$
$$K_{前稀释} = UFR \times S \times [Q_{bw}/(Q_{bw}+Q_r)]$$

K 为清除率（mL/min）；S 为溶质筛系数；Q_{bw} 为血流速度，等于 Q_b＋（1－血细胞比容）；Q_r 为置换率。

3.血液透析滤过（HDF）

连续 HDF 综合上述两种治疗模式。因为使用大面积高通量滤器，小分子溶质清除率为每种透析模式的总和。

（三）特殊透析模式

透析方式选择取决于设备可用性、临床医师专业知识、血管通路及是以体液清除为主还是溶质清除为主。由于每种透析模式的溶质清除率和超滤率均不完全相同，因而确定患者透析模式时此为临床医生首先考虑的重要因素。由于血管并发症发生率较高，大多数临床医师会避免使用 AV 循环通路。

如治疗目标仅为单纯液体清除,可考虑缓慢连续超滤(SCUF)。鉴于其溶质清除率最小(相当于 UFR 为 4～5 mL/min),因而主要用于治疗心肾综合征。

大部分 ICU 患者在清除液体同时还需清除溶质,由于 VV 循环通路血流量较高且稳定可靠,因而溶质清除率较高,故大多数临床医师优先选择血泵辅助的 VV 循环通路而非 AV 通路。尽管增加小分子溶质清除的好处显而易见,但增加较大分子溶质清除是否同样有益尚不清楚。CRRT 治疗乳酸酸中毒并不可取。乳酸酸中毒唯一有效的治疗方法是去除乳酸形成的病因(改善组织氧合,清除坏死的肠道组织等),体外血液净化乳酸清除效率比肝脏代谢清除效率低 10～100 倍。

(四)连续肾脏替代治疗技术

1.设备

市场上有专用的静脉-静脉 CRRT 机。该机器有血泵、动脉压和静脉压监测、空气监测系统、除泡系统,有电脑控制的计算体积或重力系统,可使流入滤器透析液及置换液与流出滤器透析液和滤液保持平衡。

2.滤器

CRRT 特定设备一般指滤器。然而,传统上的一些比较便宜的血液透析器也可作为滤器使用。为了达到足够超滤率,可使用较大面积(大约为 2 cm²)低通量透析器或中等大小面积(大约为 0.5 cm²)高通量透析器。由于 CRRT 具有一些独特的模块系统,部分 CRRT 机只能使用专用滤器。由于 CRRT 治疗过程中滤器内纤维束凝血块形成,小分子溶质筛系数发生改变,DUN/BUN 值逐渐降低,最终导致透析剂量不足。推荐在 CRRT 时监测 DUN/BUN,采用相关措施预防滤器性能改变。因此,应采取措施预防体外循环通路发生凝血、血液损失,纠正因透出液饱和度下降而致 CRRT 剂量不足的任何相关因素。

如前所述,超高通量滤器临床使用非常有前途,有关超高通量滤器对临床预后影响的相关研究正在进行中。但使用超高通量滤器可导致白蛋白丢失,可能缩短滤器寿命。

3.置换液与透析液

CRRT 需要无菌置换液或透析液,其组分由酸碱控制及电解质处理的临床需求所决定。有商用置换液与透析液,也可由医院药房配制。缓冲液可选择碳酸氢盐或乳酸盐,后者在肝脏内以 1∶1 的比例代谢为碳酸氢盐。尽管大部分患者能耐受乳酸盐缓冲液,但在酸碱控制、血流动力学稳定、尿素生成、脑功能障碍及心力衰竭患者生存率方面,碳酸氢盐缓冲液优于乳酸盐缓冲液。总之，CRRT时宜选择碳酸氢盐缓冲液，乳酸酸中毒和（或）肝衰竭患者优先选择碳酸氢盐缓冲液。如使用乳酸盐缓冲液时出现乳酸盐不耐受（CRRT时血乳酸增加＞5 mmol/L），应换用碳酸氢盐缓冲液。碳酸氢盐浓度通常为25～35 mmol/L：高剂量或长时CRRT及局部枸橼酸盐抗凝时要求碳酸氢盐浓度在此范围内的低值，以免发生代谢性碱中毒。

商用透析液和置换液葡萄糖浓度为0.1%，CRRT时也可使用葡萄糖浓度为1.5%～4.5%的PD液。虽然高血糖对患者预后有不利影响，但PD液可提供多达3600 kcal/d热量。目前推荐CRRT时葡萄糖摄入量小于5 g/(kg·d)，透析液和置换液葡萄糖浓度在100～180 mg/dL(5.5～10 mmol/L)，可保持血糖平衡。在CRRT时通常需要静脉补磷，由于含磷酸盐透析液或置换液有钙和镁沉积的潜在风险，通常需另外途径补充磷酸盐。过去对此作用可能有点夸大，目前认为透析液和置换液内加入磷酸盐相对安全。含1.2 mmol/L磷的商用置换液即将上市应用于临床。

4.血管通路

所有ARRT模式成功的先决条件是血管通路可靠，其基本要求是血流阻力小和通路内血液再循环率低。有动静脉和移植血管内瘘者可使用内瘘，但临床上常使用中心静脉置管建立的循环通路，可使用无涤纶套无隧道（临时）双腔聚氨酯或硅胶导管；置管部位包括颈内静脉、股静脉或锁骨下静脉，但锁骨下静脉置管易发生静脉狭窄、血栓等并发症，故临床较少使用。

对于CHRT和PIRRT，血流量在250 mL/min以下即可。急性间歇性HD应增加血流量以增加溶质清除。在CRRT时增加血流量，如静脉压和动脉压分别不超过350 mmHg和－350 mmHg则相对安全，否则可发生溶血。左侧颈内和锁骨下置管血流量不稳定，比其他部位置管的血流量要低100 mL/min左右；股静脉、右侧颈内静脉或锁骨下静脉置管能提供理想血流量。

血流量250～350 mL/min时所有通路的血流再循环率约10%，血流量超过500 mL/min时血流再循环率可相应增加到35%。颈内静脉导管长度最短，股静脉导管最长，颈内静脉导管至少要比股静脉导管短20 cm。急性间歇性HD时多达半数患者需要导管反接，即静脉端引血（相对于透析器）及动脉端回血，此时血液再循环率成倍增加，血流量250～350 mL/min时血液再循环率可达20%，因而影响患者治疗剂量。与其他部位中心导管比较，即使其他治疗参数相同，使用股静脉导管时的透析剂量相对较低。最新导管设计进展发现，导管尖端使用对称性斜口螺旋通道能降低再循环率。在动物和人类初步研究显示，无论通路正接和反接，这种设计再循环极低或在可接受的范围内。综上所述,间歇性 HD 和 PIRRT 治疗时建议首选右侧颈内静脉斜口螺旋导管,左侧股静脉导管为第二选择,左侧颈内静脉导管为第三选择。

ICU 常见导管相关血流感染,死亡风险达 $10\% \sim 50\%$。有关不同置管部位感染风险是否存在差异一直存在争论,尽管在预防感染方面导管置入方式比置入位置更重要,但权衡利弊,还是优先选择颈内静脉置管。

严格遵守相关临床指南并持续进行质量改进,可有效降低导管相关性血流感染发生率。强有力的证据表明,标准化导管置入技术和持续质量改进,可使导管相关血流感染率降至零。医疗质量研究所(IHI)和疾病控制和预防中心(CDC)医疗感染控制实践咨询委员会(HICPAC)的立场声明中包含有关介入置管的相关指南。这些指南中的核心内容也适用于透析导管(见表 4-7)。

表 4-7　减少导管相关血流感染的最佳实践方案

步骤	注意事项
导管插入	手卫生和无菌技术(如果这些措施不能保证置管部位感染得到控制,应尽早更换导管)
	最大限度无菌预防措施(帽子、口罩、无菌手套、无菌服及使用无菌孔巾)
	适当的皮肤准备(2%氯己定,70%乙醇)
	避免股静脉置管,尤其是肥胖患者
	避免导管位置接近开放伤口
导管维护	每天检查导管,及时拔除不必要的导管
	适当的覆盖无菌纱布或无菌、透明或半透明敷料
	根据敷料类型和出口情况适当的时候更换敷料
	每日轻触或观察导管出口情况
	通路建立前适当皮肤准备
	日常使用 2%氯己定清洗导管周围皮肤
	使用无缝合固定装置稳定导管

对于留置导管时间长(超过 5 天)及高感染风险患者(广泛烧伤、中性粒细胞减少、发生 AKI),采用严格预防感染措施的同时,CDC 推荐使用抗生素或抗生素涂层中心静脉导管。这些导管潜在的缺点为可能发生速发型过敏反应。不推荐局部使用抗生素药膏,因为可能并发真菌感染和抗生素耐药。慢性间歇性 HD 患者采用抗生素封管可预防导管相关性感染。不过,危重

AKI 患者使用该措施是否有效尚待进一步研究。

六、急性肾脏替代治疗抗凝

大多数 ICU 患者在短时间间歇性 HD 时无需抗凝，在 PIRRT 或 CRRT 时只有少数患者不需抗凝，大多数需要抗凝以避免体外循环凝血，且不会导致出血。CRRT 时常使用全身普通肝素（UFH）抗凝法抗凝，一般在滤器前动脉端注射 UFH，保持静脉通路部分凝血活酶时间（APTT）为正常值的 1.5～2.0 倍，血 ATPP 在 50 秒以下。临床上一般根据患者具体情况使用 2000～2500 单位 UFH 作为负荷剂量（出血风险增加患者可不使用负荷剂量），然后以 5～10 U/(kg·h) 速度持续输入，治疗开始 6 个小时复查 APTT，CRRT 治疗结束前半个小时停用 UFH。普通肝素优点包括低成本、相对安全、易于监测，其风险包括出血、高钾血症、肝酶升高及血小板减少（HIT）（发生率 3%～5%）。

低分子肝素（LMWH）的抗凝血活酶（Ⅹa）及抗凝血酶（Ⅱa）活性较高，代谢稳定，蛋白结合率低，同时出血风险较低且肝素诱导 HIT 发生率低，具有理论上的优势。LMWH 的缺点是半衰期延长（肾脏清除减少，AKIN3 期患者半衰期加倍，且 ARRT 不能清除）；因抗凝血活酶（Ⅹa）活性较强，LMWH 不能被鱼精蛋白完全中和，且需要连续监测抗Ⅹa因子（推荐0.25～0.35 U/mL）。荟萃分析和美国胸科医师学会（ACCP）指南推论，肌酐清除率 30 mL/min 以下患者使用 LMWH 可能出现大出血，并推荐此类患者使用 UFH 或 LMWH 剂量减少 50%。不同 LMWH 的剂量不可互换。间歇性 HD 只需使用单剂达肝素 20～30 U/kg，而 PIRRT 需使用首次剂量达肝素 20～30 U/kg 后以 10U/(kg·h) 的速度持续泵入。总体而言，虽然低出血风险者使用 LMWH 无禁忌，但无证据证实危重 AKI 患者使用 LMWH 的安全性和有效性优于 UFH。

其他抗凝方法包括直接凝血酶抑制剂（如阿加曲班）、抗凝血酶Ⅹa抑制剂（如磺达肝素）及丝氨酸蛋白酶抑制剂（萘莫司他甲磺酸盐），仅限于 HIT 患者使用。由于阿加曲班与肝素抗体无交叉反应，主要通过肝脏清除（半衰期约 35 分钟，间歇性 HD 和 PIRRT 清除少），采用 APTT 即可监测，因而 HIT 患者抗凝首选阿加曲班。间歇性 HD 时推荐给予0.1 mg/kg 负荷剂量即可，PIRRT 时以 0.1～0.2 mg/(kg·h) 速度持续输注，可根据 APPT 调整剂量。全身肝素法抗凝时出血性并发症发生率高达 25%～30%，取代全身抗凝的方法有局部枸橼酸盐抗凝（RCA）、局部肝素化法抗凝及环前列腺素（前列环素）抗凝。RCA 出血风险低、滤器使用寿命延长，是首选的局部抗凝技术。局部枸橼酸盐与在体外回路中螯合 Ca^{2+}，使血液中 Ca^{2+} 浓度降低而产生抗凝作用，然后向体内输注 Ca^{2+} 从而抵消枸橼酸的抗凝作用。间歇性 HD 和 PIRRT 时通常在透析器动脉端泵入 4％枸橼酸三钠，使用无钙或低钙透析液，再在静脉端泵入氯化钙。

CRRT 可用 4％枸橼酸三钠或枸橼酸葡萄糖 A 局部抗凝，后者更好，因为较少引起高渗，可降低过量输注和液体混合失误所致并发症风险。连续 HD 时滤器前泵入枸橼酸，使其血浓度达到 3％～7％，然后在滤器后泵入氯化钙。由于枸橼酸在肝脏内以 1：3 的比例代谢为碳酸氢盐，因而需要使用低钠和无碱透析液。连续性 HF 时可在滤器前补充无钙枸橼酸盐缓冲置换液。应对枸橼酸剂量进行严密监测，保证游离钙在治疗范围内。许多中心使用简化、剂量固定的枸橼酸葡萄糖 A 抗凝配方，可减少滤器后钙离子监测频率或调整枸橼酸输注量。RCA 主要并发症为枸橼酸中毒所致低钙血症和代谢性碱中毒，肝功能异常患者采用 RCA 时更易发生上述并发症。

第五章　颅脑损伤

第一节　颅脑损伤概述

颅脑损伤是因外界暴力作用于头部而引起的伤害,是一种常见疾病,仅次于四肢伤。由于易伤及中枢神经系统,其病死率和致残率均高。因致伤因素不同,所致损伤的程度和性质各异。头部受力的强度和部位不固定,颅脑各部分组织的结构与密度不相同,因此所造成的颅部与脑部损伤的情况亦有所差异。

一、颅脑损伤病因病机

(一)颅脑损伤(头部内伤病)的中医病因病机

中医的病因病机与现代医学的发病机制有一定区别,宋代医家陈言著《三因极一病证方论》,采取致病因素和发病途径相结合的方法,分病因为"内因""外因""不内外因"三类,即"三因学说",沿用至今。头部内伤病的病因属三因学说中的不内外因。近代中医学在三因学说的基础上把致病因素分为外感病因、内伤病因、病理产物和其他病因。

头部内伤病的主要致病因素包括其他病因中的外伤以及外伤后产生的病理产物,主要为瘀血外伤的类型较多,如跌仆损伤、持重努伤、挤轧伤、撞击伤等。中医学认为颅脑损伤(头部内伤病)是外力挫伤脉络导致脉管破损形成离经之血,留积体内则成瘀血,血瘀则气不畅,郁滞不通;血为气之母,血既可生气又可载气,出血则气随血脱,气血两虚;颅脑损伤导致气血失调,脑络失和,神明失养而变生诸症。

(二)西医病因病机

1.直接暴力

直接暴力系指致伤力直接作用于头部而引起损伤,故无论头颅在何种情况下受伤,都应有直接的着力点,根据头皮、颅骨损伤的部位及暴力作用的方式,即加速性、减速性和挤压性,常能推测脑损伤的部位,甚至可以估计受损组织的病理改变。

2.间接暴力

间接暴力系暴力作用在身体其他部位进而传递至颅脑的损伤,由于受力点不在头部,一般在头部没有发现伤痕,是一种特殊而又严重的脑损伤类型。

(1)挥鞭样损伤:由于惯性作用,当躯干受到加速性暴力时,总是身体先运动而后头部才开始移动。假设胸部突然受暴力驱动,作用力经颅颈连接部传至头部,后动的头颅与颈椎之间即出现剪应力,可引起颅颈交界处损伤。紧接着头颅就像挥鞭一样被甩向力轴的前方,当躯干运动停止时,头部仍以颅颈交界处为中心继续做旋转运动,直至受到躯干的限制,即反作用力大于作用力时才骤然停止,再次产生剪应力性损伤。此时,在脑组织与颅腔之间,也同样存在剪应力,因为惯性作用使脑组织在旋转加速运动中猛烈冲撞在颅腔内壁上,不仅造成脑表面的挫伤,而且在脑实质内各不同结构的界面上也发生剪应力性损伤。

(2)颅颈连接处损伤:坠落伤时,臀部或双足先着地,由伤者的体重和重力加速度所产生的强大冲击力,由脊柱向上传导致枕骨髁部,可引起严重的枕骨大孔环形陷入骨折,致使后组颅神经、颈髓上段和(或)延髓受损,轻者致残,重者立即死亡。

(3)胸部挤压伤:胸部挤压伤又称创伤性窒息,由胸部挤压伤导致脑损伤,因胸壁突然遭受巨大压力冲击,致使上腔静脉的血流逆行灌入颅内,甚至迫使动脉血亦逆流。由于头部静脉没有静脉瓣膜结构,因此反冲压力常引起毛细血管壁受损,导致上腔静脉所属胸上部、颈部及头面部皮肤和黏膜以及脑组织均发生弥散性点状出血。患者可表现脑损伤症状,严重时常因脑缺氧、水肿、出血、癫痫及颅内压增高而出现昏迷。由于胸部创伤又伴有脑损伤,容易引起成人型呼吸窘迫综合征(ARDS),死亡率较高,主要是因肺水肿、出血、萎陷造成气体交换障碍而致死亡,治疗上较为棘手。

二、诊断

(一)颅脑损伤中医诊断

颅脑损伤中医诊断为头部内伤病(TCD 编码:BGU010),诊断标准参照《中医病证诊断疗效标准》(ZY/T 001.9—94)(国家中医药管理局发布)。

主要病史:头部遭受暴力后发生的神志昏迷。

主要症状:头痛、头胀、头晕或神志不清。

次要症状:心烦不寐、多梦,心神不安,呆钝健忘,失语,肢体萎软不用,胸脘痞闷,时作癫痫,耳鸣耳聋,神疲倦怠,怔忡惊悸。

(二)颅脑损伤的辨证分型

1.瘀阻脑络证

伤后头痛,痛处固定,痛如锥刺,或神志不清,伴头部青紫、瘀肿,心烦不寐。舌质紫暗有瘀点,脉弦涩。

2.痰浊上蒙证

头痛头晕,头重如裹,呆钝健忘,胸脘痞闷,或神志不清,或时作癫痫。舌胖,苔白腻或黄腻,脉濡滑。

3.肝阳上扰证

眩晕头痛,耳鸣耳聋,每因烦躁、恼怒而加重,面色潮红,少寐多梦,泛泛欲吐,口干苦,小便黄赤。苔黄,脉弦数。

4.心脾两虚证

伤后眩晕,神疲倦怠,怔忡惊悸,心神不安,或昏愦,面色萎黄,唇甲无华。舌淡,脉细弱。

5.肾精不足证

眩晕健忘,耳聋耳鸣,视物模糊,神疲乏力,腰膝酸软,或昏迷不醒,或发脱齿摇,或失语,或肢体萎软不用。舌淡或红,脉沉细。

(三)西医诊断标准

(1)有明确外伤史,伤后可出现头皮损伤、颅骨损伤与脑损伤症状。

(2)临床表现有意识状态和生命体征改变、眼部征象、运动障碍、感觉障碍、小脑体征、脑脊液漏合并损伤。

(3)头颅 CT 能迅速诊断线性骨折或凹陷骨折伴有硬膜外血肿或脑实质损伤。CT 骨窗像对于颅底骨折诊断价值更大,可以了解视神经管、眼眶及鼻窦的骨折情况。头颅 MRI 可发现等密度的硬膜下血肿、轻度脑挫裂伤、小灶性出血、外伤性脑梗死初期,及位于颅底、颅顶或后颅窝等处的薄层血肿。

第二节　轻度颅脑损伤

在颅脑损伤中,轻度颅脑损伤(MTBI)是常见的,多见于青壮年男性。交通事故及跌倒是较为常见的原因。其临床表现多样,影像学检查常常没有阳性病灶。在轻度颅脑损伤后,高达 15％的伤者出现以持久的躯体、认知及行为障碍为主要表现的异常,症状包括头痛、记忆力和注意力下降、眩晕、焦虑、失眠、抑郁、易激惹等,不同程度地影响着患者的生存质量。

轻度颅脑损伤一般是根据 GCS 及昏迷时间来确定的:GCS 为 13～15 分,昏迷时间在 20 分钟以内。2002 年美国康复医学会制订的轻度颅脑损伤的诊断标准为:

(1)GCS 为 13～15 分。

(2)昏迷时间≤30 分钟。

(3)伤后遗忘时间≤24 小时。

(4)有头痛、头晕等自觉症状。

(5)患者可伴有局部性神经功能缺损。

(6)神经系统和 CT 检查,未发现弥漫性或局灶性征象。

轻度颅脑损伤后治疗的重点是病情观察。在急诊室至少观察 24 小时。病情观察的重点是意识情况以及瞳孔、神经系统体征、生命体征等。行颅骨 X 线检查,必要时行头颅 CT 检查、颅内压及脑诱发电位检查等,对症处理并向家属交代有迟发性颅内血肿的可能。动态的病情观察有助于鉴别颅脑损伤是原发性还是继发性,还可以早期发现脑疝、判断疗效及调整治疗方案。

有临床研究表明,轻度颅脑损伤患者留院观察 24～72 小时,有利于早期发现病情变化,避免延误病情。

一、轻度颅脑损伤的评定

轻度颅脑损伤患者的运动功能大多是正常的,认知功能障碍是主要的临床表现。康复评定除进行运动、感觉及日常生活活动能力等方面的评定外,重点是评定认知功能。认知功能主要涉及记忆、注意、理解、思维、推理、智力等,属于大脑皮质的高级活动范畴。常用的评定方法如下:

(一)记忆测验

韦氏记忆量表是临床上常用的检查方法,有助于鉴别器质性和功能性记忆障碍。临床记忆量表包括指向记忆、联想学习、图像自由回忆、无意义图形再认及人像特点。

(二)哈斯特-瑞坦(Halstead-Reitan)成套神经心理学测验

此测验包括言语和非言语的智力测验、概念形成测验、表达和接收性言语测验、听知觉测验、时间知觉测验、记忆测验、知觉运动速度测验、触觉操作测验、空间关系测验、手指敲击测验、成对的同时刺激测验等。

（三）失认症的评定

对失认症的评定主要是针对单侧忽略、疾病失认和格斯特曼（Gerstmann）综合征进行评定。常用的方法包括划杠测验、字母删除测验及临床观察等。

（四）失用症的评定

失用症是由于中枢神经损伤后，在运动、感觉和反射均无障碍的情况下，不能按命令完成动作。在失用症中，常见的是结构性失用、运动失用和穿衣失用等。

（五）认知障碍的成套测验

洛文斯顿作业疗法认知评定成套测验（LOTCA）最先用于颅脑损伤患者认知能力的评定此项评定实用性强，国内已有电脑软件应用。

二、轻度颅脑损伤的治疗

轻度颅脑损伤患者的运动功能大多是正常的，康复治疗以认知、心理治疗为主。

（一）认知障碍的治疗

记忆训练的方法包括视觉记忆、地图作业、积木块排列及利用记忆辅助物等。注意训练的方法中包括猜测游戏、删除作业及时间感等。知觉障碍的治疗方法包括功能训练法、转换训练法和感觉运动法等。行为障碍的治疗目的是设法消除不为社会所接受的行为，促进患者融入社会。

（二）心理治疗

心理治疗是运用心理学的原则和方法，治疗患者在情绪、行为等方面的问题。心理治疗以医学心理学的各种理论体系为指导，以良好的医患关系为桥梁，应用各种心理学技术以及一定的训练程序，改善各种心理条件，消除心身症状，重新保持个体与环境之间的平衡。常用的治疗方法包括心理会谈法、精神分析疗法、理性情绪疗法及行为疗法等。在确定了需要解决的心理问题之后，可以通过精神分析寻找问题的根源，通过认知疗法纠正错误的思维方式，通过森山疗法转移患者病态的注意力，通过松弛疗法、生物反馈等改善患者精神状态，通过行为疗法纠正患者存在的不良行为等。

第三节　中度颅脑损伤

一、流行病学

每年美国创伤性脑损伤(TBI)的发病率为 506/10 万。根据 TBI 患者受伤的严重程度和神经功能状态分为轻度、中度和重度。中度 TBI 是指颅脑外伤后患者 GCS 9～12 分,占美国 TBI 患者的 10%～20%。由于目前缺乏专门针对中度 TBI 的研究,因此很多的医学经验源于其他类型 TBI 患者的推断。

一般来说,TBI 多见于年龄＜25 岁或＞75 岁人群。对于年轻人群,受伤原因通常为机动车交通事故,然而高龄患者通常是由于跌倒。更进一步来说,TBI 患者中男性居多,研究统计表明男性发病率为女性的 4.6 倍。非洲裔美国人和美国当地居民的 TBI 发病率较其他种群高,包括中度 TBI。在一项调查研究中发现,中度 TBI 患者多见于社会经济地位低、失业人群、有酗酒史和既往有颅脑外伤病史人群。中度 TBI 的易发因素:男性;非洲裔美国人,美国当地居民;低社会经济地位;酗酒史失业者;既往颅脑外伤史;儿童,尤其＜2 岁者;＜25 岁,或＞75 岁者。

二、病理生理

外伤导致的神经损害分为两个方面。初始机械损伤导致直接神经损伤,这种类型的损伤往往是即刻发生并永久存在的。该类损伤来源于撞击颅骨后对脑实质的直接影响和对神经组织、血管的机械损伤。旋转暴力产生剪切力损伤神经元,从而导致弥漫性轴索损伤。阻止原发损伤的唯一途径是防止初始不良事件的发生。

TBI 后继发脑损害往往是迟发的,并可以通过及时恰当的医疗手段得以减轻。该类型损伤是缘于低氧血症、缺血、炎症反应和初始受伤部位周围兴奋性神经递质的释放。神经递质的释放与皮质广泛去极化(CSD)相关。目前研究已证明 CSD 可以加剧脑缺血和消耗受伤部位周围脑组织的葡萄糖。这些继发脑损害可通过避免低血压、控制 ICP、预防癫痫来阻止其发生,这些方面目前已成为中度、重度 TBI 患者治疗的焦点。

三、临床表现

按照目前定义,通常认为 GCS 9～12 分者为中度 TBI,但目前对于是否将 GCS 作为 TBI 分类的唯一标准尚存争议。部分学者认为应综合创伤后遗忘、意识丧失、CT 影像和 GCS 进行 TBI 分类。还有部分学者认为应将 GCS 13 分患者纳入中度 TBI,因为该类患者通常存在神经系统功能恶化和颅内创伤性病变。

大部分中度 TBI 患者可以遵嘱动作,但通常在就诊时存在多发伤。患者可表现出进行性加重的头痛、恶心和呕吐,也可存在局灶的神经功能障碍。近一半患者在初始 CT 扫描中有异常,从细微的创伤性蛛网膜下腔出血至脑实质或轴外血肿,这些出血可能需要外科手术。1/4 患者存在颅骨骨折,其中 1/3 是开放性的。通常在受伤最初 24 小时内可以观察到 GCS 的改善,但是这种改善在高 GCS 组更为常见。因此,部分专家认为中度 TBI 应分为两组:GCS 9~10 分为一组,通常更容易出现病情恶化;而 GCS 11~12 分为另外一组,预后结局相对良好。

部分中度 TBI 患者存在中间清醒期,当时患者似乎思路清楚,但随着病情进展出现快速的神经系统功能恶化。近乎 3/4 存在中间清醒期的患者表现为脑内血肿、硬膜外或硬膜下出血,此类患者需要及时进行神经外科手术评估。

四、临床管理

(一)初始评估

正如 TBI 患者常规处理,在到达急诊室时,应当启动高级创伤生命支持措施(ATLS),并且优先进行气道管理和血流动力学稳定。然而根据定义,中度 TBI 患者 GCS>8 分,通常不需要气管插管进行气道保护,但也可能由于其他原因而进行插管,比如急诊多发伤患者的紧急处理、呼吸窘迫等。在这种情况下进行准确的神经功能评估通常是困难的,因为该类患者需要进行麻醉和肌松,但是仍应在气管插管前尽可能进行完善的神经功能评估。同时,如果患者未行颈托固定,必须在插管前进行颈托固定后再行插管,这是因为在急诊室内 2%~6% 的 TBI 患者存在颈椎骨折。因此,为防止出现进一步神经损伤,TBI 患者必须被假设存在颈椎损伤,直至通过准确的临床评估或影像学检查排除。在患者经过创伤单元内最初的稳定之后,应立即行头颅和颈椎 CT 扫描。

作为评估的一部分,基本生化检查、血常规、凝血功能、血型、毒理学检测应该尽快进行,因为它们可以彻底改变患者的治疗方案。比如,凝血功能异常合并最初 CT 影像学出血病变可能是非常令人担心的,并且需要及时纠正。TBI 患者合并酒精或其他药物中毒并不少见。在一项研究中,73% TBI

患者存在血清酒精水平升高,酒精可能会降低患者的初始 GCS。随着酒精作用的去除,临床评分可能升高,该患者可能从中度 TBI 患者演变为轻度 TBI。如果怀疑存在阿片类药物中毒,可以通过纳洛酮进行拮抗。患者救治过程中应避免低血压和低氧血症。根据美国颅脑创伤协会制定的第4版重度颅脑创伤指南,年龄 50~79 岁患者收缩压应维持 ≥100 mmHg,而 15~49 岁或者 70 岁以上患者收缩压应维持 ≥110 mmHg。第 3 版指南推荐血氧饱和度处于 90% 以上。中度 TBI 患者的临床和影像学表现见表 5-1。

表 5-1　中度 TBI 患者临床和影像学表现

临床和影像学表现	发生原因或概率
GCS<12 分合并 CT 异常	12%~40%
酒精中毒	24%~73%
最常见受伤机制	机动车事故(年轻人),摔伤(老年人)
合并颈椎损伤	2%~6%
需手术病变	8%
创伤后早期癫痫	高达 23%
创伤后晚期癫痫	12%~50%

中度 TBI 的院前处理原则:①采取高级生命支持(ATLS)措施;②必要时进行气管插管;③转入符合下列条件的医院:重症监护能力,全天候 CT 检查,神经外科专科水平,全天候手术室。

(二)住院治疗

与轻度或重度 TBI 患者相比,针对中度 TBI 患者的临床指南有限。根据来自北欧神经创伤协会指南制定的中度 TBI 患者初始治疗流程,GCS 9~13 分患者应强制性行头颅 CT 扫描。前期研究已经发现 12%~40% 的中度 TBI 患者存在头颅 CT 异常,8% 需行神经外科手术处理。不考虑头颅 CT 情况,该类患者应至少留观 24 小时,同时应该请神经外科会诊,特别是 CT 检查提示存在颅内损伤。如果收治医院无神经外科,患者应当被转运至具有神经外科专科资质的医院。

在住院观察期间,患者应在 ICU 内每小时评估神经功能状态:如果患者出现意识水平下降,比如 GCS 下降 ≥2 分或出现局灶神经功能障碍,应立即复查头颅 CT。即使患者未出现神经功能恶化,也应间隔 12~24 小时复查

CT 来确认病变范围情况,因为多达 1/3 患者存在影像学进展。若患者存在位于额叶、颞叶或枕叶邻近骨质突起部位脑挫伤,病灶可能在 24～48 小时内出现进展,出现血肿扩大、神经功能恶化和需要急诊神经外科手术。因此,该类患者需要至少 2 日留院密切观察。

与 TBI 指南明确推荐重度 TBI 患者行 ICP 监测不同,ICP 监测在中度 TBI 患者治疗中的地位尚不明确。尽管如此,在特定情况下 ICP 监测可变成必需和恰当的。例如,神经外科医师可能选择存在颅内创伤病灶或 CT 环池受压且连续神经功能评估困难的患者置入 ICP 探头,比如该患者由于特殊原因处于持续镇静状态时(比如多发伤患者需要进行颅外病变手术)。

TBI 患者易于出现癫痫,创伤后癫痫发生率(PTS)在开放伤中高达50%,在闭合型颅脑损伤中占 12%。更重要的是,多达 23% 中度、重度 TBI 患者在急性期存在非惊厥性癫痫发作。因此,当影像学检查稳定但出现神经功能评分恶化的患者应考虑连续脑电图监测。PTS 可导致低氧血症、高碳酸血症、ICP 升高、兴奋性神经递质释放而引起受伤脑组织的继发损伤。因此,预防性抗癫痫药物应当尽早开始。目前指南推荐创伤后预防性抗癫痫药物应用 1 周来防止早发 PTS(见表 5-2)。

表 5-2　中度 TBI 急性期处理原则

处理项目	目的或指征
ATLS 措施	避免低氧血症;避免低血压
尽早进行 CT 扫描	—
进行毒理学或酒精筛查	—
纠正凝血病	—
系统地进行神经系统查体	—
收治 ICU	—
神经外科会诊	—
颈托固定	—
复查 CT	GCS 未改善至 12 分以上;存在占位性病变
考虑 ICP 监测	非神经外科处理病灶;无法进行神经系统查体
考虑 EEG	无法解释的神经评分下降
病灶进行外科评估	—

续表

处理项目	目的或指征
其他外科手术	—
营养支持	—
DVT 预防	—
癫痫预防	—
发热处理	—
垂体功能评估	—

该类患者的院内治疗还包括合理的营养支持、静脉血栓预防、电解质和内分泌紊乱的纠正。目前已经明确 TBI 患者,尤其中度、重度 TBI 患者存在代谢需求增加,升高幅度可在 87%～200%。这种高代谢水平可维持至受伤30 日后。其原因在于伤后皮质激素、儿茶酚胺、细胞因子和其他促炎症因子水平升高,同时多发伤患者的创伤愈合能力也加强。因此,识别中度 TBI 患者存在营养不良的风险非常重要,并应尽早开放饮食。一些研究发现早期进食不但可以缩短 ICU 滞留和整体住院时间,而且可导致患者整体病死率下降和 3 个月内格拉斯哥预后评分(GOS)改善。目前 TBI 指南推荐入院24～48 小时内开始肠内营养,目标提供至少 140% 的日常生理需要量。在某些情况下,如果患者需要外科手术,早期进食也许无法实现,一旦外科手术干预结束,应尽早开放饮食(见表 5-3)。

表 5-3 中度 TBI 患者代谢需求和进食目标

项目	目标和适用时间
代谢需求增加	87%～200%
开放饮食时间	入院 24～48 小时
进食目标	达到 140% 的基础代谢需求

TBI 患者的深静脉血栓或静脉血栓的预防需提前采取措施来改善静脉血流淤滞状态。应该采用间歇性压力装置,当临床怀疑深静脉血栓时行静脉超声检查。中度 TBI 患者中很大一部分存在 CT 出血病灶,从而使得应用低剂量肝素或依诺肝素来预防静脉血栓变得复杂。目前尚无合并颅内出血病灶的 TBI 患者化学性抗凝的指南。但是学者目前认为,在 24 小时复查

CT确认颅内出血稳定后,应用肝素或依诺肝素抗凝通常被认为是安全的。我们的经验是在最后一张 CT 稳定后 24 小时开始化学性抗凝预防静脉血栓形成。对于颅内病变不稳定合并 DVT 的患者,尤其血栓位于近端静脉,强烈推荐下腔静脉滤器来预防肺栓塞。TBI 患者禁忌应用激素,使用激素明确增加感染和导致代谢紊乱,并且对于 ICP 控制和患者整体预后没有任何改善。

目前认为发热可加重中度、重度 TBI 患者神经损伤,从而导致整体预后不良。因此,发热应该被积极处理。对乙酰氨基酚药物作为一线治疗,冰毯则通常用于顽固性体温升高患者。更进一步的,应采取合适的流程来筛选致热源,包括 X 线、尿液分析、下肢超声、脑脊液检查(如果患者存在脑室引流)和血培养。在很多病例中无法找到明确原因,可能是中枢性发热。目前推测中枢性发热是由下丘脑的生理性体温调节能力丧失所致。尽然如此,仍需要应用合适的退热药来处理中枢性发热,从而阻止其进一步神经损害。

中度 TBI 患者其他方面的院内治疗包括凝血病纠正、创伤后血管痉挛和肺炎的预防。应鼓励进行侵袭性肺泡灌洗和患者早期活动,因为已经有资料表明上述措施可以显著降低肺炎发生率,缩短患者 ICU 和整体住院时间。进行机械通气且没有脱机迹象的患者应考虑早期气管切开。气管切开使得肺泡灌洗变得容易,改善肺功能而易于脱机。

已经明确证明高血糖与 TBI 患者不良预后相关。但是,严格血糖控制可能导致神经微环境中低血糖。因此,极端的血糖水平都应避免,尽可能维持其处于 $140\sim180$ mg/dL。

中度和重度 TBI 患者可能出现垂体功能减退,这一点在早期经常忽略。发生创伤后垂体功能减退的风险因素如下:颅骨骨折、GCS＜10 分、脑水肿、低血压、低氧血症、长时程意识丧失和影像学异常。但在绝大部分病例中,患者这些改变都是暂时的,并且在外伤后 12 个月内可以恢复正常垂体功能。在急性期推荐行 ACTH 缺乏的筛查,并予以恰当的治疗。TBI 患者低皮质激素水平可导致低血压和更高剂量的血管活性药物、更长的 ICU 滞留时间。应根据患者临床状态对糖皮质激素替代剂量进行滴定。对于稳定期患者,生理剂量(30 mg/d)可能是足够的。但对于血流动力学不稳定的 TBI 患者,应激剂量的氢化可的松(每 8 小时 $50\sim100$ mg)可能是必需的。

TBI 后长时间垂体功能低下似乎存在激素种类的特异性。在一项研究中,TBI 患者 5 年后出现生长激素缺乏的发生率为 28%,而 ACTH 或促性腺激素缺乏的发生率为 4%。进一步的研究表明,受伤严重程度与患者出现长时间垂体功能低下直接相关。中度、重度 TBI 患者的垂体功能异常的识别至关重要,因为 TBI 患者的很多症状与低垂体激素水平者临床表现相似,比如认知下降、易疲劳。生长激素缺乏的 TBI 患者较正常者存在更严重的认识功能异常。外伤后患者垂体功能的恢复通常发生在 1 年内。中度、重度 TBI 患者在此之后发生垂体功能恢复的可能性很小。

中度 TBI 后发生垂体功能低下的危险因素:颅骨骨折;严重损伤(GCS<10 分);脑损伤或脑水肿;低血压;低氧血症;长时程昏迷。

（三）院后管理

中度 TBI 患者在出院后需要关注认知功能重建。这些患者存在记忆力、信息处理能力、行为、人格、情绪的改变,从而导致其难以融入社会和重返工作岗位。需要指出的是,他们的康复治疗必须包含神经认知功能康复。在此类型康复中,应先对患者进行彻底的神经心理评估,判断其功能障碍的程度,这对于指导康复治疗和鉴别其他方面对认知康复的干扰是必需的。绝大多数 TBI 康复包括缺失-关注途径,以此来设计治疗特定的认知障碍。这一方面包括恢复性和补偿性措施。恢复性策略的目的是通过不同的训练和锻炼来减少特定缺失,而补偿性措施则集中于教育患者如何应用残存的认知功能来补偿功能缺陷。

应用认知康复已经被证明可以改善中度 TBI 患者的认知障碍。萨拉尤里(Sarajuuri)等人将中度、重度 TBI 患者分为两组:一组接受全面的神经心理康复;另一组接受常规康复,其中不包含神经心理治疗。2 年后随访发现,第一组中 89% 患者可以参与生产性活动(比如,工作、学习等),而接受常规康复的患者中只有 55% 可以从事生产性活动。因此,中度 TBI 患者在出院后接受神经认知干预作为他们整个康复过程的一部分是必需的。

五、结局/预后

中度 TBI 患者由于其受伤机制和患者特质的多样性,特定的认知或行为结局是非常难以预测的。一般来说,受伤严重程度与认知缺陷的严重程度和持续时间相关。在长期随访中,受伤程度越轻、神经查体快速改善的患者预后良好,但中度、重度 TBI 患者仍然在精神运动能力、非文字记忆、智力和信息处理方面存在明显缺陷。中度、重度 TBI 患者中需要大脑半球间和大脑半球内处理的功能明显受损,比如语言流畅度、记忆力和信息处理速度。尽管认知功能可能部分恢复,但大部分发生在受伤 1 年内,并且在伤后 2 年进入停滞期。

同样存在一些危险因素不利于中度 TBI 患者恢复。通常来说,高龄患者较年轻者预后差,表现出认知障碍和情绪异常的比例更高,并且出现神经功能状态下降。目前同样存在证据表明遗传因素在中度、重度 TBI 患者恢复中发挥作用。在中枢神经系统,载脂蛋白 E(APOE)在 TBI 后突触修复、细胞膜合成、神经再生方面发挥作用。携带 *APOE E 4* 等位基因的人群在 TBI 后更不容易修复损伤神经组织和再生。因此,携带 *APOE E 4* 基因比 *APOE E 2* 或 *E 3* 基因的人群更可能出现更差的认知和行为结局。成人中度 TBI 不良预后的风险因素:高龄;存在 *APOE 4* 亚型;严重损伤(比如,GCS<10 分)。

除了认知功能缺陷,中度 TBI 患者还可能存在其他方面的健康问题。比如前面提到的,中度 TBI 患者存在出现晚发癫痫(或者创伤后癫痫)的风险,5 年和 30 年累积发生率分别为 1.2%和 4.2%。最终导致创伤后癫痫的危险因素包括脑挫伤、硬膜下血肿、贯通伤、颅骨骨折和长时间意识丧失。此类患者中长时间的内分泌异常已经在前面讨论过了,这些异常需要相应的处理。成人出现创伤后癫痫的危险因素:脑挫伤;贯通伤;颅骨骨折;硬膜下血肿;长时间意识丧失。

其他长期后遗症包括创伤后头痛、易疲劳、攻击行为和情绪异常。创伤后头痛是此类患者中最常见的慢性疼痛问题,发生率为 18%~93%;但是大部分患者可以在外伤 6 个月内出现完全缓解或频率显著下降。易疲劳是另一个常见报道问题,尽管在受伤急性期更加普遍,但是可以持续至伤后数年。患者主观症状和受伤严重程度方面不存在直接联系,比如头痛和疲劳。抑郁和焦虑的显著并存也折磨着中度 TBI 患者,不利于其最终预后和融入社会。成人中度 TBI 长期后遗症:攻击行为;头痛;易疲劳;癫痫;认知下降;精神运动能力下降,语言流畅度下降,记忆力下降,信息处理能力下降。

六、儿童中度 TBI

儿童中度 TBI 的处理与成人有相似之处。急性期处理需要多个部门协作,包括急诊科医师、儿童神经外科医师和儿童重症医师。如同成人一样,需要急诊 CT 检查,并且存在任何创伤病变应保证即刻神经外科评估。另一种针对此人群及时的颅脑影像学选择是快速序列 MRI。这一特殊 MRI 扫描只需大概 1~4 分钟来获取影像,大部分患者无须镇静。该序列可以高度敏感和特异地发现创伤性病变,并且最重要的是避免了年轻、发育中脑组织的放射性暴露。尽管目前不是所有儿童创伤中心可以进行该项检查,但快速 MRI 在儿童 TBI 中发挥着越来越重要的作用。如果儿童行 CT 扫描,也需要通过低剂量射线来获取影像,从而最小限度地降低有害电离辐射。

　　儿童 TBI 中特殊的一点考虑是对非创伤性损伤的担心。所有 TBI 患者，特别是＜2 岁或处在离异家庭，应该评估是否存在家庭暴力的可能。这种情况下，需进行全面查体来寻找身体其他部位擦伤，以及行眼底镜检查和骨骼检查。儿童非事故性外伤评估：颅脑 CT/MRI；全面系统查体；眼底镜检查；骨骼扫描。

　　中度 TBI 儿童应入住 ICU 进行严密观察。连续动态影像学检查对于评估颅内病变是否稳定可能是必需的。应当避免患儿低血压和低氧血症。这些儿童存在创伤后早发癫痫风险，发病率为 12％～53％。通常来说，低龄儿童较成人更易出现创伤后早期癫痫。其他早期癫痫的危险因素包括非事故性创伤、贯通伤和硬膜下血肿。在该患者群体中，大部分创伤后早期癫痫是局灶性发作，发生于创伤 12 小时以内。与成人类似，儿童癫痫可导致代谢增加、神经兴奋性递质释放、低氧和 ICP 增高而加剧脑组织损害。目前存在证据表明，创伤后早期癫痫显著增加儿童创伤性癫痫的风险，因为多项研究显示，创伤后癫痫导致外伤性癫痫的相关风险在 5.5％～9.02％。因此，在急性期患者应预防性使用抗癫痫药物。儿童创伤后早期癫痫的危险因素：非事故性创伤；硬膜下血肿；年龄＜2 岁。

　　与成人类似，儿童中度 TBI 远期预后参差不齐，从早期近似完全恢复到死亡不等。在最初外伤后大部分儿童会存活，但在结束康复项目出院时存在明显认知缺陷，这些损害可能长期存在。同时，这些儿童易出现癫痫、行为和情绪异常、自主神经紊乱和睡眠障碍。这些因素严重影响其社会和职业功能，加重家庭负担。低水平社会经济状态和低水平外伤前适应能力是中度 TBI 患者不良预后的危险因素。反之，家庭和睦、社会支持和受伤前适应能力与良好预后相关。儿童中度 TBI 长期后遗症：认知缺陷；癫痫；行为异常，如攻击行为；情绪异常，如抑郁、焦虑等；自主神经紊乱；睡眠障碍。

　　与传统观点不同，目前并没有证据显示儿童 TBI 表现出更好的神经结局。这些损伤往往是永久和深入的。事实上，儿童 TBI 预后比成人差：出现更高的癫痫发生率、更多的攻击性行为和整体不良结局。更重要的一点，康复在其神经损伤修复中发挥着重要但有限的作用。患儿应该学习新的方法来弥补其缺陷，使得他们可以重新融入社会（见表 5-4）。

表 5-4　儿童中度 TBI 预后预测因素

预后	预测因素
良好预后	家庭和睦
	可得到社会支持
	高水平受伤前适应能力
不良预后	低社会经济地位
	低水平受伤前适应能力
	低年龄

七、结论

中度 TBI 患者仅代表 TBI 中一小部分群体,但是其整体预后却千差万别。神经外科医师在该人群治疗中发挥着重要作用。在经过院内初始治疗之后,此类人群可以从神经认知康复中获益。儿童中度 TBI 构成了其中一个特殊亚群,在他们的急性期治疗和后续康复管理中必须给予特殊关注。

第四节　重度颅脑损伤

重度 TBI 要达到最佳的预后需要及时和细致的管理。为了增加有意义的康复机会,以及提供预防继发性脑损伤的最佳环境和最好的治疗时机,所有参与 TBI 患者救治的医疗专业人员都必须详细了解解剖学、生理学和 TBI 的管理原则。本节重点讨论在重症监护治疗阶段,TBI 患者的非手术处理。

一、流行病学

TBI 是美国儿童和年轻人死亡的主要原因,并且是全球性的重大公共卫生问题。据美国 CDC 估计,TBI 每年发生 150 万例。每年约有 52000 人死于 TBI,每年有 80000～90000 名患者因 TBI 导致长期生活残疾。据估计,有超过 500 万美国人生活在 TBI 引起的各种形式残疾中。虽然 TBI 造成的真实损失难以计算,但据估计每年有超过 500 亿美元的损失。在欧洲,每年约有 160 万例头部外伤接受治疗,年死亡例数约 66000 人。特别是在低收入国家,随着机动化和工业化的扩大发展,TBI 的发生率呈指数级增长,尤其是使更多的人面临交通事故受伤的风险。

二、损伤和预后的分类

脑损伤的严重程度常由格拉斯哥昏迷评分（GCS）及影像学检查（如 CT 检查）所示的颅内结构性损伤来进行评判。蒂斯代尔（Teasdale）和詹妮特（Jennett）于 1974 年引入 GCS 作为评估损伤和昏迷程度的"实用量表"，采用标准化术语描述高度可重复的结果（见表 5-5）。GCS 迅速成为公认的脑损伤严重程度分级和预后评估的方法。GCS 由 3 个部分组成，分别是睁眼反应（1～4 分）、运动反应（1～6 分）和语言反应（1～5 分）。这些评分需分别计算，并根据总分分为"轻度""中度"和"重度"（总计 3～15 分）。复苏术后 GCS 为 3～8 分，对应于重度 TBI 的初始分型。

表 5-5　GCS 标准

项目	评分标准
睁眼反应（E）	4 分：正常睁眼
	3 分：呼唤睁眼
	2 分：疼痛刺激睁眼
	1 分：无反应
运动反应（M）	6 分：遵嘱动作
	5 分：疼痛定位
	4 分：疼痛刺激肢体回缩
	3 分：疼痛刺激肢体屈曲（去皮质强直）
	2 分：疼痛刺激肢体伸直（去大脑强直）
	1 分：无反应
语言反应（V）	5 分：定向力存在（人、地点、时间）
	4 分：回答错误但连贯
	3 分：回答含糊不清
	2 分：呻吟
	1 分：无反应

注：GCS 通过各项检查的最佳分值累加计算而得。最佳运动评分基于上臂反应。

自 GCS 首次出现以来，随着现场复苏和转运的快速发展，TBI 的病死率大幅下降。然而，随着越来越多的人在受伤后早期进行麻醉和插管，如无法以可靠的方式获得 GCS，也就降低了 GCS 及运动评分的预后价值。而一些其他的因素如中毒、面部和颈部创伤以及脊髓损伤也会影响评分。

结构性损伤的评估独立于上述各种影响因素，并可以提供额外的评分标准。损伤的形式分为局灶性损伤和弥漫性损伤，但大多数患者在一定程度上都合并两种损伤，特别是那些具有明显外伤史的患者。局灶性损伤包括脑挫伤、脑裂伤和颅内出血，而弥漫性损伤包括脑震荡、剪切损伤和弥漫性轴索损伤。

为了通过影像学分类来预测预后，马歇尔（Marshall）及其同事在1991年引入了基于CT检查的新分类系统。该系统根据不同的CT特征，将TBI的患者分为6组。具体根据有无局灶性血肿、弥漫性损伤中ICP是否增高（基底池受压）及中线是否移位对患者进行分类（见表5-6）。

表 5-6　Marshall CT 分类

分类	分类依据
弥漫性损伤Ⅰ	CT检查未见病变
弥漫性损伤Ⅱ	脑池存在，中线移位0～5 mm和（或）非高密度或混合密度病损＜25 mL，可能合并骨片或异物
弥漫性损伤Ⅲ（肿胀）	脑池受压或消失，中线移位0～5 mm，且非高密度或混合密度病损＜25 mL
弥漫性损伤Ⅳ（移位）	中线移位＞5 mm，且非高密度或混合密度病损＜25 mL
血肿（清除）	需外科清除血肿
血肿（未清除）	高密度或混合密度病损＞25 mL，未行外科清除血肿

影像学分类的缺陷在于仅能显示出在某一时间点的图像。在TBI中，这个问题则表现为CT上可见的持续进展的继发性损伤，如出血的进展、脑水肿和占位效应，这些过程往往随着时间的推移不断发展。尽管，早期CT可能会低估结构损伤的严重程度，但早期CT检查对于快速识别具有血肿清除手术指征的出血，以及通过评估损伤程度来指导神经监测和制定各种治疗方案都至关重要。

虽然Marshall分类在判断预后方面很有价值，但在判断个体预后时，结合个体影像学检查结果则可以获得更细致的分类。

当影像学检查结果与某些重要临床数据相结合时，可以作为评判预后的指标，这些已知的会影响TBI结果的重要临床数据，包括GCS、年龄、瞳孔反射、低血压及缺氧（如IMPACT的研究）。

为了预测TBI的预后，必须对TBI的结局有完整的描述。因为检查所见的局限性,评估的主观性,以及患者对于良好预后评价的差异,这是 TBI 研究和临床实践中的一个重要问题。于是 1975 年引入格拉斯哥预后评分 (GOS)作为 TBI 预后恢复的评价标准(见表 5-7)。临床和科研中也使用了许多其他功能性结果评分,但 GOS 量表在过去的脑损伤研究中仍然是一个有用的标准。GOS 满分为 5 分,通常分为两类:预后不良和预后良好。预后不良包括"死亡"和"植物人状态",预后良好包括"中度残疾"和"良好恢复"。一部分中重度功能障碍的分类一直存有争议,根据 GOS,"严重残疾"的患者实际上可能具有部分功能性的生活。因此,最近的一些研究将一部分严重残疾(高度严重残疾)作为良好预后。此外,这种两分法的使用降低了 GOS 对疗效评估的敏感性,故在临床上的作用有限。

表 5-7　GOS 量表

分值	评分项目
1	死亡。
2	持续植物生存状态:患者对外界刺激无应答、无言语,持续数周至数月。
3	严重伤残(有意识但不能自理):患者因身心功能受限,依赖日常护理。
4	中度伤残(可以自理):日常生活可以自理——患者可使用公共交通工具出行,能够在残疾弱智者福利场所工作。伤残包括不同程度的失语、偏瘫、共济失调、智力或记忆力障碍、人格改变等。
5	恢复良好:重返正常生活。患者可能遗留轻微的神经或心理障碍。评价结果应包括社会功能。

　　实际上,为了弥补 GOS 缺乏敏感性的问题,引入了总分为 8 分的扩展 GOS(GOS-E)(见表 5-8)。由于评估过程会在一定程度上带有主观性,建议使用系统问诊法以获得更加可靠的结果。通过深入探索 GOS 并建立患者初始危险因素与实际结局的联系,将有助于提高其敏感性。

　　TBI 的预后受多种因素影响,应该强调 GOS 是一种全球的评价标准:有关 TBI 的各种研究还包括其他评价体系,如功能独立性评定量表(FIM)、残疾评定量表(DRS)、生活质量评估的各种指标、用于"脑卒中"患者的功能测试及神经心理学测试。一些试验采用了包含多种认知和功能测试的综合测量,在解释试验结果时,掌握各种试验的局限性和优势是很重要的。包含所有功能领域的理想量表是不存在的,因此研究人员必须尝试取得一定的平衡,要获得可靠的、离散分布且有意义的数据,可能会牺牲检测更微妙差异所需的敏感性。使用高级数据库,提高数据收集技术将有助于改善这一过程。

表 5-8　扩展 GOS 量表

分值	评分项目
1	死亡
2	植物生存状态
3	低度严重伤残
4	高度严重伤残
5	低度中度伤残
6	高度中度伤残
7	低度恢复良好
8	高度恢复良好

三、损伤机制及病理生理学

原发性脑损伤的定义为由于撞击瞬间产生的对大脑的损害。虽然没有办法改变这一点,但可以采用许多干预措施来减少继发性脑损伤,并阻止可能导致继发性脑损伤的因素。研究者普遍认为,原发性损伤会引发一系列反应并导致持续性细胞损伤。继发性损伤可能包括细胞膜破坏和分解、脑代谢需求改变和线粒体功能障碍、神经递质紊乱和神经毒性、有害离子产生及炎症的级联反应,所有这些都可能导致神经元、神经胶质细胞死亡和组织破坏。减轻继发性脑损伤成为许多重症监护病房(ICU)治疗的基础,如体温和血糖控制。

除了由原发性损伤导致的内在病理生理过程外,全身性或迟发性颅内损伤也可能引发或加重继发性损伤。这些损伤可能通过减少细胞氧或葡萄糖转运、脑代谢的改变、多种复合的炎症反应或其他机制作用,研究最多的可逆的继发性损伤包括低血压、缺氧和 ICP 升高。许多因素可导致低血压和缺氧,如急性失血、伴有神经源性休克的脊髓损伤、肺损伤、静脉血栓栓塞、脂肪栓塞、钝性脑血管损伤(BCVI)、心脏损伤等。因此,有必要针对这些和其他潜在的损伤因素采取积极的监测和治疗方式。其他继发性损伤可能发生在 ICU 治疗期间或者后,包括营养不良、癫痫发作和感染或其他炎症反应事件。通过减轻继发性损伤进而避免二次伤害，可以为患者提供最好的恢复时机。

四、重度 TBI 的管理

（一）院前处理

在大多数病例中，急救与护理人员担负着评估和治疗重度 TBI、预防继发性脑损伤的重任，并最终影响患者的预后。《颅脑创伤院前处理指南》于 2002 年由美国交通部支持的脑创伤基金会出版，并于 2008 年进行了修订。该指南基于循证医学证据编写，强调了伤情程度的快速评估（EMS 评估）的重要性以及现场分类和其治疗决策的潜在意义。EMS 评估应遵循院前创伤生命支持指南，强调首先关注气道、呼吸和循环（ABCs）。在 TBI 中，维持氧合和灌注（血压）对于预防继发性脑损伤至关重要。准确记录神经系统状态（GCS、瞳孔、局灶性神经异常）对于后续医师和其他转运人员检查神经功能恶化或改善也是必不可少的。

通过气管插管（ETI）建立气道供氧，同时连续脉搏血氧饱和度监测都旨在避免低氧血症，这是重度 TBI 不良预后的重要的独立危险因素。重度脑损伤的患者往往难以维持呼吸道通畅。EMS 急救医疗人员在现场插管的安全性和有效性方面存在相互矛盾的数据，只有在情况合适且有插管经验的医疗人员的状态下才能做到安全有效的气管插管。虽然建立安全气道可以改善血氧饱和度，但重要的是要避免与多次插管失败相关的潜在的短暂低氧血症。此外，当需要药物来抑制保护性反射（咳嗽和呕吐）时，可能会增加误吸和低氧血症的风险。然而，在尝试插管之前，在重度 TBI 患者受伤时经常发生误吸。所以是否插管应取决于患者脉搏血氧饱和度、GCS 意识水平、急救医疗人员的经验及将患者运送到医院所需的时间和距离。

低血压的定义是成人任意测量收缩压（SBP）＜90 mmHg，会使重度 TBI 后病死率加倍。院前液体复苏的目标是纠正低血压并维持心排血量和脑血管血流量（CBF）及脑组织灌注（用于输送氧气和葡萄糖）。最常用的液体是等渗晶体溶液（生理盐水和乳酸林格液）。近年来，人们开始重新关注使用高渗盐水（HTS）作为 TBI 患者的初始复苏液。对最佳复苏液体的研究受到各种混杂以及不可控因素的影响，因此获得的数据难以预测。然而，一般情况下等渗或高渗溶液甚至血液是重度 TBI 中优选的复苏液。HTS 已被证明比传统液体（乳酸林格液）在进入医院途中复苏有一定的优势（6 个月病死率和住院时 ICP 的无显著差异）。

当存在神经功能恶化现象（GCS 下降≥2 分）并可能出现脑疝（去大脑

强直、瞳孔散大、光反射消失）时，急救人员可以使用一些针对性的治疗措施，如过度通气或使用甘露醇。过度通气是患者出现脑疝前兆时的一线治疗手段，具体通气频率为成人 20 次/分，儿童 30 次/分，1 岁以下婴儿 35～40 次/分。然而，更为重要的是要经常检查神经系统状态，如果患者不再需要过度通气，则应立即停止过度通气。过度通气导致脑血管收缩（其降低 ICP 的机制），在维持 CBF 至关重要的时刻，导致 CBF 降低。因此，这种操作实际上可能加剧脑缺血和损伤，所以它用于即将发生的神经系统危象的保守治疗。

甘露醇是降低 ICP 的有效药物。在院前急救中，其作用受到限制，因为它可能导致血压急剧下降，特别是在尚未充分复苏的患者中。HTS 已被证明具有降低 ICP 的作用，并具有辅助复苏的作用。

有助于协助患者转运的药物，如镇静剂和麻醉剂，通常用于那些具有攻击性的患者，从而进行安全有效的护理。这些药物可能具有降低 ICP 的效果，但是存在低血压和抑制保护性咳嗽和呕吐反射的风险，使患者易于发生误吸。因此，应始终使用短效的镇静剂，并且只在患者插管[如果需要和（或）固定运输]后重复给药。

统计证明，转运会延误患者神经外科会诊和治疗，从而导致预后变差。在具有组织创伤应急系统的地区，重度 TBI 患者直接运送到最好的神经外科急救中心，以优化 TBI 的预后。治疗重度 TBI 的急救中心必须具备即时 CT 检查，迅速神经外科诊疗，ICP 监测和处理 ICP 升高的能力。在美国，指南的落实明显地降低了 TBI 的病死率。欧洲系统的不同之处在于神经创伤治疗资源通常集中在大型医疗中心。患者可能首先被运到区域医疗机构，如果该机构没有能力应对其伤势，会将患者快速安全地转移到神经创伤医疗中心。在转运前，首先确保患者已经充分的复苏，并采取适当的措施以防止继发性损伤在转运期间对大脑造成损害。无论何种情况下，在运送患者时都应进行必要的监测（心电图、脉搏血氧饱和度监测、呼气末 CO_2 监测等）。

（二）创伤的初步处理

医院对重型脑外伤的患者处理应从 ABCs 开始（气道、呼吸、循环管理）。与世界上大多数国家一样，美国外科协会创伤分会提出，创伤后应进行高级创伤生命支持措施（ATLS）。"创伤治疗团队"通常由外科医师、急诊内科医师、护士、呼吸科专家及其他医院工作人员组成，进行快速识别并治疗威胁生命的创伤。

初步检查：ABCDE 程序。

1.气道保护

主要外伤检查（表 5-9）从评估和建立通畅气道开始，同时采取预防性保护脊柱措施。所有严重脑外伤患者和大多数中度脑外伤患者应尽快建立通畅的气道以预防低氧血症。这些严重脑外伤患者的意识不清,无法保证自身气道通畅,有误吸和缺氧的风险。

表 5-9 ABCDE 处理

简称	具体处理
A	保护颈椎,保持气道通畅
B	建立呼吸与通气
C	建立循环,控制出血
D	伤残评估
E	暴露与环境控制

严重脑损伤患者常合并面部相关的损伤,如骨折。因此在插管(或放置胃管)时必须小心,以免加剧软组织损伤、骨骼移位、穿透颅骨或其他的空腔。在重度 TBI 的并发症中颈椎损伤有高发病率,因此还应注意防止颈椎过度活动。在所有昏迷创伤患者中应使用颈托,并且在排除脊髓损伤之前必须保证颈椎稳定,以防医源性损伤。

硬质喉镜辅助直视下气管插管是建立气道的首选方法。然而,患者的特殊性及维持颈椎稳定的必要性可能造成标准喉镜气管下插管困难。视频辅助插管设备可以在不需要伸展颈部的情况下为操作者提供更为清晰的图像,即使在缺乏经验的操作者的手中也相对快速和安全,这些新设备有可能最终取代标准喉镜在创伤中的应用。

2.呼吸和通气

一旦建立了合适的气道,就必须进行呼吸系统检查以确保充分的气体交换,通过肺部听诊、胸壁运动检查、持续氧饱和度监测和呼气末 CO_2 分压来评估呼吸情况。此外,必须对肺部损伤,如肺挫伤、血胸、气胸或其他伤害进行评估,并及时处理。

3.建立循环和控制出血

出血是创伤后导致死亡的主要的可预防因素。需要对出血进行快速甄别,并通过直接压迫、充气夹板、缝合伤口、急诊血管栓塞术或外科手术治疗控制出血。除非有其他原因,伤后低血压应首先考虑是低血容量。通过皮肤颜色、脉搏和血压测量快速评估循环状态,并且通过静滴预温的等渗或高渗液体进行复苏来紧急纠正低血压(低渗补液可引起脑水肿,应避免在 TBI

患者中使用）。

所有昏迷的创伤患者都应至少开放 2 路外周静脉通道（针头口径 16 号或更大），以便快速输注液体。容量评估和多种液体、血液制品及药物的输注大多通过中心静脉通道实现，连续血压和脑灌注压（CPP）监测常使用有创动脉通道。重度 TBI 患者的标准实验室检查包括全血细胞计数、血常规、生化、凝血和毒理学检查（包括酒精）、血型鉴定和交叉配血，并应在置针时常规完成。所有育龄期妇女都应检查 β-人绒毛膜促性腺激素（β-hCG）以排除妊娠。应在特殊患者中进行个体化的实验室检查评估，如抗癫痫药物浓度测定。应在所有重度 TBI 患者中留置 Foley 尿管，以监测总体液体平衡和容量状态，测量渗透性疗法后尿量情况，并便于辅助诊断 TBI 中常见的液体失衡和电解质紊乱，如脑性盐耗（CSW）、尿崩症（DI）和抗利尿激素异常分泌综合征（SIADH）。

4.伤残评估

初步评估的这一部分应包括迅速全面的神经系统检查。包括评估患者的意识水平（GCS）、瞳孔直径和对光反射，以及脑干反射（角膜、咳嗽、呕吐）的存在。尤其是那些怀疑伴有脊髓损伤的患者，应尽可能测试肌力、感觉、深反射、病理反射和肠鸣音。如果可能的话，应该在保护脊髓的基础上检查有无脊髓压痛（只能轴式翻身）。如果急救人员尚未完成评估，则应使用硬质颈托，如 Philadelphia、Aspen 或 Miami-J 颈托，并选择为短期使用而设计的现场颈托。

当全身性损伤严重影响神经系统检查时，简单记录患者的 GCS、瞳孔直径，以及患者在干预前是否能够移动其四肢（运动的类型）是很重要的。昏迷创伤受害者的瞳孔散大提示存在颅内血肿占位，从而加速神经外科评估和干预。

5.暴露与环境控制

初步评估的最后，应在完成脊柱保护的基础上，对患者进行从头到脚的全身评估，用创伤剪去除患者所有的衣物。在充分暴露和检查其他的合并伤后，切勿将患者持续暴露于环境中，应当及时用毛毯来维持患者体温以避免体温过低。

6.进一步检查

进一步检查包括更详细的病史采集、体格检查及对患者的更细致的重新评估。如果之前尚未完成，应在此时收集有关受伤机制、患者发病前的情况及其他复杂因素（如抗血小板或抗凝药物、酒精或其他药物摄入）等信息。由于重度脑外伤患者往往无法回答这些问题，因此病史采集将依赖于急救人员、目击者和家属。对于重度脑外伤患者,评估受伤时间至关重要,因为手术和其他决策取决于受伤的时间。获取此类信息的最佳时间是急救人员抵达时。进一步检查最重要的一点是对所有系统进行更详细的系统的重新评估。如果患者病情恶化,医疗团队必须重新开始 ABCDE 程序,并进行针对性的急救措施。

（三）影像学评估

一旦患者情况稳定（或经持续复苏稳定的情况下）,应获取影像学资料以确定颅内诊断。CT 检查是诊断重度 TBI 的金标准。对于所有颅内出血,包括硬膜外、硬膜下、蛛网膜下腔、脑实质内和脑室内出血,CT 是一种非常敏感的检测方法。它对检测颅骨、颅底和面部骨折均有高灵敏性,还可用于检查脑脊液（CSF）、脑沟和脑室的状态,测量其大小并显示脑水肿,成为在评估损伤方面的应用最广泛的工具。当血管内存在血栓时,有时可以在 CT 检查中看到钝性脑血管损伤（BCVI）,或者针对高度怀疑的患者进行 CT 血管造影（CTA）。对疑似 TBI 的患者应首先进行头部 CT 检查,并且应该在静脉使用造影剂之前进行,以免混淆结果。

除了能检测与昏迷重度 TBI 患者高度相关的 BCVI 外,CTA 还可以帮助区分创伤性出血与潜在动脉瘤或动脉静脉畸形破裂导致的自发性出血。CTA 适用于那些可疑病例,包括出血位置不典型或在受伤前有发作病史（例如,患者在出事前昏倒在车辆方向盘上面,或者在受伤时诉头痛继发昏倒或者感觉不适）。CT 灌注成像检查也有助于 TBI 诊断,尤其是 CT 检查与神经系统表现不相符或有钝性脑血管损伤的患者。

全新多排 CT 检查的出现使脊柱扫描的分辨率更高,速度更快,操作更简单。可以快速完成颈椎在矢状面和冠状面重建后的薄层轴位 CT 评估。相比 X 线平片,CT 检查颈椎损伤更灵敏,更具特异性,即使是在体型较大或者上肢和肩部受伤的患者中也适用。在治疗的初始阶段,更精细和耗时的检查很少使用,如磁共振成像（MRI）或数字减影脑血管造影（DSA）。对于急性 TBI 患者,MRI 检查可能是一个相当不安全的环境,其原因在于定位和移动患者很困难,生命体征监测更难以实现,并且检查期间可能影响液体复苏或脑部的治疗。DSA 通常用于 CTA 检查中高度怀疑 BCVI 的患者,或者存在 BCVI 且需要其他诊断信息或需要干预治疗的患者。

（四）神经外科评估与干预

应在受伤后尽快开始神经外科评估,通常在急诊室内进行。在重度 TBI 中,患者的主诉、查体和最初的 CT 发现可以有助于指导处理措施和手术与否。硬膜外血肿、硬膜下血肿、脑实质出血等局灶性损伤需要急诊手术清除血肿，一些颅骨骨折需要修复。此外，提示 ICP 增高（如基底池压迫和中线移位）的弥漫性损伤，需要紧急手术减压才能提供患者生存和功能恢复的最佳机会。TBI 手术处理指南的关键要素显示在表 5-9 中，并在其他章节进一步详细说明。重度 TBI 的手术目标包括缓解血肿局部压迫，降低 ICP，恢复脑血流，维持脑灌注和氧合，从而保护脑组织。

对于那些尚无手术指征的患者，严重脑损伤的非手术管理包括在专门的神经外科 ICU、创伤或外科 ICU 中进行特殊的护理。决定患者的去向及其最终护理部门应视不同医疗机构情况而定。合并其他创伤和非外科处理程序也将对这一决定产生影响。无论如何，重度 TBI 患者应被视为医院中病情最严重的患者，其医护质量将影响预后。

五、ICU 的处理及预防继发性损伤

（一）神经监测的指征

重度 TBI 患者存在颅内高压（ICH）或 ICP 增高的风险。颅内高压、脑灌注不足和脑氧合不良与不良预后有关。GCS 3～8 分的患者和部分 GCS 9～12 分的患者应考虑使用针对 ICP（和 CPP）的神经监测。由于缺乏有效监测数据可能会漏掉某些生理活动并导致持续继发性损伤，针对有异常 CT 影像，存在低氧或低血压，有异常姿势，无酒精或其他药物影响的意识水平下降，以及希望进行积极治疗的患者进行神经监测。扫描结果越有异常，越要选择神经监测。脑血肿、脑挫伤、脑水肿、基底池受压和脑疝是监测 ICP 和 CPP 的指标。若多发伤（尤其是肺损伤），吸入性肺炎合并头颅 CT 异常，以及其他因素（见下文关于使用过度通气和失去自动调节的情况）导致脑灌注不足或氧合问题的风险增加的患者，可考虑增加脑氧和脑温的监测。

首先，可以通过多种手段监测 ICP（和衍生的 CPP）值。其中通过与外部压力计连接的脑室置管的监测手段是最准确、最可靠、经济的方式。脑室置管具有通过 CSF 引流从而降低 ICP 的作用。但是与脑实质光纤感受器相比，该方法出血和感染的并发症的概率更高。除了较低的并发症外，实质感受器还具有连续监测的优点，因为在使用 EVD 释放脑脊液时，ICP 数值就会变得不精确。然而最新发布的在尖端带有光纤导管的 EVD 导管通过整合液压耦合和光纤测量解决了这个问题。

其次，可以通过实质感受器测量血氧和温度。颈静脉血氧饱和度（SjvO$_2$）可用于确定从大脑回流血液的氧合情况。由于可能存在一侧动脉向大脑输氧不足的情况，或者由于高代谢大脑的氧气摄取率很高，该数值可能偏低。因此,该数值的解读必须谨慎,并应与其他现有数据相结合分析。在一个严重受损、摄氧不能满足其需求且代谢紊乱的大脑中,该数值可能偏高。

再次,组织微透析是一种更先进的神经监测方法,可以用来测量大脑组织中乳酸丙酮酸的比值,作为缺血的标志;测量谷氨酸的含量,作为神经毒性的标志,以及其他代谢产物的测量。这项技术目前主要在研究中心开展,但它可以与其他形式的神经监测手段相结合,用于指导复杂患者的治疗决策。

最后,需要运用整合多模态神经监测和其他生理指标的技术。多模态监测系统的特点是在不同时间彼此分开记录生理指标,并且记录那些有影响的事件,如呼吸机参数改变、翻身和吸痰的护理干预、液体和药物的输注,以及实验室检查结果。出于临床和科研目的,这对于床边快速评估患者各自显示器上的生理参数、事件回顾、治疗及对患者护理的影响均有帮助。

(二)将指南纳入患者的救治

最初于 1996 年发布的《重度脑损伤管理指南》是由美国神经外科医师协会(AANS)、脑创伤基金会(BTF)、AANS 和神经外科医师学会(CNS)下属的神经创伤和重症监护分会共同发布。这些指南在 2000 年被修订重新命名为《重度颅脑创伤的管理和预后》,作为三个组织的联合尝试。第 3 版于 2007 年出版,增加了神经外科医师协会对原有三个组织的正式认可,但不包括先前文献中的预后部分。最近,在 2016 年,脑创伤基金会发布了第 4 版的管理指南,采用了一种改进的文献评估方法,并计划以一种持续的方式来维护未来的建议和证据列表。这些指南为临床医师提供了为重度 TBI 患者做出治疗决定的证据。它们不是规定处理方式,而是为使用者提供当前证据的状态,以支持或反对不同的治疗和目标。无论采用何种分类评判标准,证据质量均不足以产生明确的推荐。

出于伦理、后勤和成本方面的考量,多种疗法无法应用随机、前瞻性、双盲研究评价进而得到高质量证据,因此鲜有Ⅰ类推荐。这会导致基于证据的严谨系统性回顾在所得结论和实际应用之间存在巨大差距。欧洲脑损伤联合会(EBIC)在 1997 年提出了一套类似的重度 TBI 管理指南,这份文件和美国外科医师创伤质量改进项目重度 TBI 最佳实践文档(2014 年发布)是基于共识和专家意见制定的,而不是在其他结果中使用的更严格的证据分类,可以在缺乏证据的情况下提供实用的指导方案。这两种类型的指南都可以为治疗提供信息。

综上所述,所有这些指南的目标是防止继发性损伤,阻止进一步加重的脑组织功能障碍,为患者恢复提供最佳条件。对指南内容的详尽重申并不是本节的目的,但本文所涉及的许多主题在指南文献中都有对比分析,感兴趣的读者可以自行查阅。

(三)机械通气

应当避免缺氧(定义为任何 $PaO_2 < 60$ mmHg,$SaO_2 < 90\%$,或有发绀的证据),根据较早的研究,当氧分压低于临界水平时,患者病死率有所增加。EBIC 建议调整机械通气,使 $PaCO_2$ 达到 $30 \sim 35$ mmHg,$PaO_2 > 75$ mmHg 及 $SaO_2 > 95\%$。TQIP(创伤质量改进项目)最佳临床实践(几年后发表的额外研究组织氧化是可用的)包括建议维持 $PaCO_2$ $35 \sim 45$ mmHg,$PaO_2 > 100$ mmHg,$SaO_2 > 95\%$,当监控脑组织氧和($PbtO_2$)时,将其维持在 15 mmHg 以上。许多临床医师的 $PbtO_2$ 目标是 > 20 mmHg,并努力避免低于 15 mmHg,同时与护理人员沟通一致,设置常用的 ICP 目标为 < 20 mmHg。由于不同的损伤形式和生理需要,个别患者的治疗目标略微不同,但要避免极端的组织缺氧情况。

近几十年来,在脑出血和 TBI 的治疗过程中,已积极应用过度通气以降低 ICP。过度通气通过化学受体的作用,引起脑血管收缩,降低脑血容量,从而达到降低 ICP 的作用机制。然而,由于长期或极端的过度通气和低碳酸血症,CBF 的减少可能会减少氧气输送到受损的大脑组织。理想情况下,氧气的摄取会随着氧气输送的减少而增加,从而使呼吸的效率最大化,这在受伤的大脑中可能不会发生,从而使组织或多或少地依赖于含氧的血液的输送。由于 CBF 在 TBI 后的数小时内已经减少了一段时间,因此 CBF 的进一步减少可能会导致脑组织缺血。

尽管在采取其他措施期间,临时的过度通气可能会防止脑和压迫损伤,临床医师应避免使用预防及长时间的过度通气。预防性使用过度通气来控制 ICP 的患者,其预后不良。如果需要过度通气,最好在受伤后 24 小时内进行,并使用颈静脉氧饱和度($SjvO_2$)或脑组织氧气分压($PbtO_2$)等监测技术。

(四)循环、血压和脑灌注压管理

血压和氧合情况是重度脑损伤后的病残率和病死率的重要的独立预测指标。血压 < 90 mmHg 的单次记录事件次数是提示重度 TBI 预后五大最有效指标之一。这个低血压的定义是建立在成人的统计范畴基础上的,创伤昏迷数据库证明血压低于这个临界值会增加病残率并导致病死率翻倍。因此,在初期的护理中,要极力避免低血压的情况(定义为收缩压 $<$

90 mmHg）。为了避免低血压的出血,血压的控制为实现治疗目的设置了更高的要求。事实上,有可能存在理想的血压和氧饱和度范围,如果低于临界值则是有害的,临界值以上是有益的(至少在一定程度上,特别高的情况下也可能有负面影响)。换句话说,尽管 90 mmHg 的收缩压可能被认为是一个绝对最低临界值,而实际上要选择更高的阈值。EBIC 指南建议尽快实现和维持血压在 120 mmHg,而 TQIP 建议将收缩压 100 mmHg 和脑灌注压 60 mmHg 作为治疗目标。

前瞻性研究尚未确定血压复苏的最终目标。血压影响脑灌注压,从而影响预后。通过维持血压较高,而增加脑灌注压,进而改善预后,但实际上既不知道最佳的治疗时间,也不知道血压的理想上限。很有可能是因为理想血压上限直接受到患者年龄和之前存在的原发性高血压的影响。

机体系统性地调节血压以持续维持 CBF 和组织灌注在其理想的范围内被称为脑自动调节。在重度 TBI 中,部分患者自动调节功能可能会受损,但对于任何一个患者来说,它可能在某些时间点上受到损害。因此,重要的是要对个别患者自我调节能力进行反复评估,并根据这些评估结果不断调整治疗目标。这就需要不断地测量 ICP。当 ICP 波动和血压系统性波动相同时,表明脑的自动调节已经丢失。

在过去几年中,通过扩容和使用血管活性药物(如多巴胺和肾上腺素)提高脑灌注压的方式已经被广泛采用。通常 CPP 应该维持在至少 50 mmHg 以上,个别患者最佳的范围可能会有所不同。在一项大型研究中,高容量治疗可导致负面的全身反应,如成人呼吸窘迫综合征(ARDS),这些不良反应更常见于 CPP 需要维持在 >70 mmHg 的患者。通常相比与 ICP 增高,ARDS 更难以治疗,发生这些不良反应的患者可能预后不良。

因此,为了避免低于 50 mmHg,CPP 的目标通常是 60~70 mmHg。那些有完整的自动调节能力的人能耐受 CPP 值 >70 mmHg,因为他们的 ICP 并不会随之相应增加。只要 ICP 允许,且没有高血压相关的全身不良反应,有时可以允许高血压的存在。

（五）液体和容量管理

一般来说,重度 TBI 患者应该维持正常血容量状态。对于那些最初接受液体复苏的人来说,这可能是一项挑战,尤其是使用大量的晶体扩容同时又需要使用降颅压药物(如甘露醇和呋塞米)治疗的患者。使用这些药物可能会减少血管内容量,有助于缓解脑水肿。

可以使用多种方法来评估容量状态,但是没有一个方法是足够完善的,仅依靠临床经验来判断容量状况是不准确的。这些评估容量的方法中包括物理方式(皮肤弹性、毛细血管再充盈、皮肤灌注、肢体末端温度和尿量)。在危重 TBI 患者早期治疗阶段留置导尿管监测出入量十分重要。生命体征数据(心率、血压和每日体重)也应该用以评估容量状态。而血细胞比容、尿比重、钠和尿素的代谢、血清乳酸盐、混合静脉氧饱和等实验室结果的变化趋势可进一步提示容量状态。此外,还可以采用中心静脉压力或肺动脉楔形压来评估,但需要侵入式中心静脉导管。可以通过侵入性或非侵入性的辅助技术来测量每搏输出量或脉冲压力变化,同时必须考虑患者的年龄和并发症情况(心脏和肾脏情况)。

仔细监测并识别在重度 TBI 中常见的电解质及液体平衡紊乱,并及时纠正。常见的水电解质紊乱包括 CSW(特征是通过浓缩尿液、低钠血症和血液浓缩引起血容量减少)、DI(特征是通过稀释尿液、高钠血症和血液浓缩引起血容量减少)、SIADH(特征是血容量正常、低钠血症和血液稀释)与医源性或特发性电解质紊乱或其他病因(如原发性肾功能不全)。许多电解质紊乱会降低癫痫发作的阈值,因此应及时处理。

全血、浓缩红细胞、新鲜冷冻血浆、冷沉淀物和凝血因子制剂的输注在重度 TBI 人群中很常见,纠正急性失血或其他损伤引起的低血压,纠正凝血功能障碍,优化携氧能力来避免末端器官缺血。有很多关于某些器官(如大脑和心脏等终末器官缺血)对轻度贫血易感性的文献,应该谨慎解读一般 ICU 人群中支持限制性输血策略的文献(不一定符合重度 TBI 人群)。脑组织氧合监测是确定何时需要输血的有用辅助手段,总体上需要对脑氧合、氧输送和扩散以及受损大脑中的氧代谢进行更多研究,以确定哪些患者最易受到损伤,以及制定最佳治疗策略。已有研究描述了不同解剖结构对局部缺血的易感性的差异,其中海马、尾状核和丘脑的细微结构最易受影响。

(六)颅内压和脑灌注压治疗

成人的正常 ICP 为 10~20 mmHg,儿童则更低,儿童 ICP 的治疗目标值尚未确定。既往研究测试了 ICP 阈值为 20~25 mmHg 的治疗方案,根据不同患者选择不同的 ICP 阈值,最常用的阈值是 20 mmHg。当重度 TBI 患者 ICP 升高时,可能会对脑组织产生多种有害影响,包括 CPP 减少、静脉充血和重要脑结构受压,尤其是脑干受压[由于弥漫性水肿和(或)多发性实质病变]。较早的研究表明,重度 TBI 患者的 ICP 长时间超过 20 mmHg 与预后不良直接相关。

通过平均动脉压(MAP)减去 ICP 来计算 CPP。

$$CPP = MAP - ICP$$

要进行连续的 CPP 记录,必须连续监测 ICP 和 BP,需要对两者进行有创监测。鉴于 CPP 由 MAP 和 ICP 确定，因此可以通过调整这些参数中的任意一个（通过提高 MAP 或降低 ICP）来影响该值。如前所述，脑灌注的减少通过减少脑组织氧合作用导致继发性损伤。CPP 降低至 50 mmHg 以下与不良预后也相关。

　　静脉充血会导致液体进一步渗入脑组织，加重脑水肿。为了减少静脉充血和降低 ICP，可以通过确保颈部处于中立位并且床头抬高（通常为 30°～45°）来增强静脉回心血量，避免胸内和腹内压力增加。床头过分抬高可能会降低 CPP，因此必须达到平衡。呼吸机设置应该最大限度地满足全身氧合和肺泡换气而不增加胸膜腔内压，并且需要紧急治疗导致胸内和腹内压力增加的疾病。

　　发生脑疝的绝对值或"脑疝压"尚未确定。虽然当 ICP＜20 mmHg 时患者可能已经发生脑疝，但是当 ICP 持续高于该水平时，也并不总是会发生脑疝。然而脑出血长期压迫脑组织可能在临床不良预后中发挥重要作用。

　　在探讨如何最好地治疗 ICP 升高的重度 TBI 患者的治疗方案时，必须综合考虑多种因素。这些因素包括 ICP 和 CPP 值的趋势、ICP 波形特点、临床检查、影像表现、脑组织氧合和温度值，以及复杂多发伤的存在。如上所述，脑疝可能发生在 ICP＜20 mmHg 的情况下（如来自大量迅速扩大的硬膜外血肿），因此无论 ICP 如何，必须迅速对 CT 扫描证明有出血且瞳孔散大的患者进行手术。应首先对显示器进行故障排除，以确保测量准确，然后快速评估患者头颈部位置，并快速调查颅外可矫正原因（例如，张力性气胸或长骨骨折引起的疼痛）。

　　初始治疗包括使用镇痛剂、镇静剂，CSF 引流，渗透治疗[使用甘露醇和（或）袢利尿剂和（或）高渗治疗]及体温控制，还应考虑对可能的亚临床癫痫发作进行评估和治疗。当 ICP 升高且难以控制时，可以考虑更积极的治疗方式，包括手术减压、戊巴比妥治疗和亚低温治疗。在临床实践中，多种干预通常同时或以叠加的方式进行。虽然治疗通常被分为一级、二级，但在任何给定时间，对于任何给定患者，没有一种适当的逐步连续的治疗方法。在选择哪种疗法可能实现 ICP 降低并持续调整控制 ICP 在正常范围时，有必要采用系统的方法分析患者的状态（例如，评估完整的自动调节、发热、肺炎、容量状态、癫痫发作等）。基于患者的个体临床和影像表现进展、生理和实验室参数，随时调整控制 ICP 的方法。

　　1.高渗性治疗

　　甘露醇已经使用了数十年，并且对 TBI 后 ICP、CPP、CBF、脑代谢和短暂的神经功能具有积极作用，但在人体上其作用机制似乎是双重的。最初，甘露醇通过渗透梯度提升血浆容积,从而降低血细胞压积,使红细胞更大的变形,以通过毛细血管来增强 CBF,改善微循环和氧输送,从而起到脱水的作用。除了 CBF 的增加之外,这种效应通常与 ICP 的快速减少有关。在后期作用阶段,甘露醇可作为渗透剂,将液体从肿胀的脑组织吸入循环系统,从而通过减少脑水肿来降低 ICP。

甘露醇降低 ICP 的效果随着时间的推移而降低,并且快速推注似乎优于连续输注。甘露醇常用剂量为 0.25～1.0 g/kg,在降低 ICP 方面取得了很好的效果。2007 年的一项研究表明,0.5 mg/kg 的甘露醇剂量(输注20 分钟)可以有效地将 ICP 降低至 30 mmHg 而不会损害脑氧合作用。

甘露醇可导致急性肾衰竭,如果血清渗透压超过 320 mOsm/L,则应限制其使用。甘露醇还可以导致血压急剧下降,进而降低 CPP。因此,在放置 ICP 监测装置和足量的容量复苏之前,甘露醇的使用仅限于急性脑疝或不明原因的病情迅速恶化的患者。最后,在血-脑屏障被破坏的情况下反复使用甘露醇,会导致其渗入脑组织,降低渗透梯度,将水吸入组织并加剧脑水肿。因此,长时间重复使用甘露醇应慎重。

HTS 可用于降低 ICP 并改善 CPP 和 CBF,此外还观察到改善 $PbtO_2$ 的作用,所有这些都可能有助于改善 ICU 住院时间、总体液体需求量和接受 HTS 治疗的重度 TBI 患者的存活率。其作用机制包括通过在完整的血-脑屏障上渗透性转移脑组织水含量来降低血液黏度和减轻脑水肿。此外,HTS 可能通过减少有害的炎症反应而具有潜在的神经保护作用。静脉给药通常是有利的,但尚未确定 HTS 给药的最佳剂量和方案。必须注意监测总体容量状态(器官灌注)、肾功能、血浆渗透压和血清钠,以防止并发症。HTS 是治疗重度 TBI 的有效治疗药物,具有一些优于甘露醇的效果。但是,根据临床情况,两种药物可以同时或先后用于同一患者,或用于不同的患者,并且应避免单独使用"一种或另一种"的心态。

2.镇痛药和镇静剂

临床上常使用麻醉剂和异丙酚(丙泊酚)来管理重度 TBI 和 ICP 升高的患者。这些药物通过减少疼痛和躁动,降低血压,更好地进行机械通气,同时提高患者安全性,降低 ICP。异丙酚是一种具有镇静和催眠功能的麻醉剂,起效快,持续时间相对较短,可以暂停用药以连续检查神经系统功能。此外,异丙酚可降低脑代谢,从而降低大脑的氧利用率,并被认为具有神经保护作用。然而其使用具有一定的风险,并且持续的高剂量异丙酚与并发症和病死率相关,尤其是儿童。异丙酚输注综合征与高钾血症、肝大、脂血症、代谢性酸中毒、心肌衰竭、横纹肌溶解和肾衰竭导致的死亡有关。

芬太尼或吗啡可用于机械通气的重度 TBI 患者,以获得更均一的镇痛效果。在受伤的患者群体中不能忽视疼痛的控制。没有足够镇静和镇痛,是 ICU 患者心率、血压和 ICP 升高的常见原因,给予足够的镇静和镇痛可以使这些参数立即正常化。应限制短效苯二氮䓬类药物(如咪达唑仑)的使用范围,因为随着时间的延长,其副作用和药物蓄积具有长期影响。右美托咪定的使用尚未在重度 TBI 患者中进行任何大规模的安全性或有效性的研究,并且其可导致局部 CBF 降低,因此应谨慎使用并且仅在完全不能耐受异丙酚的患者中使用。

巴比妥类药物(通常是戊巴比妥)长期以来一直用于重度 TBI 患者 ICP管理,但它们的使用越来越少。虽然戊巴比妥在许多患者中有效降低 ICP,降低脑代谢,并提供一定程度的神经保护作用,但它也偶尔会引起相当严重的低血压,并且有可能导致心脏并发症。巴比妥盐诱导的昏迷患者感染发生率较高,易患肺炎、压疮和深静脉血栓。由于患者基本上处于全身麻醉状态,因此肠内营养有一定的禁忌,需要肠外营养,而肠外营养伴随较高的并发症发生率。在那些进展为脑死亡的患者中,直到血清药物浓度水平充分降低之前,可能无法正常确定脑死亡天数。更重要的是,任何被考虑进行连续戊巴比妥治疗的患者在使用前和使用过程中都必须维持血流动力学稳定。对于戊巴比妥昏迷的诱导和维持,需要连续脑电图(EEG)监测以确保爆发抑制。诸如斯旺-甘茨(Swan-Ganz)导管植入术的有创心脏监测可有助于优化血流动力学参数。在开始戊巴比妥诱导昏迷之前,常给 1～3 倍剂量的药物,观察患者的 ICP 是否能在血压没有降低的情况下得到控制。

3.其他神经保护剂

基础研究已经确定了许多公认用于 TBI 的治疗药物,但到目前为止还没有大规模的 5 期临床试验证明这些药物可以在重度 TBI 患者群体中获得更好的预后。目前已经完成了几项试验,但是产生了一些可能会阻碍所研究的神经保护药物潜在影响的主要问题:

(1)研究包含了各种结构损伤模式、多发伤损伤模式,以及有生理差异的患者。

(2)在许多试验中包含真实的(非药理学)GCS 3 分(生存率明显较差)的患者。

(3)研究所获得的结果不够敏感。TBI 中神经保护的潜力巨大,必须采用替代研究方法来确定最能敏感的从神经保护剂中获益并改善预后的亚群。在确定这些药物之前,治疗的主要方法是预防颅内高压、脑缺氧、凝血功能障碍和一系列全身并发症的负面影响。

4.癫痫发作与预防

创伤后癫痫发作(PTS)可分为即刻(伤后 24 小时内)、早期[伤后 7 日(1 周)]或晚期(7 日后发生)。已经在文献中对抗早期和晚期 PTS 预防性使用抗癫痫药物进行了评估,仅苯妥英钠和丙戊酸钠具有预防早期(而不是晚期)PTS 的功效。然而,丙戊酸钠与较高的病死率相关并且不常用。近年来已经逐渐普及将左乙拉西坦作为常规的抗癫痫药,但值得注意的是,支持其用于预防癫痫的数据是模棱两可的,并且最新版的指南指出"没有足够的证据推荐左乙拉西坦在预防创伤后早期癫痫发作的疗效和毒性方面超过苯妥英"。

预防创伤后癫痫发作的优点需要与这些药物的潜在有害的全身副作用进行权衡。减少 TBI 后癫痫发作应减少神经毒性、过度兴奋、临床或亚临床癫痫持续状态、ICP 升高和其他直接的负面生理事件。因此,直接预防早期癫痫发作可以改善最终预后。有趣的是,早期 PTS 尚未被证实与较差的长期预后相关;很可能检测长期有害因素的方法不够敏感。尽管文献中存在这种差距,但广泛认为预防早期 PTS 是可取的。苯妥英钠的使用降低了早期 PTS 的发生率,几乎没有药物副作用的风险,因此建议在重度 TBI 后使用 1 周预防性抗癫痫药物。持续使用超过 1 周与药物副作用的发生率显著增加有关。此外,即使使用治疗剂量与降低晚期 PTS 的发生率亦无关。因此,除非患者在某时间点后出现癫痫症状,否则不建议使用超过 1 周的苯妥英钠(或其他抗癫痫药)。

在中重度 TBI 患者中开始 7 日预防使用抗癫痫药物的适应证包括硬膜外血肿、硬膜下血肿、脑实质内挫伤/血肿、穿透性脑损伤、颅骨骨折、伤后即刻癫痫发作和 GCS<10 分的患者,因为这些患者可能早期发生 PTS。对于 GCS 为 10 分或更高的 TBI 患者的适应证是不明确的。此外,考虑到慢性硬膜下血肿患者有癫痫发作的倾向,那些有机会转变为慢性的急性硬膜下血肿的老年患者可能会因长期使用抗癫痫药物而受益。在 1990 年以前,特姆金(Temkin)等人的研究中没有特别分析这一部分患者,研究人群也没有代表存在急性或慢性硬膜下血肿但 GCS 良好的老年人。

静脉推注给予苯妥英钠可能会导致低血压或心律失常,较慢的给药速度可在一定程度上消除这些影响。只有在充分的液体复苏后才可以使用苯妥英钠,也可以改为单次使用磷苯妥英钠(1∶1 当量剂量)。在昏迷患者中,不建议改为肠内给药,肠内给药可能是有害的,因为鼻饲可能影响其吸收,导致功效降低。此外,鼻饲应在给药后进行,因为药物会影响患者的鼻饲营养治疗。苯妥英负荷剂量:18 mg/kg 静推,速率不超过 50 mg/min。苯妥英维持剂量:4~6 mg/(kg·d),每8小时一次静滴。每8小时静滴100 mg。

如果监测血药浓度水平,应使用游离苯妥英浓度水平(与总量相反)来评估有效范围。有疗效的总血药浓度水平为10~20 μg/mL,游离苯妥英钠有效范围为1~20 μg/mL。越来越多的实验室能够直接测量游离血药浓度,而无须根据人血白蛋白水平进行计算校正。总血药浓度超过20 μg/mL时可能发生副反应,但最常见的血药浓度超过30 μg/mL,而这一浓度在7日内通过上述给药方案难以实现。昏迷患者不会发生包括复视、共济失调、构音障碍、意识模糊和认知减慢的副作用。此外,药物半衰期在9~140小时,达到稳定状态的时间可以是7~14日,从而避免在1周的时间内进行剂量调整。因此,除非临床发现问题,否则不严格要求监测血药浓度水平。然而,当需要进行药物剂量的微小调整时,需检测血清浓度水平,因为药代动力学的原因,小的剂量变化可能导致较大的血清药物水平波动。其可能产生的症状包括眼球震颤(甚至可能在治疗时发生,但可能预示神经事件)、癫痫发作(如果辅助治疗,患者需要增加剂量,如果治疗,患者需要额外追加药物)和扑翼样震颤(见于负荷治疗水平,可能与癫痫发作或肌阵挛混淆)。苯妥英钠皮疹或全面史蒂文斯-约翰逊综合征的发病率很少见。如果发生简单的斑丘疹(通常是躯干)皮疹,停止药物后并重新开始给药通常不会复发。

5.低温治疗

大量的临床前证据和人体试验证明了低温对神经保护的益处。与正常体温相比,在重度TBI患者早期预防性予以轻度至中度低温(范围32~35 ℃)可能对预后(GOS分值)产生有利作用。然而,病死率的降低尚未得到统计学上的结果。当目标温度维持超过48小时,可能会有更大程度降低死亡的风险。因此,在重度TBI患者中进行预防性低温是一种治疗选择,通常仅用于实验研究或熟练使用该方法的临床中心。虽然需要进一步的研究是否需要预防性低温,但很明显,避免高温是很重要的。

6.类固醇类药物

严重脑损伤管理指南唯一的Ⅰ类建议是禁忌使用皮质类固醇来减轻重度TBI中的继发性损伤。这项建议是在进行大规模国际多中心研究中评估甲泼尼龙对TBI患者的潜在益处后做出的。CRASH(严重颅脑损伤后皮质类固醇随机化)试验因安全问题提前终止,与对照组相比,5年以上入组的中期数据显示,类固醇组2周内死亡风险增加(21% vs 18%,相对风险=1.18;$p=0.0001$)。

(七)营养和全身并发症预防

关于各种并发症预防的详细讨论超出了本节的范畴,但必须注意严格的并发症预防。应尽早提供足够的营养(如果可能,尽量通过肠内手段),包括足够的量和成分需求,以满足昏迷患者的超常代谢需求。重度 TBI 患者存在肺炎、尿路感染、败血症和导管相关感染,伤口感染和脑膜炎/脑室炎的风险具体取决于昏迷持续的时间、损伤情况和所采用的治疗方法。此外,长期制动可导致深静脉血栓形成、静脉血栓栓塞、压疮溃疡和挛缩,这些应通过适当的活动和支撑来预防。

对患有自主神经功能障碍的患者群体进行鉴别诊断是关键,特别早期心率和血压的高动力效应可能与其混淆。使用麻醉剂和(或)β 受体阻滞剂的早期治疗可消除或减少积极的体温管理和镇静方案,从而来促进整体的治疗。

脑外手术的时机必须考虑到与手术失血、麻醉相关的低血压、缺氧、转运引起的 ICP 升高和脂肪栓塞导致继发性损伤恶化的可能性。一般而言,非危及生命的手术至少延后 1~3 日,择期手术更应推迟。危及肢体的伤害通常需要进行临时处理(例如,外部固定、清创和灌洗),直到能够进行更安全的手术修复。

六、结论

重度 TBI 患者的重症管理是错综复杂的、多因素的、综合的,医生应该在神经解剖学、神经病理学、神经生理学和神经影像学的扎实基础上,同时坚持合理外科的组织器官管理原则、颅内病变治疗原则及 ICP 的管理原则。ICU 的许多治疗干预措施都针对 ICP 和 CPP 管理,所有这些干预都源于预防二次伤害和减轻神经毒性、炎症、缺血、水肿和细胞的继发性损伤过程,从而为纠正代谢紊乱提供最佳的治疗环境。

第五节　颅脑损伤的中医治疗

一、颅脑损伤(头部内伤病)的中医辨证治疗

中医诊疗疾病有辨病与辨证之分,同一病症由于病因、病机以及病情发展阶段的不同,采用不同的治疗方法。通过望、闻、问、切四诊合参,对头部内伤病患者的病史、症状、体征、形色和脉象等信息进行全面综合分析,区别患者的中医学病因和疾病虚实,如瘀血是否兼夹痰浊,或伴气血亏虚,或兼脏腑虚损等进行辨证分型,根据辨证分别具体论治。

常见辨证分析如下:

1. 瘀阻脑络证

伤后头痛,痛处固定,痛如锥刺,或神志不清,伴头部青紫、瘀肿,心烦不寐。舌质紫暗有瘀点,脉弦涩。

治则:祛瘀生新,通窍活络。

推荐方药:血府逐瘀汤加减或通窍活血汤加减。

方药:当归、生地、桃仁、红花、枳壳、赤芍、柴胡、甘草、桔梗、川芎、牛膝、丹参、玄参等。

中成药:通心络胶囊、步长脑心通胶囊等。

2. 痰浊上蒙证

头痛头晕,头重如裹,呆钝健忘,胸脘痞闷,或神志不清,或时作癫痫。舌胖,苔白腻或黄腻,脉濡滑。

治则:健脾燥湿,化痰降逆。

推荐方药:温胆汤加减或半夏白术天麻汤加减。

方药:半夏、竹茹、枳实、橘皮、炙甘草、茯苓、白术、天麻、橘红、生姜、大枣等。

中成药:安宫牛黄丸等。

3. 肝阳上扰证

眩晕头痛,耳鸣耳聋,每因烦躁、恼怒而加重,面色潮红,少寐多梦,泛泛欲吐,口干苦,小便黄赤。苔黄,脉弦数。

治则:镇肝息风,滋阴潜阳。

推荐方药:镇肝息风汤加减或天麻钩藤饮加减。

方药:牛膝、代赭石、龙骨、牡蛎、龟板、玄参、白芍、生麦芽、天冬、川楝子、茵陈、天麻、钩藤、石决明、黄芩、山栀子、夏枯草等。

4. 心脾两虚证

伤后眩晕,神疲倦怠,怔忡惊悸,心神不安,或昏愦,面色萎黄,唇甲无华。舌淡,脉细弱。

治则:健脾养心,调畅气机。

推荐方药:归脾汤加减或参苓白术散加减。

方药:白术、茯神、黄芪、龙眼肉、酸枣仁、山药、莲肉、扁豆、砂仁、薏苡仁、甘草等。

中成药:补中益气丸、归脾丸等。

5. 肾精不足证

眩晕健忘,耳聋耳鸣,视物模糊,神疲乏力,腰膝酸软,或昏迷不醒,或发脱齿摇,或失语,或肢体萎软不用。舌淡或红,脉沉细。

治法:补益填精,充养脑髓。

推荐方药:六味地黄丸加减或大补阴丸加减。

方药:熟地黄、山药、山茱萸、茯苓、丹皮、泽泻、龟板、猪脊髓、黄柏、知母等。

中成药:六味地黄丸。

二、颅脑损伤(头部内伤病)中医康复治疗方案

(一)颅脑损伤(头部内伤病)中医康复治疗原则

根据中医康复整体理念,阴阳平衡、辨证施治的康复治疗特点,以脏腑功能观为依据,运用中药调理脏腑功能为主;以针灸、推拿、传统功法等经络调理为辅,达到标本兼治的康复治疗目的。本病的中医康复遵循以下原则:

1.辨证论治

本病由于患者体质有异,发病的时间、地域不同,故证不同,治不同,需同病异治。

2.整体观念

中医学认为人体是以五脏为中心,配以六腑,以脑为元神之府,通过经络系统"内属于腑脏,外络于肢节"而组成的有机整体。医者应在充分考虑人自身的统一性以及与自然界、社会环境密切关系的基础上,选择相应中医康复治疗处方。

3.阴阳平衡

中医康复过程中纠正机体阴阳的偏盛偏衰,损其有余,补其不足,以恢复机体阴阳的相对平衡,即《素问·生气通天论》所谓"阴平阳秘,精神乃治"。

4.天人相应

自然环境及四时、气候等诸因素会对患者体质及本病的进展产生其影响,在康复治疗中,必须顺应和利用自然气候的变化,做到注意因时、因地、因人制宜。

5.标本兼治

病情变化有轻重缓急、先后主次之不同,急则治其标,缓则治其本,体现了中医康复治疗技术原则性与灵活性的有机结合。

(二)不同功能障碍中医康复诊疗方案

颅脑损伤(头部内伤病)的功能障碍主要包括运动功能障碍、认知功能障碍、感觉功能障碍、言语功能障碍、心肺功能障碍、心理障碍,应根据不同

的功能障碍,选择不同的中医康复治疗方案。

1.运动功能障碍

(1)中医概述:运动功能障碍属于中医"痿证""偏枯"等范畴。外伤伤及头部,损伤脑络,血不循经溢出脉外,瘀血内阻,经气运行不利,则脑失神明之用,脏腑功能受损,脾失健运,肝失濡养则肢体痿弱无力。

(2)中医康复治疗采用针刺、推拿、拔罐、传统功法等中医康复治疗方法,以达到活血通络、益气健脾、疏肝养筋的目的。

1)针刺:针刺治疗以手厥阴、督脉、足太阴经穴为主,选择相应的腧穴以疏通经络,调节气血,益气健脾,疏肝养筋。

取穴:头部:阳白、四白、地仓、迎香;上肢:肩髃、臂臑、天井、手三里、外关、合谷;下肢:环跳、承扶、髀关、伏兔、殷门、阳陵泉、足三里、丰隆、悬钟。

操作:针刺通过经络辨证施治及"盛则泻之,虚则补之"(《灵枢·经脉》)原则,采取适当的手法激发经气以补益正气,疏泻病邪而调节人体脏腑经络功能。皮肤常规消毒后,用 1.5～2 寸毫针辨证虚实行针,提插捻转得气后留针,手三里、合谷、足三里和悬钟加电针,刺激强度以患者能耐受为度,电针 30 分钟结束后去除电针及配穴,每日 1 次。

2)推拿:推拿是我国几千年来医家经验的总结,通过特定手法作用于皮部,在局部通经络、行气血,濡筋骨,并通过气血、经络影响到脏器及其他部位,因此具有疏通经络、促进气血运行、调整脏腑功能、理筋散结的作用。

在颅脑损伤的推拿治疗中,要分清"虚""实"。实,是指邪气盛而正气尚未虚衰,以邪气盛为主要矛盾的一种病理变化,病程一般较短。虚,是指正气不足,抗病能力减弱,以正气不足为主要矛盾的一种病理变化。根据"实则泄之,虚则补之",实证采用逆人体经络走向、用力稍重、速度稍快的推拿手法,虚证采用顺人体经络走向、轻柔用力、速度和缓的推拿手法。

操作:上肢以手三阳经为主,手三阳经从手走头,从大椎穴至手指方向,揉、捏、拿主要经络及重要循经腧穴,重点刺激极泉、曲池、手三里、外关、合谷等穴位。

下肢以足三阳经为主,足三阳经从头走脚,从腰部至足趾方向,揉、捏、拿主要经络及重要循经腧穴,重点刺激冲门、血海、足三里、三阴交、太冲、解溪等穴位。

腰背部以督脉和膀胱经为主,两者贯穿整个项背部患者俯卧位,沿脊柱两侧用掌根揉法、擦法,重点刺激厥阴俞、膏肓、心俞、肝俞、肾俞等穴位。其后用鱼际揉法沿督脉从大椎揉至尾骨末端,实证者自上至下,虚证者自下而上。

3）拔罐：拔罐疗法在中国有着悠久的历史，早在成书于两汉时期的帛书《五十二病方》中就有关于"角法"的记载，角法就类似后世的火罐疗法。拔罐是以罐为工具，利用燃火、抽气等方法产生负压，使之吸附于体表，造成局部瘀血，达到通络活络、行气活血的作用。

目前常用的罐具种类较多，有竹罐、玻璃罐、抽气罐等。选穴以督脉经穴、手足三阳经穴为主。

取穴：大椎、肝俞、脾俞、肾俞、关元俞。

操作：沿督脉由上向下走罐 5～6 次，以皮肤潮红为度。背俞穴及三阳经穴坐罐 10～15 mm，每日 1 次，10 次为一个疗程。注意：肢体出现痉挛性瘫痪，肌张力高时，上肢拔伸肌部位腧穴，下肢拔屈肌部位腧穴。

4）传统功法：传统功法来源于古代劳动人民智慧和经验的总结，讲求人与自然二者和谐统一，充分利用一切自然条件主动锻炼，强调精气神的协调，通过形神意的统一，达到强化认知和意念，使神态松静自然，筋脉舒展放松和改善运动功能的目的。

目前临床中医康复常用的传统功法包括"太极拳""五禽戏""八段锦""易筋经"等。

①太极拳：强调用意而不用力，先意动后形动，以心行气，以气运身，刚柔相济，动静结合。"太极拳"发展至今，主要有二十四式、四十二式、四十八式、八十八式太极拳。"太极拳"是一种全身性整体活动，行步时讲究身法的左右对称，上下相随，有利于调节身体协调与平衡。而且太极拳在松静条件下，用意不用力，节节贯穿，且其行步使腿部肌肉处于放松-紧张-放松的交替运动状态，促使气血随肢体运动流遍全身，可改善周身的血液循环，有利于平衡能力的提高。

②五禽戏：由东汉末年著名医学家华佗根据中医原理，以模仿虎、鹿、熊、猿、鸟五种动物的动作和神态编创的一套导引术，以达到虎之威猛、鹿之安舒、熊之沉稳、猿之灵巧、鸟之轻捷，力求蕴涵"五禽"的神韵。"五禽戏"的主要思想是"天人合一"，符合五禽的秉性特点以及中医基础理论，配合中医脏腑、经络学说，具有整体健身作用，"动诸关节，血脉流通，病不得生"，有利于气血、经络的运行，改善运动功能障碍。

③八段锦：由八组不同的动作组成，以脏腑的生理、病理分证来安排导引动作，作用在于"动中求静"，肢体的运动与意念的内守合二为一，通过平衡精神情绪，达到防病祛病、延年益寿的作用。清代养生家曹廷栋论"导引之法甚多，如八段锦之类，不过宣畅气血，展舒筋骸，有益无损"。"八段锦"通过身体的运动、呼吸锻炼、意念集中、身心松弛等锻炼方法能调节和增强

人体各部分的功能,鼓舞人体正气,恢复运动肢体功能。

④易筋经:是一种通过形体的牵引伸展来锻炼筋骨,调节脏腑经络,强壮身形的健身锻炼方法,具有"伸筋拔骨,以形引气,柔和流畅"的特点。运动为阳,调息壮于外,动中有静,静则气血畅达,动作舒展,意随形走;呼吸为阴,静中有动,动则筋柔骨润于内。动静结合,身体强壮,就不容易受到疾病的损害,可以延缓五脏虚衰的进程,也就达到了强身健体,改善关节活动度,提高运动功能的作用。

2.认知功能障碍

(1)中医概述:认知障碍属于中医的"善忘""痴证""愚痴""痴呆""呆病""文痴"等范畴。颅脑损伤后瘀血内阻,经络不通,时致血瘀于上,髓海(脑)空虚,阻闭清窍或神明失养,主要表现为表情呆钝,智力衰退,或哭笑无常,喃喃自语,或终日不语,呆若木鸡。

(2)中医康复治疗:采用针刺、灸法等中医康复治疗方法,以达到祛瘀通络、醒脑开窍、填精益髓的作用。

1)针刺:采用不同的针具刺激体表的穴位,以疏通经络气血,濡养头窍,填充髓海,取其安神定志之意,达到平衡阴阳,调理"善忘""痴证"的治疗目的。选穴以督脉穴为主。

①取穴:主穴:百会、神庭。配穴:感知障碍加神门(双),记忆障碍加太溪(双),思维障碍加太冲(双)。

②操作:配穴按常规手法操作,平补平泻手法;百会、神庭进针方向从前至后,针刺0.8~1寸,深度达到帽状腱膜下,捻转得气后,加电针,电针30分钟结束后去除电针及配穴,留头针1小时。留针期间,每隔30分钟捻转一次。

2)灸法:运用艾绒或其他药物在体表的穴位上烧灼、温熨,借灸火的热力以及药物的作用,借助艾灸的纯阳之性,通过经络的传导,促进头部气血运行,经络通畅,使瘀血内阻之象缓解,达到平衡阴阳,调理"善忘""痴证"。

临床常用的有艾炷灸疗法、温针灸疗法、隔姜灸疗法等取穴原则同针刺取穴,主要通过主穴:百会、足三里;配穴:风池、神阙。

3)其他中医康复方法

①静脉滴注中成药注射剂:可辨证选用具有益气、活血化瘀、醒脑开窍作用的中成药注射剂静脉滴注。例如:黄芪注射液、丹红注射液、丹参川芎嗪注射液、银杏叶制剂、醒脑静等。

②耳穴:耳穴在耳郭上的分布有一定的规律,通常对应人体的头面部及五脏六腑,通过刺激耳部穴位调整头面部的气机,使气机通畅,气血运行,濡

养神明。改善患者的认知可取神门、皮质下、心、肾、脑点等穴,每次取 2～3 个穴位,取王不留行籽粘贴相应耳穴,次日取下,隔日一次。

3.感觉功能障碍

(1)中医概述:感觉障碍,属于祖国医学的"麻木""麻痹""顽厚""顽麻"等范畴。其症状主要表现为半身麻木,不知痛痒,"自己之肌肉,如他人之肌肉,按之不知",搔之如隔衣物。肺主一身之气,颅脑损伤时外力致脉管破损形成离经之血,肺气随血脱,肺气虚弱不能宣发,周身卫气营血运行不利,皮毛失于濡养发为本病。

(2)中医康复治疗:针对颅脑损伤后感觉障碍,常用的中医康复治疗方法主要是针刺、放血、推拿等,以达到疏通经络气血、补肺益气、濡养肢节皮部的目的。

1)针刺:通过辨证取穴,针刺邻近、周部、远端或相应脏腑的腧穴,疏通经络之凝滞,调畅肺气之运行,使卫气营血运行通畅,肌肤皮毛受卫气营血的濡养,则麻木可愈,标本兼治。选穴以手足三阳经穴为主。

①取穴:主穴:百会透前顶,承灵透正营,风池、外关、四强(大腿伸侧正中线,髌骨中线上 4.5 寸);配穴:手臂麻木不仁取患侧肩髃、曲池、合谷;两足麻木取昆仑、绝骨、丘墟;四肢麻木取曲池、合谷、腕骨、风市、昆仑、行间、足三里、绝骨、委中、通里、阳陵泉。

②操作:施常规针法,平补平泻,留针 30 分钟,每日针刺 1 次,28 次为一个疗程。

2)放血疗法:放血使病邪循经而出,排出体外,使肺脏气血流通,调整闭塞,改善麻木。

①取穴:取患肢十二井穴、曲泽、委中。

②操作:对穴位行严格消毒,对准已消毒过的部位迅速刺入,刺入后立即出针,轻轻挤针孔周围,使出血数滴。井穴每穴放血 3～5 滴,曲泽、委中每穴放血 1.5～10 mL,消毒棉球按压针孔即可。隔日 1 次,14 次为一个疗程。

3)推拿:通过刺激和作用于体表的相应穴位和筋脉,引起经络局部反应,起到激发和调整经气的作用,促进腠理病理产物的排出;通过直接的机械刺激和间接的疏通气血作用,增加局部皮肤的温度,促进局部血液循环,调理麻木。

操作:上肢以手三阳经为主,从大椎穴至手指方向,揉、捏、拿、按主要经络及重要循经腧穴,重点刺激风池、外关,手臂麻木不仁重点按压肩髃、曲池、合谷;四肢麻木取曲池、合谷、腕骨、风市、昆仑、行间、足三里、绝骨、委中、通里、阳陵泉。

下肢以足三阳经为主,足三阳经从头走脚,从腰部至足趾方向,揉、捏、拿主要经络及重要循经腧穴,重点刺激昆仑、绝骨、丘墟、血海、足三里、三阴交、太冲、解溪等穴位。

腰背部以督脉和膀胱经为主,两者贯穿整个项背部。患者俯卧位,沿脊柱两侧用掌根揉法、擦法,重点刺激腰部华佗夹脊穴、三焦俞、肾俞、气海俞、大肠俞、关元俞、委中等穴位。

4)其他中医康复方法:传统功法导引术如太极拳、五禽戏、八段锦、易筋经,可恢复气机正常运转,周流营卫,疏通凝滞,调畅内外,气血畅行则一身筋肉、关节、肌肤得以濡润滋养,麻木可除。

4.言语功能障碍

(1)中医概述:言语功能障碍属中医"喑痱""风懿""风喑""难言""不语"等范畴。中医学认为,外伤致脑络受损而瘀血内生、瘀阻脉络,气机升降失调,舌窍气机失宣,启闭不利,发为本病。

(2)中医康复治疗:针对本病的中医康复治疗方法主要有针刺、放血、耳穴贴压等,以活血祛瘀、疏通经气为主,达通窍解语的目的。

1)针刺:针刺在治疗本病时,除辨证论治地进行体针选穴,多重视配以头部、舌体局部的穴位,选穴以足阳明、足太阴经穴为主。

①头针及体针:主穴:哑门、通里,头针言语一、二、三区;配穴:舌体运转不灵加金津、玉液、廉泉。操作:金津、玉液及廉泉均点刺不留针,哑门穴向下颌方向刺入0.5~1寸,通里平刺0.5寸,言语区平刺0.5~0.8寸;进针后持续捻转每分钟200次,留针30 min,留针期间操作2~3次;每日1次。

②舌针:取穴:上肢、下肢、聚泉、中矩、神根、佐泉、液旁、支脉、中风。操作:每次选取3~4个穴位,点刺不留针,进针1~1.2寸,点刺时嘱患者自然伸舌于口外;隔天一次。

2)放血:以三棱针刺破特定穴位或部位,放出少量血液,以外泄瘀热,通经活络。本病多瘀血内阻,舌窍不通,放血可达到活血祛瘀,疏通病变累及经络,加速言语功能的恢复的目的。

①头部:取穴:头皮言语一、二、三区及百会穴。操作:三棱针点刺放血后,迅速压迫止血,不留针,隔日1次。

②舌部:取穴:金津、玉液、廉泉。操作:嘱患者张口,用压舌板将舌体向后下方推压,或嘱患者自然将舌伸出口外,以三棱针或毫针点刺,每侧3~5点,少量出血,不留针,隔日1次。注意点刺后令患者保持低头位,避免血液回流气管,引发呼吸道堵塞。

3)耳穴贴压:耳与经络脏腑的关系密切,经脉都直接或间接上达于耳,脏腑在生理功能上也均与耳的相应部位有联系,中医上将耳郭上的一些特定区域进行划分,称之为耳穴。耳穴贴压是用硬而光滑的药物种子贴压刺激耳穴,以达到治疗对应脏腑功能病变的目的。

取穴:心、肾、脑、咽喉。操作:每次取 2~3 个穴位,取王不留行籽粘贴于相应耳穴,适度揉按、捏压,使耳郭有发热、发胀感;每日压 3~5 次,每次 3~5 分钟,次日取下,隔日一次。

5.心肺功能康复

(1)中医概述:气是构成人体和维持人体生命活动的精微物质,气的运动是人体生命活动的根本,以脏腑经络为活动场所,推动精气血津液在体内的运行,是脏腑经络功能活动的具体体现。中医学将人体之气分为元气、宗气、营气、卫气。心肺功能障碍与宗气不足密切相关,心肺功能障碍属于中医学"心悸""咳喘""支饮"等范畴。颅脑损伤致瘀血内生,气机逆乱,肺气不宜,宗气生成不足,则心血运行无力,致使心气虚衰,血行推动无力,肺气壅滞,亦加重肺气不足,表现为胸闷、心悸、动而尤甚,咳嗽、气短而喘、神疲乏力、声低懒言。

(2)中医康复治疗:传统中医治疗中针刺、灸法、推拿、传统功法等具有补益心血、调理肺气的作用,广泛应用于颅脑损伤后心肺功能康复。

1)针刺:通过针刺穴位,调畅气血和全身经气,主穴和配穴合用,能补气纳肾,化饮利水,增加呼吸能力,提高心肺功能。选穴以手太阴经、手少阴经穴为主。主穴:心俞、巨阙、肺俞、膏肓;配穴:气海、肾俞。操作:配穴按常规手法操作,平补平泻手法;留针 15~20 分钟,捻转结合提插,每日 1 次。

2)灸法:通过借助艾灸的纯阳之性起到扶正祛邪的作用,从而调节气血,疏通经络,平衡功能,益气固表。主穴:心俞、巨阙、肺俞、膏肓;配穴:气海、肾俞。操作:艾条温和灸,每次取主穴 1~2 个,配穴 1~2 个,每穴灸10~15 分钟,每日 2 次。

3)推拿:推拿运用特定的手法作用于体表、特定的腧穴、疼痛的地方,以达到扶正固本,宽胸理气,使经络通畅,气血正常运行,理气化瘀,同肾纳气的作用。

按天突穴,用拇指按胸骨柄上的天突穴,注意拇指要从天突穴向胸骨柄内面按压,以有酸胀感为宜,按压 10 次;叩定喘穴,在该部位用指尖叩打,症状常可缓解;捶丰隆穴,用手握成拳状,用指骨间关节背侧捶打该穴;捶足三里,手法同捶丰隆穴。

4)传统功法:传统功法包括太极拳、八段锦、五禽戏、易筋经、六字诀等。

因颅脑损伤后心肺气虚表现为虚象,故治疗应以练六字诀为主。

六字诀是我国古代流传下来的一种养生方法,为吐纳法。其通过呼吸引导,充分诱发和调动脏腑的潜在能力,培补宗气,宣发肺气;注重调息,对呼吸的要求较为严格,不同的呼吸和吐字对相应脏腑的功能有调整作用。针对不同的中医辨证分型,可练"呼"字诀培脾气,练"呵"字诀泻心补肺,练"吹"字诀补肺气,纳气平喘。

训练时采用腹式呼吸(所谓气沉丹田),要求气向下沉,与动作自然配合,使呼吸逐渐做到"深、长、细、缓、匀、柔",保持"腹实胸宽"的状态,即把胸部由于运动而引起的紧张状态转移到腹部,使得胸部宽舒,腹部松静而又充实。

六字诀每个字吐 6 次,早晚各 2～3 遍,每次 30 分钟,每周 3～5 次。

5)其他中医康复方法

①耳针疗法:用针刺或其他方法刺激耳郭穴位以防治疾病的方法,以达到通调脏腑,补益肺气的作用。可取肺、脾、肾、心、气管、咽喉、神门、三焦、内分泌等,每周 1 次,每次埋针 3～5 穴,每穴按压 3～5 次,每次 5 分钟。

②皮肤针疗法:又称"梅花针",以特制的多支短针组成的皮肤针叩刺人体一定部位或穴位来治疗疾病的一种疗法。取尺泽至鱼际手太阴肺经循行部、第 1 至第 12 胸椎两侧足太阳膀胱经循行部、颈前两侧足阳明胃经循行部,分部轻叩,以皮肤微红为度,每次 30 分钟,隔日 1 次。

③自然康复法:是一种通过激发人体自愈潜能自发产生各种肢体动作以治疗疾病的自我康复方法。

④海水浴:能使呼吸加深,提高呼吸功能,可在条件许可的季节,每日一次,每次以不超过 30 分钟为宜。

⑤洞穴浴:依靠洞穴内的特殊气候和环境条件,改善患者的身体状况,提高心肺功能。

6.心理障碍

(1)心理障碍与中医"情志"类疾病有相关性联系,可归属于"郁证"范畴。中医学认为:人有喜、怒、忧、思、悲、恐、惊的情志变化,亦称"七情"。其中怒、喜、思、忧、恐为五志。五志与脏腑有着密切的联系,心志为喜,肝志为怒,脾志为思,肺志为忧,肾志为恐,情志的变动和五脏的功能息息相关。颅脑损伤后导致气滞血瘀或气虚血瘀,气机升降失调,五脏失和,故成"郁证"。

(2)中医康复治疗:根据中医阴阳五行相生相克的理论,从五脏与五志对应属性辨证施治,以调畅情志,恢复脏腑功能,达到治脏调神、安神定志的治疗目的。临床常用五行音乐疗法。

1)定义：五行音乐疗法是根据木、火、土、金、水五种人群心理特点，配合角、徵、宫、商、羽五种音乐调式与人体五脏对应关系，遵循五行相生相克的规律，辨证选取五种调式的音乐，以促进气机稳定，对脏腑情志起到调节作用的一种疗法。

2)治疗原则

①五行相生：指木火土金水五行之间存在的递相资生、助长和促进的关系，如肝属木，过怒则伤肝，羽属水，羽调柔润清纯，可选用羽调式音乐滋阴养肝，以水生木；心属火，大喜则伤心，角属木，角调舒畅调达，可选用角调式音乐补益心气，以木生火。

②五行相克：指木火土金水五行之间存在的依次递相克伐、制约的关系，如肺属金，忧悲过度伤肺，徵属火，徵调活泼轻快，选用徵调式音乐宣发肺气，以火克金；肾属水，恐惧过甚伤肾，宫属土，宫调悠扬沉静，选用宫调式音乐振奋肾气，以土克水。

第六章 骨 折

第一节 骨折概述

一、骨折的病因

（一）外因

造成骨折的外因系损伤外力，一般可分为直接暴力、间接暴力、肌肉牵拉力和累积性力四种。不同的暴力性质所致的骨折，其临床特点各异。

1.直接暴力骨折

此类骨折多发生在外力直接作用的部位，如跌仆、坠堕、挤压、撞击、打击等因素引起的某些骨折。这类骨折多为横断骨折或粉碎性骨折，骨折处的软组织损伤较严重。若发生在前臂或小腿，两骨骨折部位多在同一平面；如为开放性骨折，则因打击物由外向内穿破皮肤，故感染率较高。

2.间接暴力骨折

此类骨折多发生在远离外力作用的部位，如传递暴力、扭转暴力、杠杆作用力等间接暴力可引起相应部位的骨折。多在骨质较弱处造成斜形骨折或螺旋形骨折，骨折处的软组织损伤较轻。若发生在前臂或小腿，则两骨骨折的部位多不在同一平面。如为开放性骨折，则多因骨折断端由内向外穿破皮肤，故感染率较低。

3.肌肉牵拉力骨折

在运动或劳动等活动中，由于用力过猛，出现不协调的肌肉强力收缩和牵拉，可拉断或撕脱肌肉附着处的骨骼而发生骨折。如投掷手榴弹、标枪时肌肉强力收缩可发生肱骨干骨折，跌倒时股四头肌剧烈收缩可导致髌骨骨折，前臂屈肌群剧烈收缩可导致肱骨内上髁骨折。这类骨折的部位多为松质骨，血运较丰富，骨折愈合较快。

4.累积性力骨折

持续性劳损、骨骼长期反复受到震动或形变,外力的积累,可造成慢性损伤的疲劳骨折。如长途跋涉后或行军途中,以第二、三跖骨及腓骨干下1/3疲劳骨折为主;操纵机器震动过久可致尺骨下端骨折;不习惯地持续过量负重可致椎体压缩骨折。这类骨折多无移位或移位不多,但愈合较缓慢。

（二）内因

骨折的发生,外力是一个方面,还与年龄、体质、解剖部位和结构、骨骼条件等内在因素的关系十分密切。

1.年龄、体质

不同的年龄,其筋骨关节的发育与结构有所不同,骨折的好发部位、性质及愈合过程亦有差异。年轻力壮,筋骨强健,身体灵活者,能耐受或避免较大的外力,一般不易发生骨折。年老体弱,骨质松脆,筋骨脆弱者,仅遭受轻微外力,即可引起骨折。

2.骨的解剖部位和结构状况

骨折与其解剖状况有一定的关系。一般情况下,骨折多发生在松质骨与密质骨临界处、静止与活动部位的交界处、解剖结构较薄弱部位或长期持续负重部位。幼儿骨骼有机质较多,易发生青枝骨折;18岁以下的青少年,骨骺未闭合易发生骨骺分离;老年人骨质疏松、骨的脆性增大,最易发生骨折。又如肱骨下端扁而宽,前面有冠状窝,后面有鹰嘴窝,中间仅一层较薄的骨片,这一部位就容易发生骨折。在骨质的疏松部位和致密部位交界处（如肱骨外科颈）,或脊柱的活动段与静止段交界处（如脊柱胸腰段）也容易发生骨折。

3.骨骼的病变

骨折的发生与组织的病变有密切关系。如先天性脆骨病、营养不良、佝偻病、甲状腺功能亢进症、骨髓炎、骨结核、骨肿瘤等可导致骨质破坏,遭受轻微的外力就能导致骨折。这类骨折需要进一步明确骨骼原有疾病的诊断,治疗上可按疾病的性质选择不同的方法,或找出原因后采取相应的措施。

二、骨折的移位

骨折移位的程度和方向,一方面与暴力的大小、方向、作用点及搬运情况等外在因素有关,另一方面还与肢体远侧端的重量、肌肉附着点及其收缩牵拉力等内在因素有关。骨折移位方式有下列五种,临床上可能同时存在。

（一）成角移位

两骨折段的轴线交叉成角，以角顶的方向移位，称为向前、向后、向外或向内成角。

（二）侧方移位

两骨折端相对移向侧方，四肢按骨折远端的移位方向称为向前、向后、向内或向外侧方移位。脊柱则以上位椎体移位的方向来分。

（三）缩短移位

骨折端互相重叠或嵌插，骨的长度因而缩短。如下肢骨折愈合后缩短2 cm以内者，可由骨盆倾斜来代偿而不易察觉；超过2 cm者则可出现跛行，临床易察觉。

（四）分离移位

两骨折端互相分离，骨的长度增加，称为分离移位。分离移位多由于肢体的重力的牵引造成（如肱骨干骨折），延长了桥梁骨痂汇集融合的时间，有时可导致骨不连接，故在治疗中应避免发生。

（五）旋转移位

旋转移位是指骨折段围绕骨的纵轴而旋转。旋转移位可使相邻关节的运动平面发生改变，使其功能活动发生严重障碍，故在治疗时应完全矫正。

第二节　骨折治疗中的外固定术

一、外固定技术概述

外固定装置是一种置于体外的骨折固定装置，虽然发展较早，但至今其适应证却鲜有变化。马尔盖涅（Malgaigne）于1843年首次在肢体外部使用一种名为"Grippe"的简单夹具来固定髌骨骨折，该装置的多个长钉近端穿过皮肤，其远端部分与螺纹杆两断端相接，起到加压固定骨折碎片的作用。帕克希尔（Parkhill，1897）和兰博特（Lambotte，1902）介绍了一种与现代单边固定架相似的用于治疗长骨骨干骨折的外固定装置。

早在20世纪50年代，加夫里尔·伊利扎罗夫（Gavril Ilizarov）就发明了一种环形骨穿针外固定装置，该装置可应用于临床治疗骨折、矫正畸形及骨延长等。经过最初的动物模型实验，Gavril Ilizarov发表了张力-应力法则，即活体生物组织可产生压力刺激，促进自身组织再生，还能对特定组织如骨质、骨滋养血管及神经起到促进活化作用。

查尔斯·泰勒(Charles Taylor)基于斯图尔特·高夫(Stewart Gough)平台发明的 Taylor 空间支架是近年来在外固定方面里程碑式的发明。该支架由 6 根可伸缩的螺杆和 2 个金属圆环构成。由基于互联网的计算机计算畸形程度,通过调节螺杆的长度实现对畸形的矫正,矫正角度在 6°范围内,且在重复操作时无须对外框架进行调整。其设计的"虚拟铰链"使得该装置免于笨重,使需长期佩戴装置的患者可以轻松耐受。

对于骨科医生来说,外固定装置灵活多变,可适用于多种类型骨折。本节将对外固定术治疗骨折的生物力学原理、严格的临床适应证及相关手术技巧进行系统的描述。本节不涉及四肢重建技术如牵拉成骨、畸形矫正、骨延长及骨不愈合的处理。

二、外固定术的生物力学

生物力学定义为"生物体的运动力学"。顾名思义,外固定装置置于体外固定四肢骨折。其技术要点为在正畸和(或)肢体延长过程中如何避免骨折的过度活动而保持骨折断端的相对稳定。

外固定架主要有单边外固定架和环形外固定架两种,两者结合可称为混合式外固定架。混合式外固定架也可指环形外固定架结合钢丝和半针固定。

三、单边外固定架

单边外固定架由固定骨折端的半针、连接棒以及半针的夹子组成。骨骼主要依靠悬臂支撑,该悬臂为一端式支撑结构,可传递足够的支撑力以抵消骨折断端的瞬时力和剪切力。例如,跳水运动员起跳瞬间,在跳板末端产生的瞬时力会被固定在跳塔的跳板末端抵消。

1.置针技巧

(1)置入半针前应先在骨质上钻孔,半针可以承担邻近骨皮质 60%～70% 的负荷。

(2)钻孔过程中应避免骨质过热发生骨坏死,钢针松动会导致固定不牢靠,还可增加感染风险。脉冲式钻孔结合盐水冲洗会明显减少热量的蓄积。

(3)操作过程中应时刻注意钢针的螺纹形状,锥形螺纹结构需要准确地置入,使用加强图像的影像学检查手段可观察到进针深度,进针位置过深回撤时极易导致固定松动。

2.如何提高单边外固定架的稳定性

一些影响外固定架稳定性的因素超出了骨科医生的控制范围,包括骨骼的强度(如骨质疏松)、固定装置的弹性系数。骨科医生可以选择半针的直径,针的间距,连接棒和骨之间的距离,钢针以及连接棒的数量及方向。整个装置的抗弯强度由以下公式计算得出:

$$U = \frac{c}{3\pi E} \times \frac{L^3}{d^4} \times P$$

U＝在力 P 作用下,安装于两夹子之间的钢针的抗弯强度。

L＝夹子之间钢针的自由长度,骨与夹子的距离。

d＝钢针直径。

E＝钢针的弹性模量。

c＝可承载的理论负荷值(1～4),1 指夹子完全承载连接棒的强度,4 指连接棒没有力学加载,在研究中大多赋值 1～4,一般常量为 2.5。

单边外固定架是一种能提高稳定性的手术方式。

(1)半针的抗弯刚度与半针直径的四次方成正比,增加钢针的直径可增强刚度,将钢针直径从 4 mm 提高至 5 mm,抗弯强度增高 2 倍,而直径由 5 mm提高至 6 mm,抗弯强度又提高 2 倍。应注意的是,针的直径不应超过骨直径的 20%,否则会产生局部应力集中导致骨折。

(2)增加钢针数量可提高稳定性。

(3)增大钢针之间的距离可以增加固定强度,因此钢针应尽可能分散放置。这称之为远-近原则。

(4)进针时应使钢针尽可能地靠近骨折处,使外固定架有良好的工作长度,这可取决于软组织和解剖结构限制,如开放伤,或为整形手术预留良好的手术条件。

(5)放置连接棒后产生的抗弯强度与骨-棒之间的距离的三次方呈正比,因此,缩短上述距离可明显增强装置的强度。

(6)在连接棒平面增加棒的数量可增加抗弯强度。

(7)单边固定器可在装置平面产生较大的抗压强度,对抗扭转和垂直应力相对较差,在不同方位放置钢针可进一步增强其固定效果。

(8)在不同层面放置连接棒或者组成较稳定的结构可加强装置的固定效果,其中三角形具备最佳的稳定性。

四、环形外固定架

该装置的基本结构包括完整的环形、半环形弓及特制底板,并经由螺纹杆、板或 Taylor 空间支架的支柱（两端均有环绕的铰链结构）连接。其余的结构还包括连接杆、铰链、垫圈、螺栓等，这些可根据患者的需求酌情使用。

该装置可通过半针（同单边外固定架一样）或张力带钢针结构同骨质相连，钢针可穿过软组织直达骨质，并贯穿整个肢体，固定到对侧的环。

钢针通过横梁负荷对骨起到可调节、多模式弹性支撑的作用，应力被骨皮质吸收，并且均匀地分布到骨质表面。与之相比，单边外固定架和悬臂的应力负荷主要集中在邻近的骨皮质。

1.置针技巧

熟知安全的解剖路径是进行外固定架操作的基础，整个过程中应始终注意避免损伤血管和神经等重要结构。

（1）进针前应在进针位置进行标记，使用 15 号手术刀切开皮肤，这可有效防止进针时产生偏差，软组织可以用血管钳进行钝性分离，特别是在使用橄榄形钢针时。

（2）如果钢针的移动需要经过软组织（例如骨延长或畸形矫正过程中），在钢针穿过皮肤前应将皮肤推向钢针移动的相反方向，然后再进针。这样在骨移动时皮肤的张力会降低，可以防止钢针对皮肤的切割，或由于钢针对皮肤的牵拉引起患者的疼痛而不得不进行皮肤松解。

（3）在置入钢针的过程中应注意防止热量蓄积。与克氏针的尖端不同，钢针末端应事先削尖。置入钢针时应全程使用完全浸湿的纱布包裹降温。采用脉冲式钻孔，保证足够的时间间隔以保证钢针冷却。钻孔中还可采用盐水不断冲洗钢针，使用低速高转矩电钻也有助于减少热量蓄积。

（4）钢针穿过肌肉软组织时应始终保持肌肉张力最大，避免因肌肉过度回缩限制关节活动。

（5）一旦钢针穿过对侧骨皮质，改用手术锤继续加压推进，这可有效避免损伤附近的血管神经等重要结构。轻敲的动作能保证在推进过程中钢丝将上述重要结构推到一边，这在钢针穿过大腿的后肌间室时显得尤为重要，可避免刺伤坐骨神经。

（6）进针后始终保持盐水浸润的纱布覆盖皮肤及软组织，该操作可防止血肿形成并能降低感染风险。

（7）术后应对针孔加压包扎。伤口若较为干燥，可每周换药 1 次。如有明显渗出，应每天换药；如针道出现疼痛、红疹可立即口服抗生素；上述情况未见改善者，可进行微生物药敏检查。

（8）如针道出现持续脓性分泌物，口服抗生素无效，影像学检查显示钢针出现松动，应考虑移除外固定架。在这种情况下，应对针孔位置进行探查,防止潜在死骨形成,延长住院时间。

2.提高环形外固定架的稳定性

(1)环形外固定架材质:早期的环形外固定架为不锈钢材质,现在多采用高分子碳纤维环。这种新型材质更轻便,可进行更清晰的影像学检查,但承载负荷方面,碳纤维环则稍弱。库默(Kummer)证实,150 mm 的碳纤维环和相同规格的不锈钢环相比仅能提供 65%~90% 的强度。

(2)环形外固定架数量:经典的 Ilizarov 手术提倡在每一个骨折部位使用两个环形结构。当骨折部位靠近关节时,应在情况允许的情况下,考虑添加一桥式环连接上述结构,以增加外固定架的固定作用。特别是皮隆(Pilon)骨折时,在腓骨干远端和踝关节增加一单环形成足性结构,后期根据踝关节活动度决定是否去除该环状结构。

(3)环形外固定架环形结构的直径:加塞(Gasser)等证实,将环直径从16 cm 降至 6.25 cm 时,外固定架的轴向强度将增加 250%,这与单边固定架的固定原理相似,通过缩短连接杆和皮肤之间的距离,来降低钢针的作用距离。因此,应在软组织允许的情况下尽可能选择较小的环,但有一点需明确,皮肤和固定环的内侧缘应至少保留 2 cm 的距离,以保证受伤初期不对肿胀的软组织造成压迫。在使用股骨外固定架时,因肿胀多发生在后侧缘,其前缘可尽量靠近皮肤,以给后侧缘外侧保留充足的空间。而胫骨外固定架也应尽可能在左后侧保留足够空间,因胫骨前表面几乎无软组织覆盖,极少出现肿胀。

(4)钢针结构:钢针主要有两种形式,光滑钢针和橄榄形钢针。橄榄形钢针相对的两个橄榄形结构贴合骨折,将骨折的力量传导最小化,加强了外固定架的弯曲力、扭转力和轴向强度;橄榄形钢针还可以牵拉或挤压骨折块,起到复位和加压骨折断端的作用。

(5)钢针直径:目前主要有两种钢针尺寸,直径 1.8 mm 钢针常用于下肢骨折和肱骨骨折,直径 1.5 mm 钢针常用于儿童骨折和前臂骨折。波多尔斯基(Podolsky)和赵(Chao)的一项实验证实,直径 1.8 mm 的钢针较 1.5 mm 的固定强度高 10%~20%,因此临床上要尽可能地选择较粗的钢针固定。

(6)钢针的张力和固定:钢针固定需要一定的张力来增加其固定强度。Ilizarov 的动物实验证实,在骨延长模型中最佳的外固定结构为每处骨折使用 2 个环状结构,每个环由 2 根交叉的张力钢针固定;钢针由螺栓或带沟槽的螺纹杆固定于环上,固定钢针时应注意避免牵拉环,外固定环的其余附属结构应由垫圈、铰链或连接杆固定而成。

如果钢针过度牵拉外固定环,可能造成骨折断端偏离,引起骨折移位。

例如在截骨术中钢针最终要恢复至原始平面,后使用张力器旋紧钢针和环,如果钢针距离环较远,可使用插座样结构固定于螺栓上,这样张力器就可以避免直接作用于环,一般情况下张力器标记达 130 kg。Kummer 则认为使用钢针固定时,为达到不锈钢结构的固定强度,并防止固定螺栓下滑,应保持钢针一定的张力固定。他推荐的张力强度为:使用 1.5 mm 钢针时施加最大 90 kg,或使用 1.8 mm 钢针时施加最大 130 kg,一旦超过上述标准,将有可能引起钢针与固定环后连接杆分离。

阿伦森(Aronson)和哈普(Harp)的研究表明,钢针在螺栓之间滑动是引起钢针张力减小的主要原因。他们证实在固定螺栓螺母上施加 20 N·m 的力矩可有效避免滑动;同时他们还建议可选择使用带有沟槽的固定螺栓而非孔型螺钉,因其增加了固定装置(螺栓、钢针和环)之间的接触面积,而可以更好地维持基线张力。

(7)钢针的构型:钢针的最佳放置角度为交叉 90°置入,但为避免伤及人体重要的解剖结构,临床操作时常常无法满足这种要求,角度越大,抗弯强度和剪切力越大。弗莱明(Fleming)等进行的生物力学实验证实了钢针位置和固定架强度之间的关系,在外旋位前后位(AP)平面,将角度由交叉 90°调整为 45°/135°时,外固定架的强度明显下降,但侧向弯曲强度并无减少。研究人员还模拟了偏心固定骨骼的情况(见于将肢体置于环中心固定胫骨骨折),发现尽管轴向固定强度增加,但抗扭转力矩减小。因此,当下肢骨骼处于偏心位置时使用外固定架固定应选择合适的环尺寸。

轴向加压强度和扭转强度与钢针的使用数量直接相关,后期还可通过分离钢针和环以减少阻力。钢针置入时应远离固定环,并使用连接杆或钢板固定于环上。研究者推荐钢丝距离环 4 cm 以上,以有效维持固定强度。盖勒(Geller)等证实在 AP 平面进行弯曲时,增加胫骨近端的张力钢针的倾斜度可有效减少 AP 平面移位。一旦出现移位,患者常自述后中部和后外侧皮肤不适,特别是在屈曲膝关节时。可在前侧或前内侧放置一半针结构以获得较小的交叉角度固定,增加整个装置的稳定性。

使用 Taylor 空间支架时需要考虑整个框架和连接片的连接,在解剖模型中使用该结构可有效减小交叉角度。手术技巧包括在固定环下放置一平衡环固定骨折,平衡环上有附着于钢针上的固定结构,这种半针结构特别适用于长骨干骨折。

(8)半针:传统的 Ilizarov 术式追随者通常避免使用半针结构,因为他们认为张力钢针在生物力学上优于半针结构。但格林(Green)等认为使用 Ilizarov 支架时,半针较钢针有更好的临床效果。他们指出,通过半针固定部分肌肉组织,可以减少肌肉张力和对肌肉的穿刺,从而达到改善固定物的可耐受性和肌肉性能的目的。该类研究者还推荐一种使用分散置入两针远近结合的固定模式。

(9)半针的材质:对半针的使用持保留态度的主要原因在于其松动风险明显增高,而导致固定装置的稳定性下降。因此,人们尝试在其表面添加羟基磷石灰涂层以解决该问题。莫罗尼(Moroni)等在羊模型实验中证实,添加涂层后可明显增加接触面之间的表面张力。同时一组膝关节内侧关节炎患者行骨半延长术的临床随机对照试验,对比标准半针和羟基磷石灰涂层的插入和取出扭转力,结果显示所有标准半针均出现不同程度的松动,而羟基磷石灰涂层的半针仅有 1/20 出现松动,在长骨干的涂层半针无一例出现临床松动现象,但拔除时需要楔入时一半的扭转力,一例长骨干标准半针和全部长骨干涂层半针均能固定良好。波默(Pommer)等进行了一项 46 例胫骨骨折患者的对照试验,分为标准半针组和有涂层的半针组,全部患者行骨移植或骨延长术。其中涂层半针组无一例在临床和影像学上出现半针松动,而对照组22 例出现松动,20 例出现针道感染。研究人员得出结论:涂层半针可有效降低针道感染并可改善松动现象。

(10)半针置入的手术技巧

①在手术区域纵行切开一长切口,其中皮肤切口应该稍长于软组织切口。

②血管钳钝性分离软组织至骨质。

③放置套筒直至骨质,电钻在套筒保护下钻孔,生理盐水不断浸润针孔,防止骨质过热,钻孔时应选择尖头钻以减少热量在钻孔处蓄积。

④钻孔后使用生理盐水反复冲洗碎屑,该操作可有效防止死骨形成并预防感染。

⑤插入半针,包扎伤口,针道与皮肤接触面使用止血钳加压防止血肿形成。

(11)手术选择:钢针或半针。半针可减少对肌间隙的刺激作用,有助于后期肌肉和关节的功能恢复,因此,应尽可能使用半针固定环形外固定架。但其缺点为可能存在潜在的干骺端针道松动风险,即使使用涂层半针固定干骺端仍有报道出现半针松动。博德(Board)等通过测量加压状态下张力钢针和半针固定松质骨的不同力学分布得出结论,钢针的力学分布主要集中在三个点:一为进针点,二为横梁负荷(距离钢丝 1.5 mm 处),三为均匀分布压力点(距离钢丝约4 mm)。三个点的压力测量值均低于 2 MPa(松质骨的屈曲强度约为7 MPa)。半针的压力强度为 20 MPa,远高于骨质,加之悬臂负荷作用,极有可能造成骨质畸形;而外力主要集中于骨皮质,很容易导致半针松动。

因此,理想的外固定为选择钢针固定干骺端,涂层半针固定长骨干。而儿童患者长骨干直径小,应使用细的钢针。

(12)手术选择:应选择何种外固定架。外固定物的选择应始终结合临床症状和手术指征,不同类型和结构的外固定器械对骨折具有不同的固定效果。Fleming 等对标准的四环 Ilizarov 架每环 2 根 1.8 mm 钢丝和单边固定架进行比较,两者在整体稳定性和抗弯强度、抗剪切力等方面相似;Ilizarov 架的轴向运动较为灵活,但同时也导致钢针张力不足。微动理论证实骨折断端轻微的活动有助于骨折愈合。在生物力学测试中,泰勒空间外固定架的轴向挤压力与四环的 Ilizarov 架无明显区别,但在抗弯力方面明显高出后者 1 倍,抗扭曲力约为传统外固定架的 2.3 倍。

(13)手术选择:如何选择外固定架的强度或稳定性。从上文不难看出,有许多方式可供术者选择以增加外固定架的牢固性,但增加外固定架牢固性的同时,会降低所固定骨折块的活动度,因此,何种程度的稳定强度多因人而异。如果外固定架强度过大,会严重影响骨痂的形成;但固定不牢靠,则会产生纤维性组织过度增生引起愈合不良。应依据患者的临床症状选择外固定架,明确诊断后,应尽可能选择较为坚固的装置,为可能的额外承重力预留空间。临时的关节桥式固定架主要作用为稳定关节和骨折块,同时计划确定性关节周围固定,或使患者在手术前全身情况达到最佳,即骨科损伤控制。

五、外固定架的临床使用指征

临床中,外固定架起到临时固定或确定性结构的作用,具体指征包括确定性骨折、关节周围骨折、开放性骨折的治疗和骨科损伤控制。

(一)确定性骨折的治疗

一般骨折的治疗取决于患者的年龄、骨折位置及形状、是否为开放骨折,以及术者个人经验。很多文献都肯定了外固定架的治疗效果。

戈登(Gordon)等分别使用单边固定架和环形固定架治疗不稳定的儿童胫骨干骨折,认为外固定架是一种安全有效的治疗手段,同时作者建议对12 岁以上的儿童患者,无论是否为粉碎性骨折,均可使用环形外固定架。

肯赖特(Kenwright)等证实使用单边外固定架不影响骨折断端的轴向运动,有利于骨痂形成和骨折愈合。在胫骨骨折患者中使用 Ilizarov 架,临床疗效优于髓内钉。将闭合性胫骨骨折患者(可行髓内钉治疗)随机分成两组,分别使用 Ilizarov 环形架和髓内钉治疗,平均固定时间为 16 周。术后随访 2 年,结果显示使用 Ilizarov 环形架治疗的 30 例患者的功能恢复情况好于髓内钉治疗的 36 例患者。2 组术后并发症包括不愈合率等无统计学差异。功能恢复的差异主要体现在髓内钉组持续的膝部疼痛。

骨折复位的手术技巧:

(1)橄榄形钢针牵拉挤压骨折块,使之稳定于外固定环上。

(2)复位后可利用相对的橄榄形结构加压骨折块。

(3)如需牵拉提升骨折块,则可将张力钢针固定于环上较高的孔(在原有静止点的位置偏倚固定钢针),钢针两端使用 2 个张力固定器加压固定,一旦骨折块对位良好,旋紧一端的张力固定器的同时松弛另一端张力固定器,即完成骨折的加压固定。如在骨折复位过程中偏倚或失败,重复上述操作,骨折再次复位后,应使用钢针固定骨折于上述位置,稳定后移除先前的钢针。

(二)关节周围骨折的治疗

关节周围骨折多为高能量致伤,且多为粉碎性骨折,并伴随有明显的软组织损伤。一般此类损伤软组织覆盖多不足,无法在早期实施固定,进一步影像学检查可帮助医生确认损伤类型,进而确定手术计划。在等待手术的同时,应注意保证肢体长度,此时可考虑使用桥式外固定装置,该装置具有可跨越、可探查、可计划的特性。

(三)开放性骨折的治疗

目前,最新的"下肢开放性骨折的标准治疗方案"推荐多学科综合治疗此类复杂的损伤,应由专科治疗中心的骨科医生、整形科医生协作治疗。这种治疗中心应基于区域布局进行设置,包括急救绿色通道,一旦患者在当地医院得不到合理的治疗即可直接急诊转院。

在患者从急诊病房出院之前,应对其患肢伤口进行清理以防感染,行影像学检查,并使用保鲜膜使伤口与周围环境隔绝,骨折部位选择适当的夹板或石膏进行固定,并始终保持患者在转运过程中伤情稳定。上述病例不适合冲洗和临时外固定架固定。

患者是否转运还应根据其一般身体情况而定。如患者情况不允许转院,则应在当地医院实施初期手术治疗,包括应用抗生素、肌内注射破伤风抗毒素、伤口清创和早期骨折固定。

一般情况下,优先考虑维持骨折稳定性,再次考虑软组织损伤。在紧急清创术中如伤口的软组织覆盖不足,则可采用临时跨越式外固定架。清创术后 72 小时内应将临时外固定架更换为确定性内固定装置,以减少针道污染带来的深部感染风险。如错过这一时机,则应考虑使用确定性固定架、环形固定架等。

(四)骨科损伤控制

多发伤患者处于不稳定或极端生理状态时,治疗方案应综合考虑各方面因素。随着对多发伤患者治疗技术的发展,在早期行骨折固定的患者中(早期全面治疗),出现了多种未预料的并发症,分析其原因主要为手术使用髓内钉。不良反应包括肺部并发症、成人呼吸窘迫综合征及相关的多脏器衰竭等。损伤控制的概念最早由罗通多(Rotondo)在治疗难以控制的腹部大出血时提出,主要分为三个阶段:阶段一,立即手术控制出血和伤口污染;阶段二,重症特别护理病房内启动复苏程序,纠正低血容量、低体温以及凝血功能障碍;阶段三,根据患者的生理情况选择最优化治疗方案。

"骨科损伤控制"预案相似。阶段一,临时固定不稳定骨折,同时控制出血;阶段二,重症监护室内启动复苏程序;阶段三,仅当患者全身情况稳定后再行确定性的骨折治疗方案。使用桥式外固定架可快速稳定骨折。其最初和最终的治疗方案之间的时间间隔较开放性骨折要长。帕佩(Pape)等的研究显示,伤后 5~8 天行手术治疗的患者,其多器官衰竭的发生率明显低于伤后 2~4 天行手术治疗者。但原有的外固定失败后,采取延迟内固定复位治疗,原有针道的感染风险仍不容小觑。患者的生理情况变化多难以预料,早期全面处理(ETC)或骨科损伤控制(DCO)的选择也多有变化(见表 6-1)。因此,围术期应不断监测患者的身体变化情况,评估并作出适当的治疗改变。

表 6-1　选择 ETC 或 DCO 的治疗策略

	参数	稳定	边缘	不稳定	极端情况
休克	血压/ mmHg	>100	80~100	60~90	<50~60
	血单位(2 h)	0~2	2~8	5~15	>15
	乳酸水平	正常范围	2.5 左右	>2.5	严重酸中毒
	碱缺失/(mmol/L)	正常范围	无数据	无数据	>6~8
	ATLS 分级	Ⅰ	Ⅱ～Ⅲ	Ⅲ～Ⅳ	Ⅳ

续表

参数		稳定	边缘	不稳定	极端情况
凝血	血小板计数/(mg/mL)	＞110000	90000～110000	70000～90000	＜70000
	凝血因子Ⅱ和Ⅴ/%	90～100	70～90	50～70	＜50
	纤维蛋白原/(g/dL)	＞1	1 左右	＜1	DIC
	D-Dimer	正常范围	异常	异常	DIC
体温/℃		＞34	33～35	30～32	＜30
软组织损伤	肺功能:PaO₂/FiO₂	350～400	300～350	200～300	＜200
	胸部创伤评分:AIS	AISⅠ或Ⅱ	AISⅡ以上	AISⅡ以上	AISⅢ以上
	胸部创伤评分:TTS	0	Ⅰ～Ⅱ	Ⅱ～Ⅲ	Ⅳ
	腹部创伤(Moore)	≤Ⅱ	≤Ⅲ	Ⅲ	≥Ⅲ
	骨盆创伤(AO分型)	A 型(AO)	B 或 C	C	C(粉碎,腹部侧翻)
	四肢创伤评分:AIS	AISⅠ或Ⅱ	AISⅡ～Ⅲ	AISⅢ～Ⅳ	粉碎,四肢侧翻
手术策略	DCO、ETC	ETC	DCO,如果不确定 ETC,如果稳定	DCO	DCO

注:ATLS,高级创伤生命支持;AIS,高级生命支持;TTS,胸部创伤严重程度;DCO,骨科损伤控制;ETC,早期全面处理。

六、桥式固定的手术技巧

(一)开放性骨折的治疗

(1)避免钢针置入位置过度靠近伤口。原则上钢针的放置不能出现近端-近端、远端-远端的情况。

(2)置入钢针和构建外固定架之前联系整形外科医生,规划后期的皮瓣修复术。

(3)预估软组织肿胀,因此,连接棒的放置不应过分靠近皮肤。

(二)股骨和胫骨骨折的治疗

(1)胫骨干中段骨折使用桥式外固定时,应在前内侧皮下沿胫骨长轴放置钢针。

(2)股骨干骨折则应沿股骨外侧皮质放置钢针,钢针低于中外侧线,自后外向前内侧排列,位置在髂胫束之下。按照上述操作行外固定架治疗可有效限制膝关节屈曲运动。

（三）踝关节骨折的治疗

（1）踝关节骨折外固定架的基本结构应包含三脚架结构以维持其稳定性。

（2）在放置钢针时选择单头夹子可提供较多的选择。

（3）近端的钢针应沿矢状面放置,可在胫骨嵴缘约 1 cm 或直接在胫骨前内侧皮下放置。

（4）在跟骨的外侧或中部可放置一钢针,作为一独立的支持点或使用德纳姆（Denham）钢针贯穿整个骨质,这可保证连接杆连接后足两端,坚实固定。

（5）在第一跖骨内置入钢针固定足前部。此时连接棒连接胫骨和跟骨钢针,形成一稳定的三脚架结构,多数情况下跖骨处常需一细钢针（直径≤4 mm）固定。

（四）膝关节骨折的治疗

膝关节骨折后桥式固定主要包括两种治疗方案。

（1）沿股骨前后缘穿过股四头肌置入钢针,与胫骨矢状位的钢针相连接。一旦出现长期的损伤或股四头肌活动受限,应拆除该装置。

（2）另一种方案为在股骨的外侧和胫骨前内侧分别置入钢针,连接杆斜行跨过膝关节连接。置入钢针时应时刻注意保持连接杆不过分靠近皮肤,特别是跨越膝关节时。原则上为控制膝关节屈曲运动。相较第一种结构,其固定稳定性稍差。

（五）上肢骨折的治疗

上肢骨折后钢针的放置需要避开皮下重要的血管神经组织,必要时应直视下切开放置。

（六）肘关节骨折的治疗

（1）肱骨外侧近段骨折放置钢针,肱骨可在皮下触及,置入前可沿皮肤纵轴切开一小切口,钝性分离皮下组织直至骨质。

（2）因桡神经在肱骨中 1/3 段从后缘绕行至肱骨前缘,此处可切开置入钢针。可扩大切口至肘部以避免钻孔时损伤神经,该区域一般靠近肱骨外上髁。

（3）尺骨的钢针放置同胫骨,因两者均靠近皮下,需要注意置入时应避免过分靠近尺骨近端,给二次手术造成不必要的操作困难。

（4）上肢的外固定架同样应形成一跨越肘关节的三角架结构以维持稳定。

（七）腕关节骨折的治疗

（1）腕关节的桥式外固定装置应经桡骨至示指掌骨。

（2）桡骨中 1/3 段置入钢针时，避免损伤桡神经浅支，可直视下行切开置入。

（3）掌骨底突出处置入远端钢针，可在 AP 平面呈 45°角沿桡侧置入，避开腕掌关节和远侧的指伸肌腱腱帽。

（4）固定牢靠后可减少腕骨的活动度，增加整个装置的固定性，并减少潜在的局部疼痛症状。确定使用外固定后，一旦完成骨折复位（使用经皮克氏针固定），就可通过调节连接杆的松紧改变关节部位固定装置的张力。随着桡骨远端锁定钢板的推广应用，如今已较少使用外固定架治疗桡骨远端骨折，在骨科损伤控制中一般只作为一种临时过渡装置使用。

第三节　骨折延迟愈合、骨不连的处理

一、骨折愈合

骨折愈合的过程包括以下几个阶段：炎性反应期、骨痂形成期、骨性愈合期和塑形期。骨折愈合的第一阶段发生在受伤时，受伤部位附近骨骼及其周围组织内血管破裂，导致骨折，部位出血。骨折发生后，很快发生血管收缩，阻止进一步出血，并在数小时内形成血肿。血管充血、水肿和白细胞聚集为骨折愈合过程的第二阶段——炎症反应期（24～48 小时）。此过程中，巨噬细胞、多形核白细胞分泌多种生长因子和促炎性细胞因子，如 IL-1、IL-6 和 TNF-α，淋巴细胞侵入骨折断端。与此同时，多肽类信号传递分子，诸如转化生长因子-β（TGF-β）超基因家族，包括骨形态发生蛋白（BMPs）和血小板衍生生长因子（PDGF）被触发。在骨折愈合的初始阶段，血小板分泌 TGF-β、BMPs 与骨折愈合早期阶段的间充质细胞快速增殖相关。TGF-β 通过刺激细胞，产生 BMPs 和其他因子并使其产生协同级联反应，当具有合适的生物力学稳定性及新鲜血液供应时，骨骼得以再生修复。

骨折愈合的下一阶段是骨膜形成层强烈的增殖反应，在骨折部位周围形成一个带状柔软的原始骨痂。骨折部位骨膜中的骨祖母细胞分化产生软骨基质的软骨细胞。外周的原始骨痂骨膜形成层的细胞分化为成骨细胞，进而产生一个由胶原纤维组成的有机基质，迅速矿化形成机织骨组织。因此,骨折修复过程的第三阶段(软骨内和骨膜内的骨形成),需要维持骨折端机械稳定,骨折端充分接触及充足的血液供应。实验证实不稳定骨折断端的骨痂中存在着大量软骨,然而解剖复位断端稳定的骨折则很少存在。

骨痂内的软骨增生以一系列软骨细胞增生和肥大,同时伴有胶原蛋白和蛋白多糖合成、分泌和重组为特征。在这一阶段,可以在肥大的软骨细胞膜和基质小泡膜的表面及周围观察到密集的碱性磷酸酶反应。细胞外基质囊泡内部和周围出现针状羟基磷灰石晶体沉积,引起软骨钙化。这些观察结果表明在骨折愈合中,碱性磷酸酶在软骨骨痂钙化过程中起到重要的作用。骨折愈合的下一阶段包括软骨钙化、死骨的吸收和骨性骨痂的形成,接下来是骨折塑形期。

二、骨折延迟愈合和骨不连

(一)概述

骨折延迟愈合为受伤后 4～6 个月,影像学检查没有愈合倾向或者体格检查骨折端不稳定。骨不连为骨折后 9～12 个月仍未愈合,或者超过预期时间仍没有愈合倾向,硬化的骨折断端为肥大或萎缩的骨痂。长骨骨折延迟愈合或骨不连导致患者长期活动受限,严重影响其独立性和生活质量。

(二)病因学

尽管骨折的修复是一个连续性的过程,但骨折延迟愈合仍有可能发生,可能导致骨折延迟愈合的病因有:①血液供应不足;②感染;③制动或复位不恰当;④骨折固定不牢靠;⑤缺乏适当的骨折愈合护理;⑥高能量损伤。

骨折的延迟愈合可能受到患者的年龄和体质、骨折类型及血供损伤程度的影响。骨折断端血供不足在股骨颈、腕舟骨中较为常见,偶尔发生于长骨干骨折,导致延迟愈合。过度牵引是最为大家熟知的引起延迟愈合的原因,由于过度牵引使骨折接触面分离,骨碎片分散。在延迟愈合的病例中,骨折线始终清晰可见,但是其他潜在的影响骨折延迟愈合的因素中,骨折碎片分离、硬化、脱钙或病理性表面空洞多不常见。持续性负重有利于骨折愈合。感染是导致延迟愈合的一个间接因素。在一些感染病例中,由于反复冲洗和覆盖创口,不能严格制动骨折,从而引起延迟愈合甚至骨不连。在损伤较轻的胫骨干开放性骨折(Gustilo types Ⅰ、Ⅱ 及 Ⅲ A 型)中,延迟愈合的发生率是 16%～60%,然而在严重的胫骨干开放性骨折(Gustilo types Ⅲ B 和 Ⅲ C 型)中,延迟愈合的发生率是 43%～100%。各级医生应针对以上因素进行深入研究,以降低骨折延迟愈合的发生率。

由于没有明确的时间窗确定是否出现延迟愈合,因此,应分别观察每个病例以确定是否出现延迟愈合或是骨不连。考虑到骨不连的治疗需要特定技术,因此必须与如延迟愈合、纤维性愈合或假关节等进行鉴别诊断。

骨不连是指在受伤后 9 个月骨折端仍未愈合。由于骨折端不稳定、血供差、感染、营养缺乏或者病理过程骨削减结构等因素,都可能导致骨折修复过程停止。破裂的临时骨痂也会阻碍骨折的修复过程,或者由于骨折大块缺失无法为骨痂的形成搭建桥梁。人们普遍认为,产生骨不连最重要的病因是骨折端不稳定和血供不足。

多个系统或局部因素都会影响骨折的愈合。延迟愈合和骨不连均可由内源性因素引起,这些因素可能源于骨折的部位和骨折自身的特性。以骨折部位为例:桡骨干骨折为皮质骨骨折,愈合需要 16 周,由于自身构造骨不连发生率可高达 7%,然而克雷斯(Colles)骨折为松质骨骨折,只需要 4～6 周就能愈合,骨不连的发生风险就很小。关节内骨折所需的愈合时间相对较长,主要由于关节滑液抑制了血栓的形成,进而阻碍了骨折碎片连接成网,而这正是骨折初始愈合的关键步骤。

年龄影响骨折的修复速率。例如,成年人和老年人股骨骨折愈合需要 4 个月,而儿童则只需要 4 周。其他可能影响骨折修复的系统因素包括营养状况、全身性疾病、代谢性疾病或肿瘤,神经系统疾病如脊髓空洞症、脊柱裂和截瘫,服用糖皮质激素、NSAIDs、抗惊厥药,化疗和慢性酒精成瘾或吸烟成瘾。

影响骨折愈合的局部因素包括血液供应,复位和固定方法,软组织损伤和感染。骨折延迟修复可能是由于骨折本身或术中剥离骨膜和软组织导致血管受损或血供不足。但是,术后良好的固定能最大程度防止骨不连的发生。骨折断端的血肿,固定不牢靠或临时错乱骨痂也可导致骨不连,即使延长制动时间仍不能实现骨折愈合。当牵引导致小骨片撕脱时可能出现血肿衰减。当插入的组织瓣封闭骨折碎片断裂面时,血肿有可能完全消除。复位时过度牵引常常会延缓骨折愈合过程。钢板或髓内钉不稳定固定可能会导致骨不连。一些骨折在没有充分制动的情况下仍有愈合倾向,部分类型的骨折需行最简单的固定,然而,其他类型的骨折则需要严格制动一段时间。因此,不稳定的固定可能会导致骨折延迟愈合。如由于血供不足或裂隙造成的骨不连,往往需要延长制动时间。骨折块移位或粉碎性骨折,滑液中混有血凝块及骨质疏松都有可能引发延迟愈合或骨不连。无论是开放性骨折或手术治疗闭合骨折,如治疗期间受到感染,延迟愈合率会明显提高。对骨断端长期稳定制动,感染性骨不连也能够最终愈合。

骨不连的诊断建立在排除延迟愈合的基础上。骨不连的患者即使对断端采用持续性稳定制动,骨折端也不会牢固连接,且骨折端永远无骨连接可能。骨不连最常见的原因是制动不充分,骨不连患者的骨折断端始终存在相对活动,同时还可能伴有疼痛和压痛。如骨折后 9～12 个月骨折端仍有活动,骨折线仍清晰可见或骨细胞生长停止并硬化,则有可能出现骨不连。有时股骨或胫骨骨折可行牵引治疗而无须固定,恰当的牵引重量可维持肢体长度和骨折对线。在这些患者中,牵引重量过大可能导致骨折碎片分离和骨不连。减少牵引重量可以避免这种情况但可能引起断端成角畸形。仅牵引而不固定可能会导致骨不连。萎缩型骨不连需要手术清创和(或)植骨内固定,然而在肥厚型骨不连的患者中,内固定或外固定均可导致骨不连。

(三)分类

长骨骨不连依据感染与否分为感染性骨不连和非感染性骨不连。非感染性骨不连依据 X 线片、闪烁扫描、骨折断端组织学不同类型和其他特异表现分为肥厚型或富血管型骨不连以及萎缩型或非血管型骨不连。闪烁扫描显示:骨折断端肥厚型血供重组,萎缩型血供不足。在某些骨不连病例中,骨痂形成明显,但软骨多而骨质少,只有某种程度上的临床稳定性。

1.肥厚型骨不连

对于肥厚型骨不连的一些病例,骨痂形成且有丰富的骨组织,但两断端没有衔接,可能原因是骨折固定不牢靠,损伤了其机械稳定性。较为典型的是,肥厚型骨不连具有生物活性,血供良好,若通过矫正对线、坚强固定、加压和防止剪切力等措施,骨折有再次愈合可能。因此,这类病例最重要的是获得断端机械稳定性,不需要切除有活性的肥厚骨痂,一般也不需要进行骨移植。加压内固定、交锁髓内钉、Ilizarov 外固定是最有效的外科固定手段。Weber 及切赫(Cech)将肥厚型骨不连分类为:

(1)象足骨不连,是一种高度增生肥厚,但骨痂较少,常发生于断端固定不牢靠、过早负重等情况。

(2)马足骨不连,为中度的增生肥厚,骨痂少,发生于中度不稳定固定。

(3)寡养性骨不连,没有增生肥厚,缺少骨痂,通常发生于骨折移位或骨碎片分离的情况。

2.萎缩型骨不连

萎缩型骨不连常常发生在开放骨折中,骨的血供受损,或者合并有代谢并发症如糖尿病、吸烟等病例中。骨折不愈合初期,骨痂形成不充分甚至不形成,骨折端被软组织分离均可导致萎缩性骨不连,骨的再生过程中断或骨折断端出现重吸收。骨折端可能感染或者骨丢失,在某些情况下,创伤引起大范围的骨缺失将导致节段性骨缺损。萎缩型骨不连通常需要坚强固定和大量骨移植。萎缩型骨不连可以通过改善固定,打开骨内膜管,清除坏死瘢痕组织和清除硬化的骨折断端,使健康组织得以生长从而促进愈合。骨移植是必要的,且首选自体髂骨的松质骨。同种异体骨(有或不含骨髓抽吸物)或其他骨移植替代物亦可使用。内固定或外固定需要保证骨折的机械稳定性。寡养性愈合的特点类似于非典型萎缩性或肥厚性不愈合的结合体,断端生成部分骨痂,但骨质是健康且有活性的。其治疗通常需要生物扩增和机械固定。

(四)治疗方法

目前有两种治疗长骨骨不连的方法:非手术和手术方法。非手术法包括功能支架保护下负重锻炼,骨外刺激,骨移植和注射骨髓或其他生物调节剂,如生长因子。手术方法包括加压钢板,锁定髓内钉,或者通过外固定装置进行骨牵引或骨加压(比如 Ilizarov 外固定器),有些病例需要联合自体骨、同系骨或骨替代品移植。

(五)非手术治疗方法

可以促进骨折愈合的非手术治疗方法包括机械疗法、物理疗法(电子、超声刺激或者额外的肉体冲击波)、生物方法(如自体骨、同系骨或骨替代品移植)、骨生长因子及源于组织工程技术的成骨细胞和生物活性分子技术,或者综合使用上述方法。

1.机械刺激

功能性承重的机械刺激可促进骨折愈合。股骨或胫骨骨折患者行交锁髓内钉的近端或远端锁定螺钉固定后可伴发延迟愈合或不愈合,移除这些内固定物也可能促进渐进性骨痂形成,进而促进骨愈合。

2.生物物理刺激

该类型刺激可以利用电磁场刺激、电刺激、超声波刺激及体外冲击波,有时需联合下面提及的手术方式。

3.电磁场刺激

一些研究表明,电磁场可以促进长骨骨不连患者骨折愈合,但其确切的作用机制仍不清楚。

4.电刺激

电刺激是一种非侵入性的、可改善骨不连的有效方法,这种方法疗程为6~8 个月,且不适用于无血供的骨不连。电刺激可用于肥厚型骨不连。这种方法的生物机制基于一项观察——机械性的刺激骨细胞能够产生一种电磁场,这种电磁场能够介导骨细胞的生成。然而,电刺激不能用于治疗成角畸形或者大段骨缺损。

5.超声波刺激

低强度脉冲超声波能够促进延迟愈合及骨不连患者愈合,并且增加软骨及骨细胞中钙结合。超声波可通过扩张毛细血管及促进血管生成使血流量增加,最终优化骨愈合环境,促进骨不连愈合。

6.体外冲击波

高能量的体外冲击波疗法已经被证实在骨不连的治疗中有效。

第四节　肩胛骨骨折

一、肩胛骨骨折的西医分型和诊断

(一)概述

肩胛骨骨折不常见,约占骨折总数的 1%,肩胛带骨折的 5%,肩部损伤的 3%,常见于 25～50 岁的年轻男性(男女比例 49∶6)。肩胛骨骨折中,45% 发生在肩胛体,35% 在肩胛盂附近(其中 25% 在肩胛颈,10% 在肩胛盂),8% 在肩峰,7% 在喙突。只有 10% 的肩胛体和肩胛颈骨折表现出明显错位。

肩胛骨骨折常为高能量创伤,因此有 39% 的患者合并其他损伤,主要是胸部、同侧上肢、颅骨或脑,同时存在生命危险。因此,如果条件允许,肩胛骨骨折患者应由创伤中心救治。

在很长一段时间里,对肩胛骨骨折患者的治疗主要为非手术治疗。近年来,很多文献对肩胛骨骨折进行论述,部分还对具体问题进行了阐述。随着上肢生物力学知识的增多和现代植入物的研发,有证据表明,某些损伤采取手术治疗可以获得更好的功能恢复。因此,肩胛骨骨折应由骨外伤科或创伤外科治疗。

肩胛骨是一块较大的三角形扁平骨,有四处明显的突出:肩胛冈、肩峰、喙突、肩胛盂突。肩胛体中心部厚度 <2 mm,上缘、外侧缘、内侧缘较厚,有肌肉附着。在喙突的底部有肩胛上切迹。大肩胛切迹(或称肩胛上切迹)在肩胛冈底部,发生于此切迹的肩胛颈骨折可合并肩胛上神经麻痹。肩胛下肌、肩胛舌骨肌、前锯肌起始于肩胛前筋膜。肩胛提肌、大菱形肌、小菱形肌、冈上肌、冈下肌、背阔肌、大小圆肌起始于后筋膜。喙肩韧带和肩胛横韧带起止点都位于肩胛骨上。喙锁韧带、肩锁韧带、盂肱韧带、喙肱韧带是肩

胛骨的主要韧带。喙锁韧带分成圆锥韧带和斜方韧带,构成了肩胛骨悬吊系统。因为周围软组织的有力保护,肩胛体骨折只发生于高能创伤。

喙突为一钩状结构,指向侧前方,其基底部起始于肩胛盂突和前缘,具有重要临床意义,是术中的标志物。上肢所有的神经血管结构都在其内侧。手术应保持在喙突的外侧进行,以避免神经血管的损伤。

胸小肌、肱二头肌、喙肱肌起始于喙突,后两者的肌腱形成所谓的联合腱。

喙肩韧带和喙锁韧带(由圆锥韧带和斜方韧带构成)都附着于喙突。喙锁韧带参与形成锁骨-喙锁韧带-喙突(C_4)链,是肩胛骨的主要悬吊系统。有1%的人群存在喙锁连接的解剖结构异常,比如关节或骨性连接。已有部分关于喙突撞击征的报道。

肩胛冈是一从内缘到肩峰的骨性突起,是斜方肌和后三角肌的起始处。突起使之成为这些肌肉的杠杆臂。肩峰是肩胛冈的延续,弯曲向前,突出于关节盂,成为肩部的最高点。

肩峰还构成肩锁关节,形成肩峰支柱,是上悬吊复合体的重要组成部分。未融合的肩峰(肩峰骨)要区别于真正的肩峰骨折。盂肱关节后上方的稳定依赖于肩峰。

肩胛颈是肩胛体和肩胛盂中间的部分,从其上部延伸出喙突。其稳定性依赖于与肩胛体的骨性连接,以及通过喙突和喙锁韧带至锁骨-肩锁关节-肩峰柱的上悬吊复合体。如果发生除与肩胛体的连接处的上悬吊体改变,就可能发生不稳定骨折或可能错位。肱二头肌长头起于盂上结节,喙肱肌起于盂下结节。

肩胛盂、喙突、肩峰、肩锁关节、锁骨外侧端、喙锁韧带组成上悬吊复合体,包括2个骨性支柱和骨性软组织环。上柱为锁骨外侧端,下柱为肩胛骨体到肩胛盂的移行部位。复合体进一步可以分为三部分:

(1)锁骨-肩锁关节-肩峰。

(2)肩胛体移行处的3个突起。

(3)C_4链(锁骨-喙锁韧带-喙突)。

上肩部悬吊复合体(SSSC)对于肩关节的生物力学非常重要,它能限制肩锁关节和喙锁关节的活动。锁骨是上肢和躯干间唯一的骨性连接,肩胛骨通过喙锁韧带(C_4链)悬吊于锁骨。高斯(Goss)等提出了上肩部悬吊复合体双重损伤的概念。通过这个概念可以帮助医师理解肩带区复合伤的多样性,有助于选择正确的治疗方法。

80%~90%的肩胛骨骨折发生在高能量损伤中,如车祸、高处坠落。

（二）分型

1.肩胛体骨折

大部分肩胛体骨折发生于直接暴力创伤。肩胛骨活动性较大，周围有丰富的肌肉和有弹性的胸壁（"胸壁的回弹机制"），所以必须有较大力才能造成其骨折。

部分病例报道，肩胛骨骨折发生在电休克治疗后或骨营养不良的癫痫患者发作后。

肩胛骨骨折类型有很多种，矫形创伤学会（OTA）建议采用两种分型系统标准：标准1作为所有创伤外科医师的分型标准，标准2作为肩部专业医师的分型标准。

标准1中肩胛骨分为以下三个区：

（1）肩胛盂骨折（编码 F）——包括肩胛盂和关节边缘，背侧界线是连接背侧关节边缘到肩胛上切迹的线，远侧到关节边缘，内侧到连接肩胛上切迹到远侧末端关节边缘的线。

（2）肩胛骨突起部分位骨折（编码 P）——喙突在背侧关节部以外部分，肩峰在肩胛盂面延伸面以外部分。

（3）肩胛骨体部骨折（编码 B）——肩胛骨余下部分。

关节部骨折分为三组：①F0 骨折不通过关节部，骨折线不通过肩胛盂和盂缘。②F1 骨折通过关节部，在关节盂有边缘骨折或分离骨折。碎片＜2 mm 的不计入内。③F2 为关节部复杂骨折。

肩胛体部骨折可以分为简单骨折（B1,2 个及以下主要碎块）和复杂骨折（B2,2 个以上骨折碎块）。喙突骨折不合并肩胛骨骨折为 P1 型骨折，肩峰骨折为 P2 型骨折，喙突骨折伴有肩峰骨折为 P3 型骨折。关于分型的依据详见表 6-3。

表 6-3　肩胛体骨折的分型

分型	分型依据
F	关节部分
F0	关节部无骨折，骨折线不通过肩胛盂和盂缘
F1	关节部简单骨折，不超过 2 个骨折块，边缘骨折或分离骨折（骨折线通过肩胛盂）（忽略＜2 mm 的碎片）
F2	关节部复杂骨折（骨折线通过肩胛盂）（＞3 个骨折块）

续表

分型	分型依据
Fx	1＝体部无骨折 2＝体部简单骨折 3＝体部复杂骨折
B	体部骨折
B1	简单型(≤2 个骨折块)
B2	复杂型(≤3 个骨折块)
P	突出部骨折
P1	喙突骨折(骨折线不通过肩胛盂和体部)
P2	肩峰骨折(骨折线在肩胛盂面侧方)
P3	喙突骨折伴有肩峰骨折

2.肩胛颈骨折

(1)肩胛颈骨折的病因

①肱骨头作用于肩胛窝的冲击力。

②作用于肩部前方或后方的打击力。

③跌倒时手臂伸展,肱骨撞击肩胛窝。罕见于跌倒时肩上部受撞击。

(2)肩胛颈骨折的分型

1)肩胛颈骨折分为三型:肩胛颈不全骨折,骨折线从肩胛颈下缘开始,沿肩胛冈走向,到内侧缘结束。另外还有两种肩胛颈完全骨折类型:一种是沿着外科颈骨折,另一种是沿解剖颈骨折。完整的骨折线通过肩胛骨的外侧缘和上缘,外科颈骨折延伸至喙突内侧,解剖颈骨折横过喙突。临床治疗的基本依据是肩胛盂部分的错位程度。

①Ⅰ型:骨折不明显或无明显移位。

②Ⅱ型:骨折有明显移位。艾达(Ada)和米勒(Miller)定义明显移位为肩胛盂骨折块移位 1 cm 或成角＞40°。

布劳特(Blauth)、祖德坎普(Sudkamp)和哈斯(Haas)介绍了一种包括骨折模式和稳定程度的更详细的分型(见表 6-4)。

表 6-4　**Blauth、Suedkamp 和 Haas 肩胛颈骨折分型**

分型	骨折部位	骨折类型	稳定性	治疗方法
Ⅰ	解剖颈骨折	—	—	—
Ⅰ A	骨折无移位	内侧压缩	稳定	非手术治疗
Ⅰ B	骨折有移位	远端和外侧错位	不稳定	ORIF（切开复位内固定术）
Ⅱ	外科颈骨折	—	—	—
Ⅱ A	骨折无移位	锁骨和喙锁韧带无损伤	稳定	非手术治疗
Ⅱ B	骨折有移位	锁骨骨折	不稳定	锁骨 ORIF
		喙锁韧带断裂（浮肩）	不稳定	肩胛颈 ORIF

　　（3）肩胛颈骨折合并锁骨骨折（包括浮肩）：20%～50%的锁骨骨折合并肩胛颈骨折。损伤机制是跌倒时外展手臂受力、肩端受力，或直接暴力。Ganz 和 Noesberger 首次描述当伴有同侧锁骨骨折时，肩胛盂部分骨块的稳定性改变。赫斯科维奇（Herscovici）及其团队称这种复合骨折为"浮肩"。然而，生物力学实验显示只有喙肩韧带或肩锁韧带损伤才改变肩胛盂的稳定性。戈斯（Goss）及其团队定义肩上部悬吊复合体（SSSC）的损伤导致浮肩损伤。

　　3.肩胛盂骨折

　　肩胛盂缘骨折可由肱骨头冲击肩胛盂腔外周而导致。这种骨折不同于肱骨头脱位造成的肩胛盂缘的撕脱性骨折。后者的力指向关节软组织。肩胛盂缘撕裂骨折是周围软组织的拉力导致。如果肱骨头的横向冲击力指向肩胛盂腔中心，则导致关节窝骨折，形成横行骨折线。以下为支持此机制的理由：

　　（1）肩胛盂窝的凹型。因此，力集中在肩胛盂的中心。

　　（2）软骨下骨小梁的横向排列。因此，力易沿此方向传导。

　　（3）前缘有一弯曲，是压力阶梯。骨折易发生于此。

　　（4）2个骨化中心形成关节盂，因此中心部位遗留有相对薄弱点。

　　骨折线根据肱骨头上的应力方向延伸，暴力可以引起肩胛盂的粉碎性骨折（见表 6-5）。

表 6-5 艾德伯格(Ideberg)分型

分型	分型依据
Ⅰ	肩胛盂缘骨折
ⅠA	前缘
ⅠB	后缘
Ⅱ	横行或斜行通过肩胛盂窝
ⅡA	横行骨折通过肩胛盂窝,伴有下角骨折块移位,伴有肱骨头半脱位
ⅡB	斜行骨折通过肩胛盂窝,伴有下角骨折块移位,伴有肱骨头半脱位
Ⅲ	斜行骨折通过肩胛盂,骨折线出口在肩胛骨上缘中部
Ⅳ	水平骨折,骨折线通过肩胛骨内侧缘
Ⅴ	Ⅳ型骨折伴有肩胛盂下部分离骨折
Ⅵ	肩胛盂表面粉碎骨折

4.喙突骨折

奥佳华(Ogawa)等提出喙突骨折的分类方法,可分为两组:Ⅰ型——骨折线靠近喙锁韧带;Ⅱ型——骨折线远离喙锁韧带。

Ⅰ型骨折为间接创伤造成的撕脱骨折。Ⅱ型骨折如无明显移位应采取非手术治疗。两种类型均可由直接打击力导致,也可由肱骨头脱位的间接损伤导致。对Ⅰ型骨折的治疗取决于并发伤。如合并肩锁关节分离损伤,则需手术治疗进行固定。单独损伤可以进行非手术治疗(见表 6-6)。

表 6-6 Ogawa 喙突骨折分型

分型	骨折部位
Ⅰ型	喙锁韧带近侧
Ⅱ型	喙锁韧带远侧

5.肩峰骨折

肩峰骨折可由直接创伤导致,也可由肱骨头直接撞击肩峰导致。撕脱性骨折是由间接的创伤引起,当喙肩韧带、肩锁韧带或三角肌、斜方肌紧张时会造成撕脱性骨折。应力骨折或疲劳骨折也有报道。库恩(Kuhn)等在1994 年提出肩峰骨折的分类标准(见表 6-7)。无移位骨折(Ⅰ型)分为撕脱性骨折(Ⅰa型)和完整骨折(Ⅰb型)。因为肩峰下的间隙没有改变,Ⅰ型骨折可以采取非手术治疗。Ⅱ型肩峰骨折虽有移位，但不减小肩峰下间隙，大多数也可采取非手术治疗。如果肩峰向下移位（Ⅲa型）或肩峰骨折合并肩胛颈骨折（Ⅲb型），肩峰下间隙会变小，这时应进行手术治疗。但是这种分型方式受到了一些质疑。

表 6-7　肩峰骨折分型

Kuhn 分型	分型依据
Ⅰ	肩峰骨折无移位
Ⅰa	撕脱性骨折
Ⅰb	完全骨折
Ⅱ	肩峰骨折有移位，但肩峰下间隙无减小
Ⅲ	肩峰骨折有移位，且肩峰下间隙减小
Ⅲa	肩峰向下移位
Ⅲb	肩峰向上移位

6.肩胛骨的胸廓分离

只有特殊的力可导致肩胛骨的胸廓分离（类似肩胛撕脱伤）。这种损伤常伴发大范围的骨、血管和神经损伤。

肩胛骨从胸壁向后方脱位。通过胸部冠状面 CT 扫描，测量健侧和患侧肩胛骨内侧缘与脊柱棘突间距离，利于诊断。此类患者常为多发伤，且较重。

（三）诊断

肩胛骨骨折主要发生在高能创伤中，主治医师应该了解可能危及生命的常见合并伤。也就是说，胸廓-肩胛脱位常伴有锁骨下动脉或腋部血管的损伤。

另外，外科治疗还应考虑到肩胛骨的复杂功能和上肢运动的过程。诊断肩胛骨骨折应提高对损伤相关功能的关注，例如，喙突骨折预示盂肱关节的前（下）脱位，或可能合并肩胛颈骨折，这就是上悬吊系统的双损伤。因此，肩胛骨骨折应由经验丰富的骨外科医师治疗。

1.临床表现

肩胛骨骨折患者主诉常为局部疼痛或压痛。急诊科患者的被动体位是同侧手臂内收，而手臂外展时触痛或疼痛加重。局部症状为骨擦音和肿胀，因为周围有紧凑的肌肉和骨间隔,这些症状可能会不明显。在没有 CT 扫描前,多发伤患者肩胛骨骨折漏诊率高达 30%。

2.影像学检查

所有肩胛骨骨折均可以由常规影像检查确定,为了对损伤进行准确分型,需要显示肩胛骨的四个突出(见表 6-8)。肩胛部的相互作用十分复杂,因此需要详细评估盂肱关节、肩锁关节和肩胸关节。应在所有病例中关注复合伤类型,如上悬吊复合体双损伤或 C_4 链的改变。如果有疑问,则应做负重下肩锁关节的前后位平片或负重下肩部 MRI。肩胛创伤应进行盂肱关节的前后位(AP)、侧位、腋视位影像学检查。

表 6-8 肩胛骨外伤的影像学规范

影像学体位	检查部位
正前后位(AP)	肩胛盂
	肩胛颈
	肩胛体、内侧部分
	内缘
	肩胛冈
侧位	肩胛体
腋窝位	肩峰
	肩锁关节
	喙突
	肩胛盂、前界、后界

麦克亚当斯(McAdams)及其团队并未发现 CT 扫描对评价肩胛颈骨折的益处,但他们指出 CT 扫描判断 SSSC 相关损伤较为容易。他们认为肩胛颈骨折应常规定期行 CT 检查,以确定它们是否完整,并确定合并损伤。先进的处理软件和三维重现技术对手术计划提供很大帮助,多发伤患者常规行 CT 检查可以降低肩胛骨骨折的漏诊率。

(四)常见的合并伤

61%~88%的肩胛颈骨折患者有合并伤。汤普森(Thompson)报道平均每个患者有 3.9 处合并伤。合并伤中最常见的是胸部损伤,32%~45%有肋骨骨折,15%~50%合并肺挫裂伤或血气胸,常见的还有同侧上肢骨折,15%~40%合并有同侧锁骨骨折,12%合并有同侧肱骨头骨折,5%~

10%有臂丛神经损伤或锁骨下动脉或腋动脉损伤。神经血管损伤决定患者预后,一般情况下患者预后与合并伤密切相关。兰特里(Lantry)等发现约20%的肩胛骨骨折合并颅脑损伤。有肩胛骨骨折的多发伤患者病情更重,但是对死亡率或神经血管损伤率无明显影响。

二、肩胛骨骨折的中医治疗

(一)手法复位

1.肩胛体骨折

患者取坐位或健侧卧位,医者立于患者背后,一只手固定肩胛冈,另一只手压住肩胛下角将骨折远端向内上推按,使之复位。

2.肩胛盂骨折

患者坐位,助手双手固定患者双肩,医者握患侧上臂,将肩关节外展至70°~90°,利用肌肉、韧带的牵拉力,即可使骨折复位。复位时应注意不可强力牵引和扭转。

3.肩胛颈骨折

患者仰卧或坐位,一名助手握患肢腕部,另一名助手用宽布带从腋下绕过胸部固定,将患肩关节外展至70°~90°,两助手拔伸牵引;医者一只手由肩上偏后下方向下、向前按住肩部内侧,固定骨折近端,另一只手置于腋前下方将骨折远端向上向后推顶,矫正骨折远端向下、向前移位;再将肩关节外展70°位置,屈肘90°,医者固定骨折部,令助手用拳或掌叩击患肢肘部,使两骨折端紧密接触或嵌插。

4.肩峰骨折

肩峰基底部骨折向下移位者,患肢屈肘,医者一只手按住肩峰,另一只手推顶肘关节向上,使肱骨头推挤骨折块复位。向上移位者,用外展推挤法复位。患者仰卧,患肢外展45°,医者将骨折块向下推按复位。

5.肩胛冈骨折

肩胛冈骨折一般无明显移位,无须复位。

6.喙突骨折

一般整复肩锁关节脱位及肩关节脱位后,骨折块大部分可随之复位。如仍有残余移位的可用手法推压复位。

(二)固定

1.肩胛体骨折

肩胛体骨折复位后,将一块比肩胛骨稍大的杉树皮夹板放置于肩胛骨背部,用胶布条固定于皮肤上,然后绷带从患侧胁下经患处压往夹板,至健侧肩上,再经胸前至患侧腋下,再绕至健侧胁下,如上法经胸背来回缠绕 5～10 层。用三角巾将患肢屈肘悬吊于胸前,固定 4 周。

2.肩胛盂骨折

肩胛盂骨折复位后,在患侧腋窝垫以圆柱状棉花垫或布圈,使患肢抬高,用单肩斜"8"字绷带进行固定,再用三角巾将患肢悬吊于胸前;亦可用外展支架将上肢肩关节固定于外展 70°～90°、前屈 30°位置 3 周。

3.肩胛颈骨折

肩胛颈骨折的固定方法及固定时间同肩胛盂骨折。

4.肩峰骨折

肩峰基底部骨折向下移位者,复位后用三角巾悬吊患肢于胸前。肩峰基底部骨折向上移位者,患肢肩关节置于外展 45°位 2～3 周,然后再用三角巾悬吊固定 2 周。

5.肩胛冈骨折

肩胛冈骨折复位后,用三角巾悬吊患肢 3～4 周。

6.喙突骨折

喙突骨折复位后,用三角巾悬吊患肢 3～4 周。

(三)辨证施治

1.早期

骨折早期气滞血瘀较甚,治宜活血祛瘀,消肿止痛,可选用活血止痛汤、活血祛瘀汤、肢伤一方加减。肿痛严重者,加三七、丹参、泽兰等。外敷可选双柏膏。

2.中期

骨折中期治宜和营生新,接骨续损,可选用生血补髓汤、续骨活血汤。外敷接骨续筋药膏。

3.后期

骨折后期宜补气血,益肝肾,壮筋骨,可选用补肾壮筋汤或肢伤三方。后期宜用舒筋活络中药熏洗或热熨治疗,可用海桐皮汤或活络舒筋洗剂。

三、肩胛骨骨折的西医治疗

(一)手术指征

1.概述

肩胛骨骨折主要发生于高能创伤,常合并其他严重损伤,甚至威胁生命。然而,除非合并胸腔穿透伤或骨折部分的特殊移位,否则肩胛骨骨折很少被认为是外科急症。因此,多发伤患者应该在恢复期进行肩胛骨骨折的手术治疗。鉴于肩胛骨的复杂作用和对上肢活动的重要性,应进行详细的诊断。手术治疗或非手术治疗应由经验丰富的创伤或骨外伤医师决定。

(1)手术指征:①肩胛上悬吊系统改变(SSSC;C_4 链)。②肩胛盂的位置和完整性改变(关节面)。③出现外侧柱移位。

(2)相关决策点:①SSSC 是否完整? ②肩胛盂是否和 SSSC 有连续性?③肩胛盂是否完整? ④外侧柱(肩胛骨外形)是否完整?

2.肩胛体骨折

单独肩胛骨体骨折在 X 线平片上非常明显。然而,肩胸关节对肩胛骨变形有很大的代偿,周围丰富的软组织可防止骨折部位进一步脱位。诺德奎斯特(Nordqvist)和彼得松(Petersson)发现骨折错位超过 1 cm 的患者有功能障碍。笔者认为应依据骨折块移位的程度决定是否行手术治疗。

上悬吊系统离断是绝对的手术指征。兹洛沃茨基(Zlowodzki)等系统回顾了 520 例肩胛骨骨折患者,发现 99% 的单独肩胛骨体骨折进行非手术治疗,86% 功能恢复良好。需要指出的是,这次回顾中所有经手术治疗的患者功能恢复良好。因此如果有指征就应进行手术治疗。文献报道需要手术治疗的病例中有 1 例骨折线累及盂肱关节,2 例骨折碎块进入胸腔。

3.肩胛颈骨折

肩胛颈完全骨折时,骨折线穿过肩胛骨外缘和上缘(可以是外侧的解剖颈也可以是内侧的外科颈)到喙突。沿解剖颈骨折只是偶尔发生,但必须考虑内在不稳定。肩胛盂彻底失去悬吊功能,并且由于肱三头肌牵拉而向远侧和外侧移位。这类骨折一般需要肩胛窝切开复位内固定。

1 型肩胛颈(外科颈)骨折有小移位(<1 cm)或位移角<40°。约 90% 的肩胛颈骨折是此种类型,非手术治疗的功能恢复良好。

2 型肩胛颈骨折有肩胛盂的明显移位,需要手术固定。由于肱三头肌长头的牵拉,肩胛盂窝呈现了内侧移位和长头的过度扭转。兹德拉夫科维奇(Zdravkovic)、Nordqvist、Ada 和 Miller 等认为分离>1 cm 即为明显移位。位移的程度会导致上臂外展时肱骨头和喙突-肩峰弓间互相干扰。肩袖功能障碍,特别是外展时,会导致肩峰下疼痛和活动范围的减小,Ada 和 Miller 认为无论在冠状面还是矢状面,移位角不能大于 40°;凡诺特(van Noort)和坎彭(Kampen)则认为下角不能>20°。这种成角移位在传统的影像学检查中很难发现,笔者建议行 CT 检查以便做出诊断。这种情况下应行肩胛窝的切开复位内固定术,以避免持续疼痛和手臂活动障碍。

4.肩胛颈骨折合并锁骨骨折(包括浮肩)

肩胛颈骨折合并锁骨骨折可伴发或不伴发喙肩韧带断裂。有喙锁韧带从肩胛窝撕脱即为手术指征。如果喙锁韧带未受损伤而肩胛盂骨折块有明显移位(内侧>2.5 cm 或移位角>40°),可行肩胛颈骨折固定术。

如果只有锁骨移位或缩短,应行锁骨固定术。如果喙锁韧带未损伤,通过复位锁骨可将适度移位的肩胛盂骨折块复位。肩胛盂骨折块的复位固定对于临床预后很关键,所以应对所有病例成功复位。当锁骨和肩胛骨骨折都显示有明显移位时,应行锁骨和肩胛骨的内固定。

5.肩胛盂骨折

Goss 和 Ideberg 将肩胛盂骨折分为肩胛盂缘骨折(Ⅰ型)、肩胛盂窝骨折(Ⅱ~Ⅴ型)和肩胛盂粉碎性骨折(Ⅵ型),大多数肩胛盂骨折(90%)可行非手术治疗。

Ⅰ型骨折合并盂肱关节持续不稳定,以及伴有关节内移位>5 mm 的所有骨折都应进行手术治疗。骨折移位>1 cm,或后盂缘部分大于盂和后骨折块的 1/4 可视为不稳定的 1 型骨折。由于可能忽视二次半脱位或脱位,手术指征应放宽。山本(Yamamoto)及其同事建议,如果前肩胛盂缘骨折块大于肩胛盂长的 20%,应行肩胛盂固定术,以防止其发展为前部不稳定。

Ⅱ型骨折如果关节内裂隙>5 mm 或存在肱骨头下半脱位时,应手术治疗。这种骨折合并很多盂肱关节不稳定。

Ⅲ型骨折的骨折线出口在喙突内侧。如果裂隙<5 mm,主要进行非手术治疗。应注意上悬吊复合体、C4 链或锁骨-肩锁关节-肩峰柱的二次损伤。如需要手术稳定,则为手术指征。当骨折线通过肩胛上切迹时可能出现肩胛上神经麻痹,可疑时应行肌电图检查,并且建议早期探查。

Ⅳ型和Ⅴ型骨折,当盂肱关节持续不稳定时,或关节内移位>5 mm 时,应行手术治疗。

Ⅵ型骨折主要进行非手术治疗,因为此型通常保持足够的连续性,而手术有破坏软组织支撑的风险,且往往无法充分复位骨折。二次移位很少见,如果发生则应行关节置换。

6.肩峰骨折

库恩(Kuhn)等提出的肩峰骨折分类方法是现在的文献讨论焦点。他们建议对于无移位、移位较小或向上移位的骨折进行非手术治疗。向下移位或移位较大的骨折应行手术治疗,因为肩峰下间隙会变小,可能发展为肩峰撞击综合征。应对肩峰进行全面评估,行 CT 扫描以判定其完整范围和肩峰骨折处。最近的研究提出了对高活动度年轻患者应行手术治疗,并且早期需要拐杖支撑。

7.喙突骨折

喙突骨折分为喙突基底骨折、喙突尖端骨折和喙突韧带间部分骨折。喙突尖端骨折表现为小或大移位。通常情况下采取非手术治疗。对于运动员和重体力劳动者,建议行切开复位内固定术。喙突韧带间部分骨折常见于间接创伤,可以非手术治疗。如果出现局部刺激症状,可行骨折固定术。同样,对于运动员和重体力劳动者,建议行切开复位内固定术。

喙突基底部骨折只在有明显移位时才行手术治疗。然而,如果持续疼痛或活动时二次损伤,手术治疗会取得良好的预后。

8.复合骨折(几处骨折同时存在)

对于肩胛骨和肩带区的复合骨折治疗,应首先单独分析每一损伤部位。如果有手术指征,应考虑潜在的 SSSC 和 C_4 链复合损伤的后期影响。

(1)同侧喙突和肩峰骨折:没明显移位的同侧喙突或肩峰骨折,可以非手术治疗。然而,肩峰骨折合并喙突的喙锁韧带内部分骨折(Ogawa 分型 II 型)显示为 SSSC 的双断裂,至少 1 个部位出现手术指征,则应进行环的重建手术,通常为喙突手术。如果其中一处骨折有明显移位,应手术治疗。

(2)肩峰骨折和 III 级肩锁关节断裂:肩峰骨折和肩锁关节骨折的结合形成了一个失去束缚的肩峰骨折复合体。为防止骨折或肩锁关节不愈合或畸形愈合,笔者建议对陈旧性肩锁关节(ACJ)和肩峰损伤进行手术治疗。

(3)喙突和肩胛颈骨折:肩胛颈骨折合并喙锁韧带内喙突骨折表示肩胛盂骨折块从 C_4 链分离。肩胛盂二次移位是手术指征,应行切开复位内固定术。只有存在明显移位时才可行缩短喙突的手术。

(4)喙突和锁骨远端 1/3 骨折:锁骨远端 1/3(喙锁韧带外侧)骨折合并喙突基底部骨折时,如果喙锁韧带完整,由于斜方肌的牵拉,就会导致喙突明显移位。如果喙锁韧带出现断裂,只需要修复锁骨或喙突的移位性骨折。在喙锁韧带内侧锁骨骨折合并喙突基底部骨折的情况下,仅当骨折有移位时需行手术治疗。

(二)术前检查和手术路径

1.术前检查

肩胛骨骨折通常发生于高能量创伤,患者常为多发伤。计划手术治疗前应确定所有并发损伤,并且患者病情稳定。

如有手术指征,对于每个骨折部位的精确的影像检查是治疗成功的基础,至少要进行肩胛骨的前后位、腋位、侧位 X 线片检查。必须评估肩胛盂在冠状面和矢状面的移位。如果是肩胛颈或肩胛盂骨折,建议行 CT 扫描和三维成像,有助于测量骨折的移位程度和骨折块大小。这些是帮助外科医师选择正确手术路径和方式的重要信息。

2.手术路径

肩胛骨骨折的四种标准手术路径为:前路、后路、上路、外侧路。手术路径的选择应该基于骨折形态。

研究者建议行前路手术的有:IdebergⅠa型骨折[骨性班卡特(Bankart)骨折]、合并锁骨骨折的 Ideberg Ⅲ型骨折;建议行后路手术的有:IdebergⅠb型骨折、IdebergⅡ~Ⅳ型骨折、肩胛颈骨折和肩胛体骨折。喙突骨折或肩峰骨折是上路手术的指征。外侧路适合肩胛骨外侧缘骨折和肩胛盂下面骨折。

(1)前路手术:肩胛骨骨折前路手术包括三角肌-斜方肌入路和劈开前三角肌入路(上延至三角肌-斜方肌入路)。

劈开前三角肌入路:切口在盂肱关节上方,从肱骨头上缘到肱骨头下缘。暴露三角肌,劈开肌纤维至喙突。联合腱应收缩到中间和三角肌侧面。暴露肩胛下肌,将其肌腱切开 2 cm 至肱二头肌腱沟。分离肌腱和盂肱关节囊,在肱骨颈内侧约 5 mm 处切开盂肱关节囊后向背内侧反转,则可见整个肩胛盂和盂前缘。手术时要注意附近的腋神经。

(2)后路手术:后路手术会形成大量组织瘢痕,因此只有在必要时才可以选择。特别是朱代(Judet)的背部路径,除肿瘤手术或肩胛体骨折伴有肩胛内侧缘或肩胛冈明显移位外,一般很少选择。

1)Rockwood 入路(基础后路):患者俯卧位,手臂外展 90°。切口从肩峰后部开始,沿肩胛冈外侧 1/3 向外,然后在外侧中线垂直向下延伸 2.5 cm。三角肌从肩峰和肩胛冈上锐性分离,然后将其肌纤维分离 5 cm,三角肌从冈下肌和小圆肌上分离下来后,肌腱向下收缩。手术每一步骤都应小心保护附近的腋神经和肩胛上神经。沿冈下肌腱上缘和后缘切开,从后盂肱关节囊下分离。切开关节囊后可看到整个关节盂,此外,还可以暴露冈下肌和小圆肌之间的肌间隙。肱三头肌长头分离后从肩胛盂下面和肩胛体外侧缘暴露。

2)Judet 后路扩大术:患者俯卧位,沿肩胛冈和肩胛体内侧缘做一弧形皮肤切口,将三角肌从肩胛冈分离。在冈盂切迹处松动冈下肌时,一定要避免损伤神经血管束。

(3)上路手术:如果固定上肩胛盂碎块困难,可选择上路手术,或后路/前路手术加上路手术。如果有必要,可将切口延伸至肩部顶端。此术式可暴露锁骨的上面、肩锁关节、喙突。在锁骨和肩峰间沿其肌纤维分离斜方肌,可见其下面的冈上肌。冈上肌准备腹侧还是背侧取决于目标是上肩胛盂的腹面还是背面。

手术时一定要确定喙突的上面,避免损伤喙突内侧的肩胛上神经和伴行的血管。确定肩胛切迹,避免损伤肩胛上神经。

(4)外侧路手术:外侧入路不常用,但是非常适用于肩胛骨外缘和下缘骨折。患者俯卧位,上臂外展90°。切口从肩胛冈中线偏尾端开始,与肋骨平行,沿冈下肌和小圆肌纤维到肩胛骨外缘。沿着凹面边缘可以确定肩胛盂下缘。在准备过程中,必须注意识别并避免损伤腋神经。手术时先在腋窝深部暴露,打开盂肱关节,暴露肩胛盂的背面和下面。

(三)手术方法

1.肩胛体骨折

肩胛体骨折的手术治疗通过后路进行。切口暴露的程度取决于骨折的类型。但是,应首选有限切开技术,在外侧缘骨折、肩峰脊柱和椎骨边界可以通过有限暴露的切口治疗。当存在肩胛骨环骨折的 3 个以上位置时,应当选择大切口以广泛显露并获得这些复杂的骨折类型。肩胛体骨折并不需要使用特殊的复位工具,笔者倾向于使用尖嘴复位钳。由于肩胛骨环骨质较厚,骨折复位和骨接合术应该尽可能在此处施行。最终固定常选用 2.7 mm 和 3.5 mm 的动态加压钢板。

2.肩胛颈骨折(包括"浮肩")

后入路术式最适合显露肩胛颈。同肩胛体骨折一样,应当尽可能选择最小的切口。Van Noort 和奥布雷姆斯基(Obremskey)描述了改进的后侧入路用于关节盂颈骨折的切开复位及内固定。通过进入冈下肌和小圆肌肌肉之间的间隔,以显露外侧肩胛边界及肩胛颈部的后内面。在不易复位的病例中,对于较大的骨折块,扩大切口可能是更佳的选择。2.7 mm 和 3.5 mm 延展性重建钢板能够提供良好的稳定性。此外,还可使用拉力螺钉。无法使用钢板固定的肩胛颈部和体部的严重粉碎,可以使用克氏针或拉力螺钉固定。

如果肩胛颈部骨折伴有同侧锁骨骨折且存在显著的移位(>1 cm)或旋转(>40°),应进行骨缝合术操作。如果存在 C_4 椎体连接的中断,可由肩胛颈部的复位固定来实现对其的复位。但是,如果复位不成功,需单独进行复位固定。

3.肩胛盂骨折

肩胛盂骨折如果关节面存在>1 cm 的台阶或肱骨头持续不稳定,则需手术治疗。

Ⅰa 型骨折选择前方入路或关节镜治疗。如果移位的骨折块较大,可以使用 2 个空心加压螺钉以确保旋转稳定性。Ⅰb 型骨折选择后侧入路并以同样的方式处理。如果骨折较粉碎，但关节盂存在需要手术治疗的骨缺损，可以从髂嵴采集皮质骨移植用于填充缺损。

Ⅱ型骨折采用后路进行手术，通过冈下肌和小圆肌的间隙暴露骨折碎片，应用重建钢或空心加压螺钉进行复位内固定。

Ⅲ型骨折可以由前、后入路或关节镜的方式进行治疗。如选择前路，必须切开肩袖间隙。如果伴有 SSSC 损伤，可通过复位肩胛盂骨折块而复位。如果二次复位无法成功，则需要单独进行切开复位和损伤内固定。

Ⅳ型骨折的手术治疗，应选用前上入路手术或前后联合入路。将 1 根克氏针固定于上部的骨折块上作为手柄，成功复位肩胛盂后，将克氏针穿过骨折块，并可用于置入空心螺钉。

Ⅴa 型骨折的治疗方式可参照Ⅱ型骨折，Ⅴb 和Ⅴc 型骨折的治疗方式可参照Ⅲ型骨折。

Ⅵ型骨折很少采用手术治疗。

4.肩峰骨折

如果肩峰骨折发生明显移位或向下移位，应该手术治疗。远端断裂采用肌腱修复。近端骨折可采用背侧桡骨板固定（规则或角度稳定）治疗。

5.喙突骨折

前三角肌分离入路可用于所有的喙突骨折。在 Ogawa Ⅰ型骨折的情况下，如有必要，可以打开肩袖间隙，使用加压螺钉固定。对于 Ogawa Ⅱ型骨折，如果骨折块明显移位或出现典型症状，则需使用前路手术治疗，骨折块足够大时，可使用 3.5 mm 或 4.0 mm 空心加压螺钉将骨折块重新固定。治疗粉碎骨折时，可使用缝线固定联合腱。

6.非手术治疗原则和术后治疗

非手术治疗和手术治疗骨折的所有步骤均需保护生理压力。为防止肩关节僵硬，早期活动至关重要。在术后疼痛消失后，如果患者可以忍受，尽早的关节活动可以实现良好的关节运动范围。应同时进行持续被动运动（CPM）。

应鼓励所有患者进行日常生活的轻松活动，骨愈合期不负重，直至骨愈合（12 周）。如果患者伴有臂丛神经丛病变，则需特殊治疗。特殊的手术策略可能会有帮助，如臂丛探查和神经移植术。肩胛盂骨折伴或不伴前方不稳定均应得到与肩关节不稳定行手术治疗后同样的后期处理。

第五节 锁骨干骨折

一、锁骨干骨折概述

传统观点认为,绝大多锁骨干骨折经非手术治疗可以获得良好的效果,但是,现在这种观点具有争议。虽然人们普遍认为无移位的骨折应用非手术治疗可以获得良好的效果,但有更多证据表明,经非手术治疗的锁骨骨折患者的骨不连发生率增高,肩关节功能恢复较差。非手术治疗不适用于所有锁骨干骨折,由于损伤及功能恢复差异较大,因此患者需要个性化评估及治疗。

锁骨骨折是所有骨折中最常见的一种,占成年人骨折中的 2.6%～4%,占上肢骨折的 35%。锁骨骨折的发生率为每年 24/10 万～29/10 万。大部分锁骨骨折(69%～82%)发生在锁骨干,当典型的压缩力作用于锁骨的狭窄部分时,导致其发生横行骨折。外 1/3 骨折是第二常见的骨折类型(20%),内侧 1/3 骨折最为罕见(5%)。锁骨干骨折常发生于青壮年,而外侧及内侧端骨折则在老年人中较为常见。与大多数外侧端骨折不同,大多数锁骨干骨折伴有脱位。

首先也是最多的锁骨干骨折发病高峰是 30 岁以下的男性。这些骨折一般由运动中肩关节某点受到直接作用力而引起。骑马运动及自行车运动占此类损伤的绝大部分。当马或自行车急刹时,由于惯性作用,常导致骑手被向前甩出,来不及保护的肩膀最先着地。高能量损伤导致的锁骨骨折常为粉碎性骨折,脱位及短缩较为常见。其次,另一个发病小高峰发生在高龄患者(超过 80 岁)中,女性略突出。这类骨折大部分与骨质疏松症相关,在家中由低能量摔伤所致。

1.分类

对于锁骨干中段骨折有多种分类方式。奥尔曼(Allman)提出的分类方式建立在单独的解剖位置上,并根据骨折发生率编号(中段Ⅰ、外侧Ⅱ、内侧Ⅲ)。然而,这个评价系统没有考虑影响治疗和预后的因素,如骨折形态及短缩程度,需要纳入其他变量对分类方法做进一步完善。骨科创伤协会的分类系统将锁骨干骨折分成三型:06-A(简单)、06-B(劈裂)、06-C(复杂)。每一种分型均又分为三型。

罗宾逊(Robinson)分型建立在对 1000 例锁骨骨折分析的基础上,也是首次根据骨折脱位情况及粉碎程度进行分型。锁骨干中段骨折分为ⅡA型

（表层的直线骨折）及ⅡB（移位骨折）；更细分为亚组ⅡA1型（无移位）、
ⅡA2型（成角）、ⅡB1型（简单或楔形骨折）及ⅡB2型（分离或粉碎性骨折）。
这些分型可以指导治疗及判断预后，这些影响因素也独立影响术后患者的
预后。Robinson分型在观察者自身和不同观察者之间均有较高的可接受
等级。

2.临床及影像学评价

过去人们一直研究标准的人口统计信息和损伤机制。一个简单摔落引
起的锁骨骨折很难与其他明显外伤联系在一起。但是，由于骨折通常由高
速交通事故所致，因此需要对其合并损伤进行全面研究。尽管锁骨骨折同
样可以由牵拉引起，但是大部分骨折是由直接暴力作用于肩部一点造成。
牵拉损伤通常发生在工地，比如手臂被卷入机器牵拉所致。如果锁骨骨折
仅由低能量暴力所致，则应考虑继发于内分泌及肿瘤相关疾病的病理骨折。
在考虑手术之前，同样需要注意风险及获益的影响。

锁骨干中段骨折的典型表现是骨折端肿胀和挫伤，其中移位性骨折会
有明显的畸形。肩关节某点的破损预示着直接外部暴力，而锁骨中线的破
损则预示肩带或肩袖损伤。此类损伤通常发生外侧断端向下移位，并伴随
内侧断端向上移位。在肩关节完全脱位骨折中，内侧下沉移位被定义为"下
垂征"。通过颈阔肌的骨折碎片引起的突起定义为"扣眼畸形"，通常伴随发
生骨折严重成角或者粉碎性骨折。尽管锁骨位置表浅，但开放性骨折或软
组织的严重损伤导致皮肤缺血坏死的情况并不常见。锁骨的短缩需进行临
床测量。受累肩袖和正常肩袖的距离可以通过胸骨上切迹到肩锁关节突起
的距离计算得来。

对患者需要进行全面的检查，排除其他伴随的损伤，尤其是由于高能量
引起的创伤。在青少年患者中，需要排除肩锁关节和胸锁关节骨折移位及
骨骺损伤。通过评估骨折以远肢体情况来排除臂丛损伤及血管损伤。任何
术前忽略的情况都可能影响患者手术预后。高能量损伤、明显骨折移位及
粉碎性骨折均会增加血管神经损伤的危险性。通常这种损伤类型是由骨折
碎片或牵拉伤及钝器伤等联合作用于手臂引起。上臂的血压差异通常提示
血管损伤。当诊断不确定时，应使用超声波双重扫描及动脉造影进行诊断。

通常基于简单的前后位X线片进行影像学诊断。在一个急症损伤中，
骨折通常通过胸部X线片进行确诊，同时可以评估患侧相对于健侧的畸形
程度。影像学检查需要在患者直立位进行，因为重力作用下的锁骨的骨折
畸形最为明显，尤其是考虑手术时。一些研究者认为15°后前位X线片可以
评价骨折短缩的程度。3%的患者伴随有胸部损伤，例如气胸和血胸，需要

进行影像学检查。这些损伤通常都伴有多根肋骨骨折。同一侧肩胛带损伤包括双侧肩上方悬吊复合体损伤的证据,需要在损伤最初的一系列影像学检查中寻找。

锁骨干中段骨折的 CT 检查可显示复杂的影响肩胛带结构的锁骨骨折的三维畸形,但是通常不作为最初的诊断手段。CT 检查对于描述在附件损伤中关节窝的骨折有重要意义。CT 三维重建对骨折移位的评估度最好,对于评价骨折愈合情况有很大的意义。

二、锁骨干骨折的中医治疗

(一)手法复位

1.幼儿手法复位

患儿取坐位,助手于患儿背后用双手紧拿住患儿两肩,两拇指顶住肩胛骨内侧,使患儿挺胸,将双肩向背后徐徐拔伸,待重叠移位矫正后,术者拇、示、中指用提按手法,将远端向上向后提,将近端向下向前按,使骨折复位。

2.少年及成年人手法复位

(1)膝顶复位法:患者取坐位,让患者挺胸抬头,肩部外旋后伸,双手叉腰。助手立于患者背后,一脚踏在凳上,膝顶在患者肩胛间区,双手握住两肩,向后、向外、向上徐徐用力牵引。待重叠移位矫正后,医者拇、示、中指用提按手法,将近端向下向前按,将远端向上向后提,使骨折复位。

(2)外侧牵引复位法:患者取坐位。一名助手立于患者健侧,双手环抱于患侧腋下固定;另一名助手握住患侧上臂,向后上方徐徐用力牵引。待重叠移位矫正后,医者拇、示、中指用提按手法,将近端向下向前按,将远端向上向后提,使骨折复位。

(二)固定

固定时,患者应保持挺胸抬头,双手叉腰。根据骨折移位情况在骨折端放置固定垫及弧形短夹板,并根据具体情况选择以下缚扎固定方式。

1.横"8"字绷带固定法

先在患者两腋下各放置一块厚棉垫,用绷带从患侧肩后部经腋下绕至肩前上方,再向后横过背部,从健侧腋下绕至肩前上方,向后绕回健侧背部向患侧腋下,用绷带缠绕两肩在背后交叉呈"8"字形,反复包绕 8～12 层,用胶布粘贴绷带末端固定,用三角巾悬吊患侧胸前。

2.斜"8"字绷带固定法

此法又称单"8"字绷带固定法、"十"字搭肩法或"人"字绷带固定法。固定时先在患者两腋下各放置一块厚棉垫,用绷带从患侧肩后部经腋下绕至肩前上方,再向后横过背部,从健侧腋下向前横过胸前,由患侧肩前上方向后至患侧腋下,用绷带缠绕患肩及健侧腋下交叉呈"8"字形,反复包绕8～10层,用胶布粘贴绷带末端固定,用三角巾悬吊患侧胸前。

3.双圈固定法

事先准备好两个大小合适的固定棉圈,分别将棉圈套于两侧肩部;用两条短布带一条固定两圈后下部,另一条固定两圈后上部;再用一条长布带固定两圈的前方,以防止棉圈滑脱。固定的松紧度要合适,不能过紧,也不能过松。然后在双侧腋窝部的圈外再加缠棉垫各一个。

固定后,要检查患者桡动脉搏动情况及双上肢感觉、活动情况,如患者出现手部麻木、发绀,桡动脉搏动减弱或消失等,提示有血管、神经受压,应及时调整固定松紧度。睡眠时卧硬板床,取仰卧位,肩胛间区可稍垫高,保持肩部后伸位置。

幼儿无移位骨折及青枝骨折,用三角巾悬吊固定2周。儿童有移位骨折一般固定2～3周,少年及成年人固定4周,粉碎骨折者固定6周。

4.经皮穿针内固定

患者取仰卧位,头转向健侧,常规麻醉消毒铺巾,在电视X线透视下行经皮克氏针内固定术。

(三)辨证施治

本病可按中医骨伤三期辨证施治。

1.早期

伤后1～2周,伤肢疼痛较甚,明显肿胀,治宜活血祛瘀,消肿镇痛。可选用活血止痛汤、活血祛瘀汤、桃红四物汤加减。肿痛严重者,加三七、丹参、泽兰等。

2.中期

伤后3～4周,瘀血未尽,气血不畅,治宜和营生新,接骨续损。可选用舒筋活血汤、续骨活血汤。

3.后期

伤后5～6周,肿胀消退,筋骨虽续,但肝肾已虚,骨质疏松,筋骨痿软,肢体功能未恢复者,宜补气血、益肝肾、壮筋骨。可选用补肾壮筋汤或肢伤三方。后期宜用舒筋活络中药熏洗或热熨治疗,可用海桐皮汤或活络舒筋洗剂。

三、锁骨干骨折的西医治疗

（一）解剖学特点

作为第 1 块骨化的骨，锁骨在孕 5 周时开始骨化。5 岁时，锁骨中部的骨化中心开始第一次生长。随后，内外侧骺板生长内侧的骨骺负责大部分纵向生长，而且是影像学上唯一可以看到的生长板。它也是最后一个闭合的骨骺板，一般在 22～25 岁闭合。锁骨呈"S"形，伴有头侧及尾侧的弯曲。它比较薄，内外侧膨胀且最宽，与胸骨及尖肩峰连接。锁骨较薄的骨干主要为硬质骨，适合用皮质骨螺钉固定，而内外侧为松质骨，则适合用空心钉固定。锁骨的内侧通过肋锁韧带、锁骨下及胸锁关节内软骨与胸骨紧密连接。锁骨外侧通过肩锁关节及肩锁韧带与肩峰连接。肩上方韧带复合体类似于骨盆环，包括肩胛带外侧结构——肩胛颈、外侧锁骨、喙突、肩峰及连接它们的韧带。

锁骨在皮下浅层，锁骨上神经穿行于上方。锁骨的筋膜层、肌肉及韧带保护其在骨折后不产生畸形。胸锁乳突肌附着于锁骨内侧边缘，牵拉骨折块向上后方。在外侧，三角肌的部分及胸大肌的大部分与其相连。由于重力对锁骨上端的影响及胸大肌对肱骨的牵拉，骨折碎片向前下垂，并向下旋转。

锁骨干外侧呈扁平状，内侧移行为倒三角形。锁骨内侧较薄且坚硬，保护着在下方走行的神经血管结构。这个区域的外侧生物力学相对薄弱，当发生骨折时可对这些结构起保护作用。尸体研究证明腋静脉及腋动脉走行于"S"形锁骨的前方突起，由内上向外下走行。神经血管束由锁骨下肌及肋喙膜保护，贴于锁骨下面。

（二）西医治疗

对于锁骨干骨折的最恰当的治疗目前仍存在争议。对于骨干无移位的骨折（Robinson 分型ⅡA 型），骨折愈合率较高，非手术治疗有良好的功能恢复结果。最近有文献表明，无移位骨折也很少需要手术固定。早期研究评估锁骨骨折非手术治疗的并发症，不愈合率＜1％，高于早期切开复位内固定手术。另一些早期研究报道，经非手术治疗的患者的满意度较高。但是，更多的同期研究表明，早期非手术治疗骨折，不愈合率及功能恢复较差的发生率较高，早期切开复位内固定术效果更好（见表 6-9）。

表 6-9 急性锁骨干骨折内固定(Edinburgh Ⅱ型)的并发症发生率和功能恢复结果[a]

技术	研究者	固定方式	治疗量	骨不连例数 (发生率/%)	并发症	功能恢复结果
钢丝固定技术	雅穆哥(Ngarmukos)等	克氏针钢丝	99	0(0)	3例钢丝移位	无数据
	格拉西(Grassi)等	2.5 mm螺纹髓内针	40	2(5)	3例再骨折,2例针断裂	康斯坦特(Constant)平均分为82.9,治疗满意度为75%
	朱(Chu)等	克氏针	75	1(1.3)	针移位	70/75(93.3%)良/优(Constant平均分>80)
	朱贝尔(Jubel)等	钛钉	58	1(1.7)	12例内固定取出	Constant平均分为97.9
钉固定技术	迈耶(Meier)等	弹性髓内钉	14	0(0)	1例2次移位骨折	6个月的Constant平均分为98
	李(Lee)等	诺尔斯(Knowles)针	32	0(0)	20例内固定取出	Constant平均分为85
	施特劳斯(Strauss)等	哈吉(Hagie)针	14	0(0)	3例皮肤皲裂,2例破损	93%无症状
	克特勒(Kettler)等	钛钉	87	2(2.3)	4例钉移位,2例位置不良修复	Constant平均分为81
	米勒(Mueller)等	钛钉	32	0(0)	8例钉移位,2例钉脱位破损,29例内固定取出	Constant平均分为95
	总计		352	6(1.7)		

续表

技术	研究者	固定方式	治疗量	骨不连例数（发生率/%）	并发症	功能恢复结果
	波根弗斯特(Poigenfurst)等	钢板内固定[b]	110	5(4.5)	2例深部感染,4例再骨折	无数据
	费思富尔(Faithfull)等	钢板内固定	18	0(0)	14例钢板取出	活动不受限
	波斯曼(Bostman)等	钢板内固定	103	2(1.9)	5例深部感染,3例钢板松动,3例钢板损坏,1例再骨折	无数据
	沈(Shen)等	钢板内固定	251	7(2.8)	1例深部感染,171例钢板取出	满意度为94%
板固定技术	库普(Coupe)等	重建/DCP钢板	62	0(0)	1例深部感染,19例钢板取出	无数据
	柯林斯(Collinge)等	钢板内固定[c]	42	1(2.4)	1例固定失败,3例感染,2例金属内固定取出	美国肩肘外科医师协会（ASES）评分93
	Lee等	钢板内固定[b]	30	1(3.3)	22例内固定取出	Constant平均分为84
	加拿大骨科创伤学会	钢板内固定[d]	62	2(3.2)	3例伤口感染,5例金属内固定取出,1例功能障碍	Constant平均分为98

续表

技术	研究者	固定方式	治疗量	骨不连例数 （发生率/%）	并发症	功能恢复结果
板固定技术	鲁索（Russo）等[a]	曼侬 （Mennen） 板固定	43	2(4.7)	10 例感染迟钝	Mean Constant 平均分为 96
	总计		721	20(2.8)		

注：[a] 所示仅为过去 20 年同行评议期刊发表的英文研究或翻译为英文的研究。
[b] 所用钢板包括 1/3 管钢板、重建钢板（2.7 mm 和 3.5 mm）、半管式钢板和动态加压钢板。
[c] 所用钢板包括 3.5 mm 重建钢板、动态加压钢板或腓骨复合钢板。
[d] 所用钢板包括有限接触加压钢板、3.5 mm 里建钢板或模板法钢板。

对于依从性强的 16～60 岁年龄组的患者、对身体功能有较高要求或有较多活动的患者、骨折完全移位及骨质条件较好的患者是早期手术治疗的适应人群。药物成瘾、过度饮酒及未经治疗的精神疾病患者,无家可归及不受控制的癫痫发作等患者不建议手术,因其可能导致固定失败,是早期手术治疗锁骨干骨折的禁忌证。

1.非手术治疗

尽管目前有许多新型固定方式出现,但是单纯的悬吊及"8"字形绷带是最常用的非手术治疗方法。没有任何技术可以有效减少骨折移位的发生。使用"8"字形绷带的患者发生腋下压疮、继发于挤压的神经血管二次损伤及骨不愈合等风险较高。在一项对照研究中,应用单纯悬吊带的患者满意度较高,且可以获得同样的功能及塑形效果。悬吊带通常在疼痛明显减轻时去除,并且鼓励患者在疼痛可耐受的条件下进行简单活动。当骨折愈合后,肩关节活动度及功能恢复迅速。患者很少需要指导理疗,进行主动的活动和锻炼恢复较好。

2.早期手术治疗

对于骨折移位的锁骨骨折,越来越多的证据支持早期手术治疗,大量研究表明手术治疗相对于非手术治疗获益更多。在一项回顾性临床研究中,52 例骨折移位患者通过非手术治疗,对于超过 20 mm 的短缩患者,其骨折不愈合风险更高、临床效果较差。另一项研究报道,在以患者为中心的效价评估中,骨折脱位非手术治疗后,患者肩关节力量及耐力均有所不足。一项大型、多中心、对照研究中,对 138 例骨折脱位患者分别进行非手术治疗和早期钢板固定,发现钢板固定的患者功能康复更好,畸形愈合及不愈合的概率较低,骨折愈合时间相对较短。尽管手术组的并发症发生率为 34%,再手术率为 18%,大部分为内固定取出。钢板固定在功能评分方面明显更优(Constant 评分 $p=0.001$,DASH 评分 $p<0.01$)。这些结果需要引起研究者注意的是,偏远地区的患者获得评分较低,这将进一步拉低非手术治疗组的整体评分。这篇文献的作者认为活动强度较大的成年人,早期可通过钢板固定治疗骨折脱位。值得注意的是,数据分析显示,每 9 例骨折固定患者中,可能出现 1 例骨不连;骨折内固定患者中,每 3.3 例中可能出现 1 例有症状的骨连接不正或骨不连,迫切需要其他的随机对照试验予以补充。

波特(Potter)等对锁骨干骨折患者进行研究,结果表明经急症手术和畸形愈合及不愈合后延期手术的患者,手臂、肩和手残疾评分(DASH 评分)无明显差异。6 项力量及耐力的研究中只有 1 项中两者有明显差异($p=0.05$)。但是,在 Constant 评分中,两者有 6 分的差异($p=0.02$),所有患者均有较高的满意度。

当前在骨折脱位的病例中是否需要行手术治疗仍没有统一意见。随着年轻患者、活动量多的患者不断增加,他们希望通过手术治疗获得更好的功能恢复,并更早恢复体育活动。了解手术风险及可能出现的术后情况后,我们认为这些患者可以将手术治疗作为一种选择。对于这些病例,有许多手术方法可供选择,包括钢板固定、髓内针固定及克氏针固定。

(1)钢板固定:切开复位钢板固定骨折,患者可以立即获得绝对稳定、控制疼痛和促进早期活动。锁骨干骨折伴脱位的同时,皮肤通常有挫伤和肿胀。比较有利的是这样可以推迟手术,直到周围组织条件更加适合进行手术治疗——这个时间最长可达 2 周。应该做好术前计划,仔细考虑骨折移位、粉碎度和主要骨折位置。三维重建 CT 图像对这些复杂的病例有极大帮助。

患者处于"沙滩椅"体位,钢板是最常见的置入锁骨表面的内固定物。生物力学研究支持使用锁骨上方固定钢板提供更安全的固定,特别是对于下方皮质粉碎性骨折。这种方法会增加下方走行的神经与血管结构在牵拉和骨折操作时损伤的风险。上方固定板必须取出,特别是对于锁骨较薄的患者。为了解决这些问题,前下方入路可以使钢板从锁骨下方置入,降低神经血管损伤风险。一项基于 58 例患者的研究中,下方置入钢板并发症率较低。但是,与上方置入钢板相比,下方置入钢板在技术方面对机体破坏较多,在生物力学方面安全性差。

最常用的置入物是动态加压的锁定钢板。重建钢板容易在骨折端变形,导致骨折畸形愈合,目前已较少应用。锁骨专用的锁定钢板通常在骨折愈合后不会特别突出,且可以不取出。锁定钉改善了老年骨质疏松骨折的固定方式。然而,这些内固定物的对照研究尚在不断完善中。

手术技术:预压型钢板上方固定治疗锁骨干中段骨折伴脱位。将患者置于"沙滩椅"体位,头部予以专门支撑。麻醉后气管内插管偏向并固定在侧方。可使用一条缠绕的手术巾固定在手术侧肩关节下方,以便提供锁骨周围的可操控性。手臂可以固定于患侧,并保持不动。准备肩胛带,悬吊并可暴露整根锁骨、喙突及肩胛骨的上半部分。手术悬吊不应影响术中透视的位置,以便锁骨可以在不同平面成像。

沿锁骨上缘做一斜形切口,中心位于骨折处。作为一层切开皮下组织和颈阔肌,并小心鉴别及保护锁骨上神经,切开覆盖在锁骨上的筋膜层。需要注意的是,应当始终保护锁骨软组织附着,明确骨折位置,暴露血肿及骨折块。需要根据骨折的形态进行固定,末端或中央骨块可用拉力螺钉固定。

这样可以简化骨折的形态，快速复位。通过使用尖复位钳和克氏针对骨折进行复位，一个断端拉力螺钉即可复位成功，但成功率并非100%。随后确定预成形钢板的尺寸，并用双皮质螺钉固定于已复位的锁骨上方。最好在骨折端两侧各放置3枚双皮质骨螺钉固定。如果患者伴有严重的骨质疏松，需行锁定螺钉固定。一定要注意保护锁骨下方的结构，特别是在钻孔和拧紧螺钉时。加压的孔可以用来在稳定的横形和短斜形骨折间进行加压。复位钢板的位置及螺钉长度的质量应在术中进行透视评估。冲洗后间断缝合软组织层，皮肤缝合采用皮内缝合。

手术完毕后应在恢复区域进行术后放射学检查，必须在术后确定肢体血供情况。标准化的悬吊可以允许患肢在术后早期进行钟摆活动。患者术后需在10～14天复查，观察伤口情况，复查时拍X线片检查后拆除悬吊带。术后6周在活动允许的范围下进行对抗锻炼。尽管认为年轻的、活动量大的患者组可以早期活动，但应建议患者至少12周内避免进行接触性活动。这种术式在日常病例中的比例逐步提高。

（2）髓内固定：锁骨干骨折的髓内针固定有许多优点，尽管这项技术不如其在股骨及胫骨骨折中应用那么成功。髓内固定的技术难题就是锁骨呈"S"形。置入物必须既小又足够柔软，可以穿过髓腔及锁骨的弯曲，同时也应足够强，可以对抗外力的作用直到骨折愈合，静态地锁定目前很难实现。生物力学研究表明，钢板固定比髓内固定更牢固。内固定物可以顺行插入，从前内侧点通过内侧的骨折断端进入；或者后退，从后外侧入口通过外侧骨折断端进入。锁骨的骨髓腔非常窄，因此，骨折部位通常是通过打开一个单独切口暴露的近端和远端部分管腔协助植入。固定方式包括克氏针、Hagie针、洛克伍德（Rockwood）针及微创钛针固定。

髓内固定的结果比钢板固定更具多样性。静态固定不稳定可导致短缩，尤其是对于粉碎性锁骨骨折患者，内固定失败率明显提高，臂丛神经麻痹、内固定物穿破皮肤的病例也有报道。因此，目前髓内固定不如切开复位钢板内固定应用广泛。这种微创术式对于多发伤或伴有肩胛带损伤的患者是否合理仍存在争议。

手术技术：逆行髓内固定。患者使用"沙滩椅"体位进行手术，与钢板固定基本一致。术中使用影像增强器多平面确认锁骨骨折的情况，同时将手术区域的破坏最小化。在肩锁关节内侧，锁骨的后外角做2cm切口。使用一个合适尺寸的钻头穿透锁骨后壁，进入髓腔。然后使用螺钉或克氏针复位骨折断端，内侧断端可以使用经皮复位钳进行骨折复位。直视下跨骨折端置入髓内钉可以获得旋转和长度的确切纠正。进行髓腔准备，以容纳髓内钉。术者应了解在导针穿过近端骨髓腔壁时可能出现的骨折端分离。髓内固定材料包括非全螺纹针或钉、销钉及空心螺钉。针尾与骨面平齐，减少破坏软组织，位置明显，方便取出。应在骨折部位使用骨移植物或骨移植物替代物，缩短骨折愈合时间。冲洗后，软组织层使用可吸收线单纯间断缝合。术后康复流程与钢板固定相同。

（3）其他技术：外固定只在开放性骨折或感染性不愈合病例中使用。克氏针及光滑的固定针可同样被用来维持骨折复位。许多并发症，如固定针的断裂及固定物的移位导致灾难性的后果均有报道。不推荐在急症闭合性锁骨骨折中使用这些固定物。

（三）锁骨中段骨折的并发症

1.不愈合

尽管在过去不愈合很少发生（报道为非手术治疗中约<1%），最近的研究报道成年移位性骨折的不愈合率有所增加（可以高达15%，8/52）。在一项基于1975～2005年的锁骨干中段骨折伴脱位患者的meta分析中，Zlowodzki等发现，对于锁骨干中段骨折完全脱位的患者，非手术治疗后的不愈合率约为15.1%，手术治疗后的不愈合率则为2.2%。高龄、女性患者、短缩超过2cm、完全骨折脱位及粉碎性骨折均为增加骨折不愈合发生率的影响因素。由于绝大部分锁骨骨折发生于年轻人，主要为男性，大部分不愈合也发生在以上人群。尽管可以根据已知的、对于不愈合的独立危险因素进行危险性的评估，但准确预测哪些患者可能会不愈合比较困难（见表6-10）。

表6-10　基于一项581例骨折研究中年龄、性别、粉碎程度和位移情况，计算所得锁骨干骨折后第24周骨不连概率（Khan L A et al.）

年龄/岁	无位移非粉碎性		有位移非粉碎性		粉碎性无位移		有位移合并粉碎性	
	男性	女性	男性	女性	男性	女性	男性	女性
20	<1%	2%	8%	16%	2%	7%	18%	30%
30	<1%	3%	10%	20%	4%	9%	20%	35%
40	1%	5%	13%	26%	5%	12%	25%	38%
50	2%	6%	18%	28%	6%	13%	29%	40%
60	2%	7%	19%	30%	8%	15%	31%	44%
70	1%	10%	21%	37%	9%	18%	35%	49%

锁骨干不愈合通常在活动频繁的个体中症状明显。有部分文献报道相关症状有疼痛、骨折活动时的弹响、肩关节活动受限、虚弱、表面畸形、神经症状、胸廓出口综合征、锁骨下静脉压迫。患者可能会抱怨无法完成手工劳动、开车困难、日常运动困难、睡眠困难及由于疼痛引起的性欲减退。当按压骨折端时会引起疼痛或者活动，这提示有临床骨折不愈合。X线检查提示无桥接骨痂出现。如果诊断存在争议，可以通过CT三维重建检查是否出现或缺少桥接骨痂穿过骨折部位。

　　对于锁骨干骨折不愈合，文献报道了多种手术技术（见表6-11）。

　　（1）钢板固定是最常用的处理骨折不愈合的手术技术，可以提供非常稳定的固定并使肩关节可以早期活动，骨折愈合率高，低并发症率。重建、动态加压、有限接触加压钢板均被使用。有限接触加压骨板下方的足印区可保留足够的血供，使下方的骨折碎片相对于普通钢板更加容易愈合。当治疗骨折不愈合时，半管式重建钢板更易变形或固定失败。波浪形钢板的应用可以减少膨胀的骨痂形成，但会导致胸廓出口梗阻。预塑形锁定钢板专门为锁骨骨折创造，同样也可以用于骨折不愈合，尽管其研究结果还没有被发表。

　　自体骨移植被广泛应用，且可以减少锁骨骨折不愈合术后骨愈合的时间。髂骨最常用来重建锁骨长度，适用于不愈合、有临床意义的短缩及骨量粉碎性骨折后的丢失。带血管的腓骨及股骨内侧髁移植物同样在翻修病例中有报道。

表 6-11 锁骨干骨折（Edinburgh 2 型）后骨不连治疗的英文报道中并发症和功能恢复结果[a]

固定技术	作者	固定方式	治疗量	持续性骨不连量（发生率/%）	骨移植物	并发症	功能恢复结果
钢板技术	穆拉吉（Mullaji）和朱庇特（Jupiter）	有限接触动态加压接骨板	6	0(0)	所有病例	2例瘢痕敏感	6/6（100%）活动不受限
	彼得斯基（Pedersen）等	四孔半管式	12	无数据	所有病例	6例失败	9/12（75%）活动不受限
	奥尔森（Olsen）等	钢板固定	16	1(6.3)	所有病例	1例螺钉松动	11/16（68.7%）活动不受限
	布拉德伯里（Bradbury）等	钢板固定	15	1(6.7)	所有病例	2例螺钉断裂需取出钢板	Constant平均分 87
	Bradbury 等	重建钢板	17	2(11.8)	所有病例	迟发性感染	Constant平均分 82
	戴维斯（Davids）等	重建钢板	14	0(0)	所有病例	1例深部感染	所有患者一般活动不受限
	博耶（Boyer）和阿克塞尔罗德（Axelrod）	钢板固定	7	无数据	所有病例		所有患者一般活动不受限
	易卜拉欣（Ebraheim）等	钢板固定	16	1(6.3)	所有病例	1例因美容原因取出内固定	所有患者一般活动不受限

225

续表

固定技术	作者	固定方式	治疗量	持续性骨不连量（发生率/%）	骨移植物	并发症	功能恢复结果
固定钢板技术	吴(Wu)等	动态加压或半管式钢板	11	2(18.2)	所有病例	1例深部感染	无数据
	鲍尔默(Ballmer)等	钢板固定	32	2(6.3)	65%	1例切口感染，23例钢板移除	86%的患者活动不受限
	劳尔森(Laursen)等	钢板固定	16	0(0)	所有病例	1例切口感染，23例钢板移除	11/12(91.7%)Constant评分>70(良/优)
	塔维蒂安(Der Tavitian)等	钢板固定	9	0(0)	所有病例	1例钢板断裂（半管式钢板）	9/9(100%)"功能完整"
	马蒂(Marti)等	波形钢板	9	1(11.1)	所有病例	2例创口延迟愈合，2例感染	7/7(100%)Constant评分>80(良/优)
	Marti等	钢板固定	19	0(0)	所有病例	1例感染，4例臂神经痛	10/13(76.9%)Constant评分>80(良/优)
	卡巴克(Kabak)等	钢板固定	16	2(12.5)	入选病例	内植物损坏，8例钢板取出	DASH平均分14.8
	Kabak等	有限接触动态加压接骨板	17	0(0)	入选病例	1例钢板取出	DASH平均分6.7

续表

固定技术	作者	固定方式	治疗量	持续性骨不连量(发生率%)	骨移植物	并发症	功能恢复结果
钢板技术	奥科尼奥尔(O'Cornior)等	重建/动态加压接骨板	22	2(9.1)	所有病例	6例钢板取出,1例深部感染	AAOS DASH 平均分 55
	库普(Coupe)等	重建/动态加压接骨板	19	1(5.3)	未说明	1例钢板破损	无数据
	罗森博格(Rosenberg)等	重建/动态加压接骨板	11	0(0)	未说明		5/11(45.5%)Constant 评分>80
	卡恩(Khan)等	带锁钢板	9	0(0)	4例病例	1例感染,1例反射性交感神经营养不良	DASH 平均分 24
	总计		293	15(5.1)			
髓内技术	伯梅(Boehme)等	海吉(Hagie)髓内钉	21	1(4.8)	所有病例	17例因疼痛取出固定钉	无数据
	卡皮科托(Capicotto)等	斯氏针	14	0(0)	所有病例	2例再骨折,所有内固定取出	12/14(85.7%)无痛活动范围正常
	Wu等	斯氏针或克氏针	18	2(11.1)	所有病例		无数据
	Der Tavitian等	克氏针	2	0(0)	所有病例		2/2(100%)功能完整

续表

固定技术	作者	固定方式	治疗量	持续性骨不连量（发生率/%）	骨移植物	并发症	功能恢复结果
髓内技术	霍克-汉森(Hoc-Hansen)等	髓内松质骨螺钉	6	0(0)	所有病例	1例螺钉取出	5/6(83.3%)Constant评分>80(良/优)
	总计		61	3(4.9)			

注：ᵃ本表所示仅为过去20年同行评议期刊发表发表的英文研究或翻译为英文的研究。AAOS，美国骨科医师学会；DASH，手臂、肩和手残疾评分。

（2）锁骨干中段骨折不愈合的切开复位内固定术。患者的体位、患肢的悬吊及X线影像增强器的摆放位置均与锁骨骨折钢板固定一致,但需要增加对侧髂骨暴露,为髂骨移植做准备。入路也用与锁骨急性骨折手术同样的方式切开软组织,暴露未愈合部位。清理硬化的骨折端及多余的骨痂直到骨面出血,髓腔使用电钻进行重新疏通,在手术的最后,将移除的骨痂保留并填塞到骨折部位附近。将骨折两端使用复位钳牵引至一起,重建锁骨自然弯曲,恢复解剖形态。断端的拉力螺钉可以像钢板固定一样起到临时稳定固定的作用。在这之前,可以使用克氏针进行临时固定。由于骨折形态及拉力螺钉位置通常受到中央螺钉的干扰,医生可以使用一块最少有8孔的钢板进行固定。在短斜行或横行骨折中,可以在钢板两侧各先使用1枚螺钉进入加压。完成后彻底冲洗伤口,使用同种异体的骨移植物放于骨折部位。大部分不愈合是短缩的,通常需要髂骨移植物或其他骨代替物。关闭切口及术后处理均与急症骨折手术相同。

（3）其他方法:髓内固定及外固定架避免了创伤大的手术切口,软组织损伤也较小,但是固定不够牢靠。帕皮诺（Papineau）的外固定技术较少应用于感染的关节假体患者。

感染及多次失败的手术会导致严重的骨丢失。这种情况下,最彻底的解决办法是锁骨的部分或整体切除。鉴于锁骨对上肢提供支持的关键作用,锁骨切除只能作为在最极端情况下的处理方法。

2.畸形愈合

尽管大多数畸形愈合是无症状的,但经非手术治疗的成角和短缩骨折患者中,部分会出现畸形愈合体征。通常认为,骨折畸形愈合仅在X线片上有所表现,在临床效果方面与骨折愈合方面无区别。但是,现在普遍认为畸形愈合会出现一些侵蚀症状,这一般是骨折前后成角及骨折端重叠愈合所致。骨折部位的畸形愈合引起的肌腱短缩可能导致其强度减弱,增加其疲劳程度,以及伪翼状的肩胛骨。成角畸形及短缩可能会改变关节运动的方向及肩关节的动力学,骨畸形侵蚀到胸廓出口往往导致患者麻木和感觉异常,可能在架空活动时加剧,$C_8 \sim T_1$神经根分布区域表现明显。患者也诉及背包和整理衣服肩带时不适。

导致骨折畸形愈合的因素尚不清楚。希尔（Hill）等报道了骨折短缩超过2 cm时会导致较差的术后效果,部分其他研究也证明了他们的观点。很多人对短缩畸形的临床相关性持怀疑态度,尽管其骨折后的发生率较高。一项前瞻性研究对长期功能性问题的评估风险因素中,最初的脱位方式及年龄均是影响畸形愈合的独立因素。在这项研究中,短缩畸形与术后较差的恢复无明显联系。

（1）纠正性截骨和钢板固定：有症状的骨折畸形愈合患者、不接受致残的患者为了改善症状，骨质条件较好的年轻健康患者应该考虑手术治疗。锁骨骨折畸形愈合侵犯症状的患者可行手术治疗，但并不能保证手术一定获益。纠正性截骨和钢板固定可以改善患者的神经血管压迫、不适和虚弱，或表面畸形的症状。

（2）锁骨中段骨折畸形愈合的切开复位内固定术：为了使手术治疗成功，术前的临床检查及放射学检查十分重要。患者的体位及手术入路与急性骨折内固定术相似。清除不愈合部位后，在骨折远、近骨折端做标记，测量其长度。最初的骨折面通常可以确定，因为断裂后的骨折端彼此关联典型，通过该平面进行截骨。对于原始骨折线不能被确定的患者，可以使用斜行滑动截骨术。用钻头重新打通髓腔，恢复供截骨部位血供。可以通过重新测量原始标记之间的距离来确定如何进行延长，将预成形锁骨板加压置于锁骨外上表面。某些情况下需要使用自体骨移植物。很少有文献提到如何选择治疗时机，在骨折后 2 年内完成矫形截骨相比于骨折愈合后很长时间才进行手术有更好的疗效。

3.其他并发症

（1）神经血管并发症：尽管骨折碎片移位可能导致严重的神经压迫，但大多数神经血管损伤是由于过度牵拉。以往认为，锁骨骨折块比短缩更常见的损伤是拉伸损伤。造影可确定是否存在血管损伤，如果介入技术可行，可同时进行治疗。臂丛神经手术减压和锁骨骨折固定手术，可以直接证明神经损伤的存在与否。

慢性畸形愈合或不愈合引起的肥厚性骨痂、锁骨下动脉的假性动脉瘤或瘢痕收缩（迟发型）可能导致多隐匿起病的神经症状，这种情况被称为胸廓出口综合征、肋锁综合征、锁骨骨折肋骨综合征。通常，臂丛神经内侧束会被骨折部位附近的骨痂及第 1 肋骨下方的愈伤组织（肋锁间隙）撞击，主要表现为尺神经症状。骨痂肥大的不愈合或畸形愈合患者更容易出现这种情况。由于诊断相对主观，这种情况的患病率很难定义。在 1968 年，罗（Rowe）报道的神经血管损伤的后遗症发生率约为 0.3%（2/690），最近关于 15～52 例患者的不同研究中，其发病率为 20%～47%。

只有具备提示性的病史和电生理检测、动静脉影像学检查证据和动静脉造影时才能做出诊断。治疗应针对基础原因进行纠正，一般是纠正畸形愈合或不愈合，依照伤前胸廓出口尺寸进行重建。试图单纯切除畸形愈合或第1肋骨的"凸出的畸形"失败率较高，这是因为骨折移位引起了胸廓出口口径的变化,而不仅仅是局部撞击。

(2)二次骨折:锁骨骨折在手术或非手术治疗后发生的二次骨折已有报道。其中危险因素包括康复锻炼过早、癫痫及酗酒。内固定物在原位的进一步创伤可能会导致钢板部位的骨折、内固定物断裂或弯曲,以及钢板取出后发生的原骨折部位二次骨折。钢板下方骨质疏松和应力作用在空钉孔都可能导致重新骨折。当出现骨折不愈合时,必须进行内固定。当长骨钢板末端发生骨折时,除了固定新鲜骨折外,最好还应跨过骨折修复区域固定。

(3)在骨折复位或钻孔过程中导致锁骨下动静脉损伤是内固定手术的一个可怕的并发症。这种并发症的风险相对较高,一旦出现就需要尽快进行血管或心胸手术。钢板固定失败、增生或疼痛的瘢痕内固定物松动,文献均有报道,都需要进行翻修手术。

(4)深部感染:早期文献中报道,围术期抗生素的应用、选择最佳的软组织条件时的手术时间、改善软组织的处理、软组织分两层关闭、更优生物力学固定均是降低深部感染发生率的因素。一项大样本量的 meta 分析中报道,浅表感染率约为 4.4%,深部感染率为 2.2%。有致病菌繁殖证据的浅表感染通常可以通过抗生素治疗解决。深部感染可能发生在术后早期或者延迟出现,伴随其他移植物相关的感染。如果移植物仍然稳定但出现了早期败血症,需要多次行清创手术治疗,并在术后进行长时间冲洗,然后口服抗生素治疗。为了根除持续性感染,更彻底的清创及取出金属内固定必不可少。在健康人群中,可以考虑立即使用钢板及骨移植物进行再固定。当重新固定需要推迟时,抗生素链珠或骨代替物可以作为一种妥协的方法。这些皮肤及软组织缺失的患者需要软组织皮瓣覆盖等手术干预。

在锁骨干中段骨折未出现骨折移位的情况下,最好的治疗方法是非手术治疗。尽管部分报道称手术也可获得较好的疗效,但对于何种患者需要进行手术及手术方式的选择是个难题。非手术治疗较差的预后因素包括移位明显的骨折(尤其是短缩)、粉碎或骨折块多。锁骨干不愈合通过手术重建可以获得较好的疗效,许多文献一致认为钢板固定可以对其提供有力支撑。然而,仍需要随机对照试验进一步完善其手术修复的适应证,并确定最优的治疗方法。

第七章　肩锁关节损伤

第一节　肩锁关节损伤概述

肩锁关节损伤十分常见,通常由肩膀顶部受到撞击引起,相对于儿童及老年人,青年人更常发生这种损伤。目前,对于该种损伤应非手术治疗还是手术治疗在骨科界尚无定论。大多数肩锁关节损伤通过非手术治疗可以得到很好的效果。但是,对于伴有较大移位的严重损伤患者,需尽早行手术治疗。对于慢性疼痛及关节不稳的患者,后期手术治疗十分必要。

虽然希波克拉底(Hippocrates)已经认识到这种由于骨骼无法适当复位而引起的损伤可能导致肿胀或者畸形,但是他同时指出该种损伤不会造成肢体障碍。Rockwood认为这种认识无论是在过去还是在未来,对骨科学界来说均是一种挑战。

在以往的文献中,有很多行关节镜及切开手术治疗肩锁关节损伤的报道。本章介绍了一种急性开放性修复方法,以及两种略有不同的针对慢性脱位的喙锁韧带修复方法:改良韦弗-邓恩(Weaver-Dunn)手术及诺丁汉"Surgilig"人工韧带技术。

一、解剖及功能

肩锁关节是由锁骨外侧端及肩峰内侧面组成的一个可动关节。肩锁关节的解剖结构因个体差异而千差万别。博斯沃思(Bosworth)研究报道肩锁关节表面的平均大小约为 9 mm×19 mm。从正面观察,肩锁关节面的倾斜角度可以是基本垂直的,或由外上向内下对角线方向倾斜,最大可呈 50°。大部分肩锁关节的旋转活动发生在锁骨的长轴方向。但因肩胛骨会同时进行旋转,肩锁关节的旋转活动度在很大程度上限制在 5°~8°。

肩锁韧带(关节内)、喙锁韧带(关节外)及三角肌和斜方肌共同维持肩锁关节的稳定性。喙锁韧带可以分为锥状韧带和斜方韧带。锁骨与肩峰之间的联结在运动范围内可以保持稳定。已经有研究表明,肩锁韧带维持关节前后的稳定性,喙锁韧带维持关节上下的稳定性。类似于膝关节的十字交叉韧带,锥状韧带和斜方韧带沿喙突到锁骨的方向相向而行,保持整个关节在活动时的稳定性。部分学者还强调了三角肌斜方肌筋膜在关节整体稳定性中的重要性。肩锁关节内的纤维软骨盘(半月板)在形状及大小上有很大变异。如果负责维持稳定的结构受到损伤,将导致肩锁关节不稳及不同程度的关节脱位。肩锁关节脱位在某种程度上会导致锁骨失去支柱功能,并且继发肩胛带功能障碍。

二、病因及分类

据报道,40%的肩部损伤会影响肩锁关节,并且肩锁关节脱位占人体所有关节脱位的8%。该损伤更常见于男性及35岁以下的群体,并易发于与骑马、高山滑雪、单板滑雪、冰球、橄榄球等相关的运动损伤中。

肩锁关节损伤更常见于高空坠落时上臂内收且肩关节点着地的情况下。肩锁关节分离是由于撞击力导致肩峰和肩胛带下沉,而锁骨仍保持在它原本的解剖位置而造成。一旦负责维持稳定的结构遭到破坏,肩锁关节就会变得不稳定,由于受伤手臂受到重力作用,肩锁关节将发生垂直移位,同时在斜方肌的牵引力作用下向后方移位。

肩锁关节损伤的严重程度主要取决于肩锁韧带及喙锁韧带结构完整性的缺失或保留程度,以及三角肌和斜方肌附着结构的损伤情况。在更严重的脱位或半脱位的关节损伤中,通常会伴有锁骨下方的骨膜分离。这也与X线片中经常发现在这些损伤后锁骨下方有新骨形成的现象相吻合。随着受力的增大,三角肌、斜方肌、锁胸筋膜及其附着结构将沿外向内的方向撕裂。在肩关节完全脱位的情况下,半月板通常会保持在肩峰侧。

卡德内(Cadenet)在其早期工作中对该损伤的病理解剖进行了描述,阿尔曼(Allman)、托西(Tossy)和班尼斯特(Bannister)对疾病进行了早期分类,Rockwood及其同事总结出一种目前广泛使用的分类方法。肩锁关节脱位的六种分类方法是基于病理解剖及临床情况,主要取决于锁骨脱位的角度及方向。

Rockwood I 型损伤表现为扭伤或未涉及喙锁韧带的肩锁韧带不完全损伤,关节仍然完全稳定。

II 型损伤表现为肩锁韧带完全损伤伴喙锁韧带不完全损伤。这可能或导致关节变宽,但是仅伴轻微的台阶畸形。

III 型损伤表现为肩锁韧带、喙锁韧带同时完全撕裂,常导致明显的关节不稳,但关节位移不严重,主要限于在矢状面上锁骨位置高于肩峰。

Ⅳ型损伤额外增加了锁骨的后脱位,其外侧面甚至可以从后方穿透斜方肌。

Ⅴ型损伤表现为锁骨向上移位,因为锁骨上的三角肌和斜方肌失去了更多的肌肉附着,较Ⅲ型损伤更为严重。

Ⅵ型损伤表现为锁骨向下移位至肩峰甚至喙突以下。

三、诊断

虽然可以通过许多方法对肩锁关节脱位进行诊断,但主要诊断依据来自于临床表现和放射学。在患者的描述中,肩关节创伤通常由肩关节上部受力造成,疼痛位于肩锁关节,有时可延伸至锁骨中段。在慢性损伤病例中,特别是在未见明显移位时,通常表现为局部疼痛,患者通常可以用手指出确切的疼痛位点,即"手指征"。通过仔细的病史采集和详细的临床检查,再结合 X 线片即可确诊。

针对各个关节的临床检查一般包括视诊、触诊和检查活动度。肩锁关节损伤的症状可表现为屈曲和外展无力,较轻的病例超过 90°时屈曲和外展尤为无力,还表现屈曲和外展活动度下降,以及肩锁关节触诊时的压痛,肩锁关节负重可触发间接疼痛。疼痛通常局限在关节部位,行交臂内收试验,上臂上举 45°并内收过胸部可触发疼痛。交臂试验也可引发肩峰下撞击综合征患者的疼痛反应,但疼痛位于靠外侧和肩峰下。有时该检查手法可能导致高度不稳定的锁骨滑脱至肩峰的表面。

对于有严重移位的肩锁关节损伤较易诊断,但是对于较轻的病例,需要对上肢施加向下的牵引力才能发现不稳定。因为如果单凭重力无法使不稳定的关节移位,那么增加额外的力就可能做到。

复位肩锁关节时,必须用对侧手固定锁骨的同时将手臂上推。如果有明显的肩锁关节后脱位,为了成功复位有时需要向后上轻推的同时在锁骨上施加向前的力。因为肩锁关节脱位更多的情况是手臂向下移位而不是锁骨被抬高,所以单纯靠向下推压锁骨来实现关节复位十分困难。

对于任何一种骨骼肌肉的损伤,都必须从前后位和侧位进行放射照相。单纯的肩关节前后位影像不够充分,因为其无法提供一个穿过肩锁关节的清晰影像,其他结构,如肩胛冈的投射影像会造成重叠的影像。常规使用的肩锁关节前后位像应采用 30°头侧倾斜 X 线投照角度。

标准的前后位像不仅可以提供较好的肩锁关节视野,同时可以更加明确地对喙突及喙锁关节间隙进行度量,以评价锁骨垂直位的脱位情况。尽管侧位或轴位像对于诊断水平移位和后脱位进而区分Ⅲ型及Ⅳ型损伤意义重大,但是前后位像可以揭示任何一种上下移位。此外,由于个体之间肩锁关节的解剖结构差异较大,因此通常也需要为对侧关节进行扫描成像。

负重位影像可以用于反映喙锁韧带的完整情况,并且已被证实可以诊断出X线片相对正常的Ⅲ型损伤。但是由于其收益低,不建议作为常规检查。拍摄负重位影像时需将大约5kg的重物通过系带悬系于手腕处。手中持有重物会阻止肩部肌肉的完全放松,可能阻碍喙锁分离。

Ⅰ型损伤的患者通常在肩锁关节部位只伴有轻度到中度疼痛。对肩关节施加负荷可以触发或加重疼痛。临床检查无明显移位,且X线片与正常对侧相比亦无异常。

Ⅱ型损伤的患者通常会伴有疼痛及关节周围肿胀,X线片提示肩锁关节间隙增宽,但无明显的垂直方向的移位。因为损伤未造成喙锁韧带完全断裂,因此负重位X线片未见喙锁间隙变宽。

Ⅲ型肩锁关节损伤患者通常会保持手臂内收并辅以支撑以减轻疼痛。此时,肩关节复合体被压低,锁骨外侧端突出,并似乎被抬高到肩峰水平之上。观察前后位X线片可因喙锁间距的增加而发现移位,但有时需要借助负重位影像进行诊断。

在Ⅳ型损伤中,后移位的锁骨有时可穿过斜方肌,并可在皮下清楚触诊。X线片,尤其是侧位片可以确认后脱位,从而进行诊断。

虽然在临床上对Ⅲ型及Ⅴ型损伤进行区分十分重要,但有时较为困难。后者会给患者带来非常多的疼痛,因其导致的三角肌、斜方肌止点及骨膜的损伤更偏向锁骨内侧,通常表现为持续性内侧疼痛。X线片将为诊断提供支持,并可能显示有显著增加的喙锁间距(高达正常距离的2~3倍或以上)。对比患者健侧喙锁间距,可以得到该个体的正常喙锁间距。

罕见的Ⅵ型损伤通常为高能量损伤所致,伴有锁骨、肋骨的骨折及血管、臂丛神经的损伤。这种损伤通常较为严重,需要进行进一步检查,如CT或者MRI。

第二节　肩锁关节损伤的中医治疗

对于Rockwood Ⅰ型损伤,用三角巾悬吊患肢2~3周后开始肩关节活动,可获得较好的功能恢复。对于Ⅱ、Ⅲ型肩锁关节脱位以闭合复位外固定为主,手法整复虽然容易,但整复后维持其对位则比较困难。因此,在临床如遇固定效果不满意或陈旧性肩锁关节脱位,并影响关节功能者,可考虑采用手术疗法。但 45 岁以上患者以非手术疗法为首选,因手术或长时间外固定易引起肌肉萎缩和关节粘连,对关节功能影响更大。

一、手法复位

患者取坐位,屈肘,术者一手托住患肘将上臂沿肱骨纵轴上推,同时用拇指按压锁骨外端即可复位。

二、固定方法

1.胶布固定法

在锁骨外端前上方、肘下及腋窝部各放棉垫一块,用宽 3～5 cm 的胶布反复粘贴 2～3 层,然后用颈腕吊带悬吊患肢于胸前。

2.石膏围腰及压迫带固定法

先上石膏围腰,后各装一腰带铁扣,待石膏凝固干透后,用厚毡 1 块置于肩上锁骨外端隆起部。另用宽 3～5 cm 的帆布带,通过患肩所放置的厚毡上,将带之两端系于石膏围腰前后的铁扣上,适当用力拉紧,使分离之锁骨外端与肩峰接近同一平面。拍摄 X 线片证实无误后,以三角巾将患肢悬吊于胸前,固定 4～6 周。

第三节　肩锁关节损伤的西医治疗

一、手术管理及适应证

对于急性肩锁关节损伤,正确的处理方法通常取决于损伤的分型及患者的自身情况。对于 Rockwood Ⅰ型及Ⅱ型损伤,传统及现代医学相关文献均认为非手术治疗可以达到较好的效果。

对于Ⅰ型损伤患者,通常不需要特殊治疗,症状会在几个星期内消失。但部分患者症状甚至可持续到 6 个月。人们通常认为Ⅰ型损伤或者未诊断出的Ⅰ型损伤可能继发创伤性关节炎。

对于Ⅱ型损伤患者,在疼痛控制前手臂通常被悬吊,并鼓励患者进行早期活动,但是不建议手臂在伤后 6～8 周内进行负荷活动或者进行体育活动及重体力劳动。通常这种损伤可以完全康复,但可能导致继发的肩锁关节骨关节炎或关节病。

人们普遍认为 Rockwood Ⅳ型、Ⅴ型、Ⅵ型损伤需要手术治疗。而对于Ⅲ型损伤则因缺乏良好的科学证据而有较多争议。

多项研究报告指出,患者即使存在较严重的残余畸形也有可能获得良好的功能。但是很多患者疼痛不能完全消失,可能遗留肩关节周围不适、无力及无法从事重体力活动,尤其在进行投掷或上肢伸过头顶运动时。另外,手术及关节的解剖复位并非都可以完全缓解症状。尽管如此,早期进行手术治疗的疗效还是被认为优于慢性症状的延后治疗效果。目前尚无研究可以从统计学角度指出何种患者可以明确地从早期手术中获益。就所有早期手术的病例而言,有些手术并非必要。

因此,对于急性Ⅲ型损伤,难点在于手术适应证的选择上。通常认为手术修复治疗Ⅲ型损伤主要应用人群为年轻、运动量大的个体或重体力劳动者,尤其是那些经常做手臂过头顶运动的人。其他建议行早期手术的情况还包括惯用手臂损伤及关节高度不稳定。进行手术的患者必须严格按照指定的术后程序进行,通常对于酒精成瘾、吸毒或患有严重精神疾病的患者,手术时需要慎重考虑。同样重要的是,不要将较不稳定的Ⅴ型损伤低估为Ⅲ型损伤,因为对于伤势较重的患者,尤其是年轻或重体力劳动者可能通过早期治疗获得最佳效果。

对于慢性症状为主的肩锁关节损伤的处理决策相对简单。对于出现持续性疼痛的病例,如Ⅰ型或Ⅱ型损伤所引起的继发性骨关节炎或创伤性关节炎患者,由于其喙锁韧带完整、关节仍然保持稳定,芒福德(Mumford)提出的锁骨外侧部分切除术可以取得非常好的疗效。但是对于慢性Ⅲ～Ⅵ型损伤伴肩锁关节不稳定的患者,上述提到的锁骨切除术通常需行联合锁骨稳定术。

二、术前准备及手术设计

术前拍摄患肢对侧肩锁关节X线片十分重要。如前所述,肩锁关节的解剖结构个体差异较大,某些个体的肩锁关节在正常情况下存在垂直阶梯,导致锁骨外侧端处于高于肩峰的水平。术前一定要考虑到这一问题,以避免过度校正脱位而致肩关节过紧。

对于长期慢性损伤的患者,近期的X线片更为重要。即使可以通过患者的症状及以往的X线片诊断,但是有很多病例会随时间延后而在锁骨下方或沿撕裂的喙锁韧带出现钙化。同时也有可能出现其他变化,如锁骨外侧的骨溶解等。

外伤可能导致神经血管结构的损伤,或者在外伤后随着时间推移出现损伤,并且由于神经血管束接近喙突及手术部位而存在医源性损伤的风险,所以受累手臂的神经血管状态同样需要引起注意,在手术前应检查清楚。

目前,对于肩锁关节的所有操作均采用"沙滩椅"体位,使患者的头部稍微偏离患侧肩膀。通常不使用影像增强器,但对于特定病例,术者需在手术中慎重决定。整条上臂及肩关节均需要消毒及铺单。

三、手术技巧

对于急性和慢性脱位,文献报道了多种手术治疗的方法。这也意味着没有一种方法令人完全满意。历史上,人们做过各种各样的手术。现代技术中不管是开放手术还是关节镜手术,都结合了一些基本原则:肩锁关节修复和固定、喙锁间修复和固定,以及锁骨外侧切除。肩锁关节固定术可以使用克氏针、螺钉、缝合线、钢板等,同时可伴或不伴肩锁韧带和喙锁韧带重建。喙锁固定可以应用螺钉、钢丝、筋膜、联合腱、合成缝线或移植物,可以伴或不伴肩锁韧带和喙锁韧带修复或重建。

韦弗(Weaver)和邓恩(Dunn)在 1972 年描述的术式通过将喙肩韧带移位到锁骨,达到重建喙锁关节稳定性的目的。博斯沃思(Bosworth)应用螺钉在局部麻醉、不探查肩锁关节及韧带和喙锁韧带的情况下,获取喙锁关节的稳定性。最近的研究更多建议应用同种异体半腱肌移植物代替重建韧带,还有学者认为应用钩钢板可以获得较好的肩锁关节稳定性。在影像增强器下,通过简单闭合复位和经皮钢针固定也可以获得优良的手术效果。部分学者最近报道了一系列通过关节镜修复的成功病例。布瓦洛(Boileau)等在关节镜下使用双纽扣钢板固定技术,其他人使用缝合锚钉,均可获得喙锁间稳定。

四、手术治疗急性肩锁关节脱位

手术治疗急性脱位的目的在于尽可能重建趋于正常的解剖功能。研究者多推荐行开放手术修复急性肩锁关节脱位,认为恢复解剖位置、关节完整性和关节囊韧带结构,以及尽量恢复关节盘结构至关重要。直接修复喙锁韧带并非必要,因为这需要进一步行切开术,且在单纯肩锁关节重建和固定后就可以恢复其稳定性。另外,包括肩锁韧带、三角肌及斜方肌等其他撕裂的结构也需要进一步重建。

通过克氏针临时固定肩锁关节可以准确纠正垂直及水平方向的脱位,使关节正确复位。这无法通过使用 Bosworth 螺钉、钢丝及缝线或使用钩钢板而能轻易达到。有研究者强调,因为急性损伤的手术目的在于在不切除锁骨的情况下重建关节,所以精确的复位是关键所在。

患者取"沙滩椅"位固定,头部稍向健侧倾斜。在锁骨后方 2 cm 及肩锁关节内侧 1 cm 开口 5～7 cm。逐层切开皮肤,暴露肩锁关节及三角-斜方肌筋膜及外侧锁骨。通常三角-斜方肌筋膜会在外伤的作用下部分撕裂,如果尚未撕裂,则应在锁骨外侧 5 cm 上方水平切开,同时松解相应的肌肉。然后复位关节,并用缝线缝合关节囊和肩锁韧带。

手术时通过 2 根 2.5 mm 的克氏针穿入关节内并使其固定在正确的解剖位置。笔者建议使用双头克氏针,先自肩峰的关节面进入,再从后外侧的皮肤拉出,再向内回退至锁骨。但是,该方法并非每次都可以进入肩峰,也可以先从外侧穿过皮肤引入肩峰。

笔者推荐,克氏针的插入相对于肩峰略微向后方倾斜,由于该部分的骨质较厚,因此使得克氏针更加容易留在骨质内,而肩峰前方的骨质十分薄,因此对角线放置克氏针具有一定的机械优势。而且,应用这种技术时克氏针的内侧缘可以更加靠近锁骨的前上方,使骨下方的神经血管束更加安全。在骨折移位的病例中,在它们有机会滑到其他位置之前,克氏针很可能已通过皮肤前方穿透。更重要的是锁骨前上方的远端皮质被穿透,克氏针无法再向前或向后活动,从而减少了钻孔被扩大导致克氏针松动移位的可能性。关节囊及肩锁韧带的缝合过程中,尤其要注意关节盘位置的重建。但是,如果其严重损伤或变性,应直接将其去除。在重建三角-斜方肌筋膜和肌肉时应稍加小心,应使用较粗的可吸收缝线,然后剪去或掰弯克氏针。笔者更倾向于将克氏针掰弯后留在皮肤表面,因为这样更利于今后克氏针的移除,当然也可以留在皮下。最后,常规逐层关闭皮下、皮肤切口,结束手术。

五、手术治疗慢性肩锁关节脱位

对于稳定,但有慢性症状的 I 型或 II 型损伤可能伴有骨关节炎的患者,同其他专家一样,笔者建议行关节镜下肩锁关节切除手术,这种手术方法已经在其他文献中报道过。

然而,对于不稳定的慢性 III 型及更严重的损伤,医生可应用改良后的 Weaver-Dunn 术式,通过增加临时支持和使用多股联合可吸收缝线固定喙突及锁骨使其保持稳定。手术的目的是在肩胛骨及锁骨之间重建一个稳定的链接,避免喙突和肩峰的直接接触及创伤。有研究证实,使用多股可吸收缝线临时固定喙锁可以获得良好的初始稳定性,而且避免了使用不可吸收缝线可能造成的对锁骨的损坏。这种手术技术同样可以避免因取出螺钉或其他内固定物而需要进行的第二次手术。当喙锁韧带缺失或质量差,或需要重新固定时,可以使用诺丁汉 Surgilig 人工韧带。

不论使用何种技术,足够的锁骨截骨量十分重要。但需要注意的是,不要截取过多的骨质。过少的截骨量可导致肩峰和锁骨外侧之间创伤后疼痛,过多的截骨量可导致关节稳定性较差。

如果钙化或骨赘存在于撕裂的喙锁韧带中或在锁骨下方,需要将它们取出,避免干扰关节复位或导致喙锁接触及撞击。同理,接受一个轻微的间隙畸形,避免在垂直方向上完全矫正相较于对脱位的矫枉过正更好。如果仅纠正了锁骨在垂直方向上的脱位而没有纠正向后的脱位,则存在锁骨后角与肩峰撞击的可能,即使截骨理想的情况下也可能导致撞击而引发疼痛。牵缩的斜方肌锁骨纤维会影响后脱位能否充分复位,因此肌肉的彻底松解十分重要。有时同样需要分开肌肉纤维的肩峰止点,因为它们可引起对锁骨直接的压力而妨碍关节复位。

手术时以"沙滩椅"位固定患者,头部稍偏向健侧。在锁骨后方 2 cm 及肩锁关节内侧 1 cm 开口 7～10 cm 到喙突顶端,并切开皮肤。脱位的锁骨外侧头和三角-斜方肌肌腱得到确认。三角肌切口的形状像一个"7"形:在喙突顶端水平沿着纤维切开肌肉,直至锁骨附着处。沿着锁骨分离三角肌和斜方肌筋膜,向两侧剥离骨膜,游离斜方肌和三角肌止点。将三角肌处理为一个三角瓣,用置于此瓣内上角的缝线向外侧牵拉。这样可以给术者一个良好的手术视野以处理喙突及喙肩韧带。如前所述,手术难点在于如何松解斜方肌附着点,否则锁骨水平向后脱位的完全复位十分困难。一旦肌肉松解离开锁骨,就可使用持骨器将其托举,便于处理下方的骨赘及钙化。

至此肩锁关节已经充分暴露,锁骨外侧 0.5～1 cm 被切除,在复位的关节内保留 1～1.5 cm 的间隙。如果肩锁关节复位后患者的手臂上举超过 90°,术者的示指置于肩锁关节间隙内不发生卡压,那么关节间隙预留充分。

刮除锁骨骨髓腔内容物,在距离锁骨被切除面内侧 1 cm 处透过上方皮质钻 2 个 2 mm 的孔,通入骨髓腔。自肩峰游离喙肩韧带止点,并使其带有 1 个骨片。用 2 根 2 号爱惜邦(Ethibond)高强不可吸收缝线使用 Kessler 方式缝合游离的韧带,如果韧带过短无法达到锁骨骨髓腔,可以分离喙突附着处的前方部分进行加长。应使用不少于 6～8 股的 2 号薇乔(Vicryl)可吸收缝线,通过缝线穿引器从喙突内侧到外侧环绕喙突,再绕过锁骨。从喙肩韧带穿出的不可吸收缝线穿入锁骨骨髓腔,并穿透上方钻好的孔。与压低锁骨相比,抬高手臂更易复位肩锁关节。8 股可吸收缝线在锁骨保持复位的状态下分别单独系在锁骨上。喙-锁之间保持 1 cm 间距为宜。医生的一个手指或者其他合适大小的器械可以帮助喙突和锁骨之间保持理想的间隙,同时防止矫枉过正。穿过喙肩韧带的缝线将韧带及其附带的骨片拉紧至锁骨。三角肌裂口和三角-斜方肌间隙需要仔细用高强可吸收缝线修复。由于复位常引起锁骨向前方位置变化较大,与术前相比,三角-斜方肌通常不在锁骨的正上方,而是较为靠后。操作完成后,应用间断皮下缝合和皮内缝合关闭伤口。

六、应用人工韧带——诺丁汉 Surgilig 韧带治疗肩锁关节损伤

如果喙肩韧带缺失或质量较差,则应使用 Surgilig 韧带,这是一种专门为此需求而设计的聚酯纤维植入物。切口及入路均与之前叙述的方法相同,但不需要从肩峰处分离喙肩韧带。不使用可吸收线绕过喙突,而是用一个量规植入物引导器从内侧到外侧绕过喙突。由于臂丛神经距离非常近,导向器贴近骨面非常重要。专为 Surgilig 韧带设计的兼有长度测量作用的导丝金属头,通过导向器,从外侧拉过喙突。兼有高度测量作用的导丝在穿到锁骨后方之前自身打环并在喙突处打结,再向上绕过锁骨到前方。在复位锁骨之后,所需韧带长度可以借助导丝上的长度进行测量。最终将内植物系于导丝,拉动绕过喙突,自身打环后在喙突处打结,同样的方式递送并绕过锁骨后方到达锁骨上方。Surgilig 韧带最终应用一个 3.5 mm 双皮质螺钉水平方向从前向后固定于锁骨上。肌肉的修复及关闭切口的方法如前所述。

七、术后护理及康复

应用克氏针修复急性损伤需要外展 45°夹板固定 6 周后才可去除克氏针,患者 2 周后可以进行钟摆样运动,6 周后可以全范围活动但不可以负重,3 个月后才可以恢复正常体育活动及重体力劳动。

Weaver-Dunn 术式修复慢性脱位 4 周内均需要进行悬吊,4 周复查时行 X 线检查后可以做较轻柔的活动,但是 8 周内手臂前屈及外展不能超过 90°。8 周后患肢可以自由活动,但是直到 3 个月后才可以负重或者恢复运动。

使用 Surgilig 人工韧带的患者需要悬吊 2 周,2 周后可以完全恢复活动,但直到术后 3 个月才可以负重上举或者进行高强度的体力活动。

参考文献

[1]樊效鸿,谭龙旺.中西医临床骨伤科学[M].北京:中国医药科技出版社,2019.

[2]冯贵平,李振起,王艳君.实用中西医结合骨伤诊疗学[M].北京:科学技术文献出版社,2017.

[3]江基尧,高国一.现代颅脑损伤学[M].上海:上海科学技术出版社,2021.

[4]江孙芳,祝墉珠.中风诊断与治疗[M].上海:上海科学技术文献出版社,2020.

[5]蒋传路,王建交.脑卒中精准诊疗与康复[M].北京:科学出版社,2020.

[6](美)杰克·贾洛(Jack Jallo),(美)克里斯托弗·M.洛夫图斯(Christoopher M. Loftus),主编.颅脑创伤和脑科危重症治疗学[M].2版.高亮,主译.上海:上海科学技术出版社,2020.

[7]李国梁.中西医结合骨折治疗学[M].长春:吉林科学技术出版社,2019.

[8]李海霞.中医心血管科医师处方手册[M].郑州:河南科学技术出版社,2021.

[9](加)迈克尔·G.费林(Michael G F),(美)亚历山大·R.瓦卡罗(Alexander R V),(美)麦克斯韦·波基(Maxwell B),等主编.脊髓损伤精要——从基础研究到临床精要[M].刘楠,周谋望,陈仲强,等主译.济南:山东科学技术出版社,2019.

[10]倪青,赵晓建.糖尿病精准诊疗宝典[M].北京:中国科学技术出版社,2019.

[11]倪青主.糖尿病中医诊疗手册[M].北京:科学技术文献出版社,2018.

[12]王新,刘洪智,周路纲.常见创伤骨折诊治新策略[M].北京:人民卫

生出版社,2020.

[13]徐耀铭.急性缺血性脑卒中[M].沈阳:东北大学出版社,2020.

[14]许光旭,蔡可书.脊髓损伤物理治疗学[M].北京:电子工业出版社,2019.

[15]薛兰芬,聂丽敏,牛文明.诊治重点与典型病例丛书急性肾损伤诊治重点与典型病例[M].北京:科学技术文献出版社,2018.

[16]颜红兵,郭文玉,徐验.肥厚型心肌病的诊断与治疗(2021年)[M].广州:华南理工大学出版社,2021.

[17]于凯江,李文雄.急性肾损伤与血液净化[M].北京:人民卫生出版社,2018.

[18]张东山,陈俊香.急性肾损伤的基础与临床[M].长沙:湖南科学技术出版社,2022.

[19]中华中医药学会.中医糖尿病科临床诊疗指南[M].北京:中国中医药出版社,2019.

[20]周京敏.心肌病与心力衰竭病例解析[M].上海:上海科学技术出版社,2020.